who is who in e-health 2002

Alexander Ammann
Ulrike Reinhard
Matthias Riecker

Herausgeber

Eine Kooperation von:

who *is*

verlags- &
vertriebsgesellschaft

Die deutsche Bibliothek - CIP Einheitsaufnahme

who is who in e-health 2002
Alexander Ammann, Ulrike Reinhard, Matthias Riecker (Hrsg.) ,
Heidelberg / Berlin, Oktober 2001

© Springer-Verlag Berlin Heidelberg 2002
Originally published by Quintessenz Verlag GmbH in 2002
Recherche: Silke A. Böhm und Stefanie Metz
Titel: CCT Werbeagentur, Heidelberg

Verkaufspreis: Euro 25.00

ISBN 978-3-87652-718-5   ISBN 978-3-662-24698-6 (eBook)
DOI 10.1007/978-3-662-24698-6

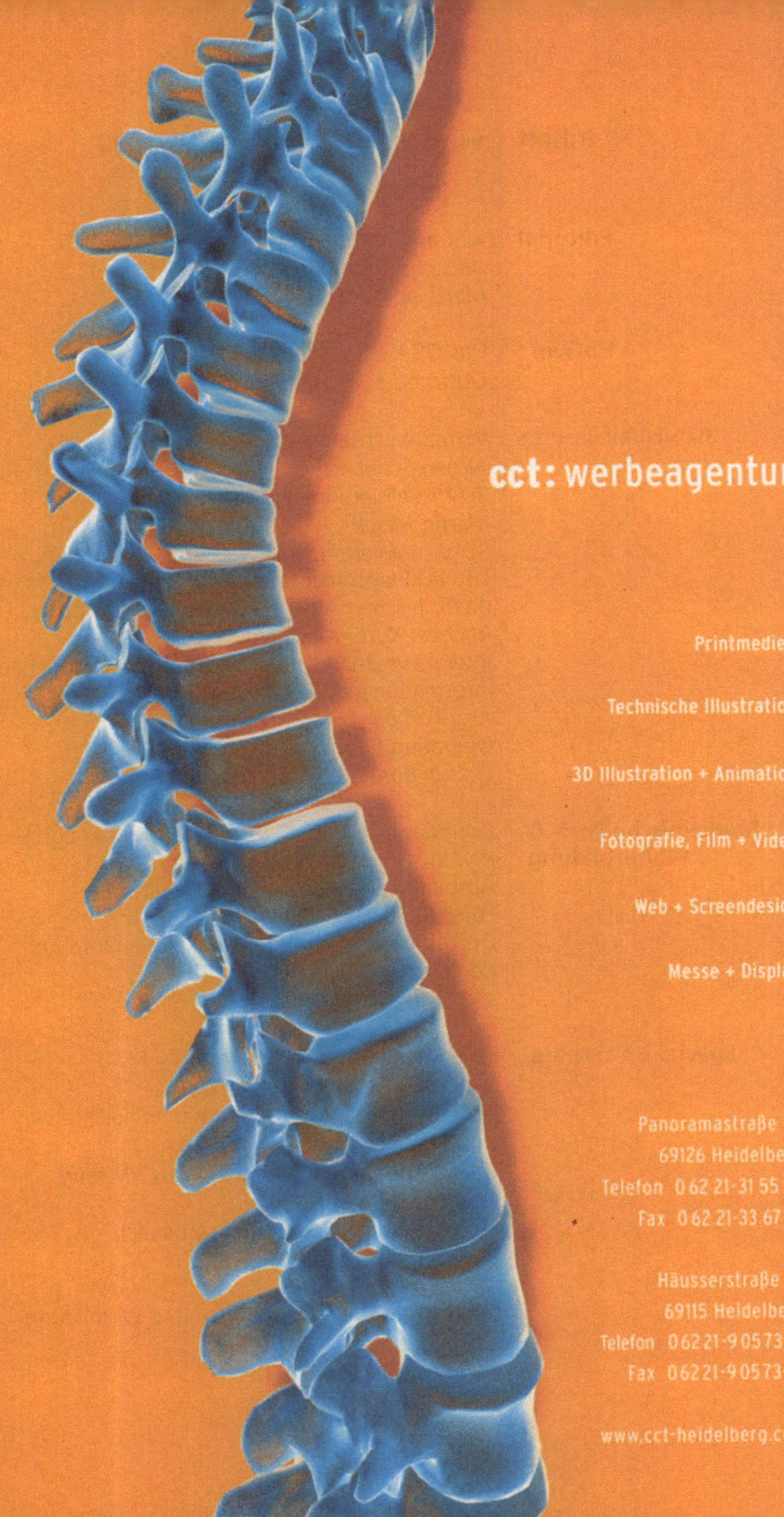

cct: werbeagentur

Printmedien

Technische Illustration

3D Illustration + Animation

Fotografie, Film + Video

Web + Screendesign

Messe + Display

Panoramastraße 5a
69126 Heidelberg
Telefon 0 62 21-31 55 99
Fax 0 62 21-33 67 78

Häusserstraße 36
69115 Heidelberg
Telefon 0 62 21-9 05 73-61
Fax 0 62 21-9 05 73-33

www.cct-heidelberg.com

Inhalt | who is who in e-health 2002

Guten Tag, lieber Leser von who is who in e-health 2002!

Wir freuen uns, dass Sie sich für dieses Buch entschieden haben. who is who in e-health 2002 ist ein
jährlich erscheinendes Nachschlagewerk (es erscheint immer zur medica im Herbst) für alle, die sich
professionell mit E-Health und im weiteren Sinne mit Neuen Medien und Medizin beschäftigen. Es teilt
sich in einen redaktionellen Teil und in einen *Branchenguide*, in dem Sie über 400 Unternehmen finden, die sich mit dieser Thematik auseinander setzen. Die Redaktion beschäftigt sich in diesem Jahr
mit den Schwerpunkten *3D-Visualisierung* und *medizinische Aus-, Weiter- und Fortbildung* mit dem
Special *E-Learning* und *Content*. Im nächsten Jahr werden unter dem Überbegriff E-Health andere
Schwerpunkte gesetzt: die *Vernetzung von Krankenhäusern* und *Aspekte der Sicherheit* stehen dann
auf unserer Liste. So wollen wir Ihnen im Laufe der Zeit ein umfangreiches Kompendium zum Thema
E-Health liefern. Wir wollen Ihnen aufzeigen, wie durch die Digitalisierung und elektronische

who is who in e-health 2002

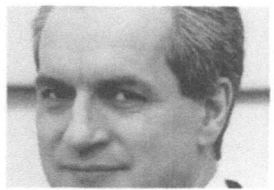

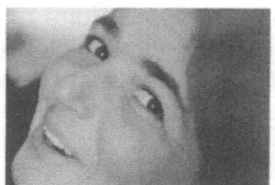

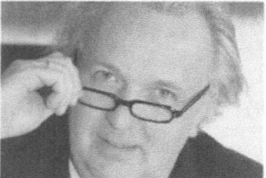

alexander.ammann@
quintessenz.de

ulrike@whois.de

mr@webmotion-ag.com

Verbreitung von Datenerfassungs- und Kommunikationsprozessen Qualitätsverbesserungen und Ratio-
nalisierungseffekte im Gesundheitswesen möglich werden. Dabei eingesetzte Instrumente sind Telemedizin und Telematik. Sie verbreitern das verfügbare medizinische Wissen und erlauben eine verläss-
lichere Bezugnahme auf zusätzliche Patientendaten. Sie vermitteln dadurch neue und rationellere
Behandlungschancen. Dazu gehören auch Fragen der Erstellung, Bearbeitung, Darstellung und Verbreitung von medizinischen Inhalten.

who is who in e-health 2002 ist die Fortführung des im letzten Jahr zum ersten Mal bei Urban &
Vogel, München, erschienenen who is who in multimedia medicine. Die nun vorliegende Ausgabe ist
eine Gemeinschaftsproduktion der internationalen Quintessenz-Verlagsgruppe, Berlin, und der whois
verlags- & vertriebsgesellschaft, Heidelberg.

Für Anregungen und Kritik sind wir jederzeit dankbar. Sie können sicher sein, dass wir uns sehr inten-
siv mit Ihren Vorschlägen auseinandersetzen werden, mit dem Ziel, Ihnen im nächsten Jahr ein weiteres Update zu dem dynamischen Markt E-Health vorstellen zu können. Denn nichts ist uns lieber als
zufriedene Leser!

In diesem Sinne - ein spannendes Studium der Lektüre!

Ihr Alexander Ammann, Ulrike Reinhard und Matthias Riecker

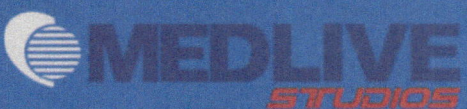
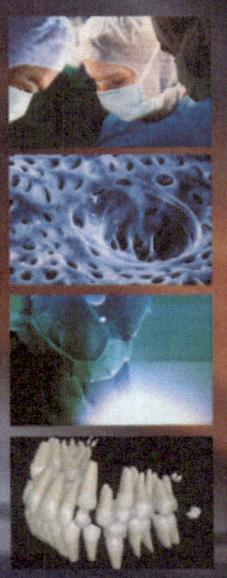

Auf Ihrem Gipfel in Neapel betonten die Regierungschefs der damaligen G7 Länder im Juli 1994 die Notwendigkeit, eine weltweite Informationsgesellschaft zu entwickeln. Im Februar 1995 iden-tifizier-ten die zuständigen Minister 11 Pilotanwendungsgebiete - darunter Gesundheit -, in denen die inter-nationale Zusammenarbeit zum Tragen kommen sollte und die imstande sein sollten, Ver-besserungen in der Lebensqualität der Bürger aufzuzeigen:

Die Ziele der G7 Pilot-Projekte, die die globale Informationsgesellschaft in ihren gesellschaftlich rele-vanten Bereichen anstoßen, fördern und kritisch begleiten sollten, waren:

- Schaffung einer Möglichkeit für den Informationsaustausch, um die weiteren Entwicklungen der Informationsgesellschaft zu fördern;

Das G 8-Gesundheitsprojekt (Global Health Care Applications-Project - GHAP) – Empfehlungen für den Weg des Gesundheitswesens in die Informationsgesellschaft

- Definition von Projekten beispielhafter Natur, die zugleich durch ihre soziale, ökonomische und kulturelle Bedeutung der Öffentlichkeit das Potential der Informationsgesellschaft demonstrieren könnten;
- Identifizierung von Barrieren bei der praktischen Einführung von Anwendungslösungen
- Erstellung einer Kooperationsgemeinschaft unter den G7 Partnern, die zugleich die Zusammenarbeit von Drittländern erlaubt.

Zunächst 6, später 10 Projekte waren unter der Überschrift "Global Health Care Applications Project" (GHAP) dem Themenbereich 8: Gesundheit gewidmet. Die Aktivitäten zielten vor allem auf Qualitäts- und Kostenverbesserungen durch den Einsatz von Telematik-Anwendungen in der Gesundheitsver-sorgung. Der Bericht wurde den Mitgliedstaaten der inzwischen zu G8 angewachsenen Gemeinschaft auf ihrem Gipfel in Köln im Juni 1999 übergeben. Eine Abschlusskonferenz, die die Ergebnisse disku-tierte und Fortsetzungsaktivitäten auswählte, fand unter dem Thema „Health in the Information Age - National and International Challenges from the G8 Global Health Care Applications Project" vom 4. bis 5. Mai 2000 in Berlin statt.

Schlussfolgerungen aus allen G8 Projekten wurden auf dem japanischen G8 Gipfel am 22.07.2000 in der „G8 Charta von Okinawa über die globale Informationsgesellschaft" gezogen (http://www.bun-desregierung.de/documente/artikel/ix_14593.htm).

Der Kölner G8 Bericht und beschreibt im Überblick, die Berliner Kongreßdokumentation im Detail, die Ergebnisse der 10 Teilprojekte im Gesundheitsbereich, die sich mit folgenden Themen befaßten:

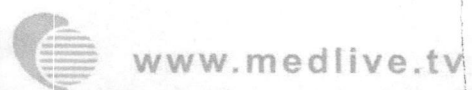

1. Weltweite Vernetzung von Public Health-Datenbanken,
2. Verbesserung der Prävention, Früherkennung, Diagnose und Behandlung bei Krebs,
3. Verbesserung der Prävention, Diagnose und Behandlung der häufigsten Herz/Kreislauferkrankungen,,
4. Internationale Konzertierte Aktion für Telemedizin
5. Querschnittsfragen weltweiter Gesundheitsdatennetze; Einsetzbarkeit des Internets,
6. Internationale Harmonisierung beim Einsatz von Datenkarten im Gesundheitswesen,
7. Wirksamkeitsüberprüfte/gesicherte Medizin („Evidence Based Medicine"),
8. Multilingualer Anatomie-Datenatlas,
9. Referenz-Datenbank für diagnostisches Bild- und Filmmaterial,
10. Interaktive TV- und Multimedia-Programme in der Zahnmedizin und Internationale Online-Akademie für Zahnheilkunde und orale Medizin.

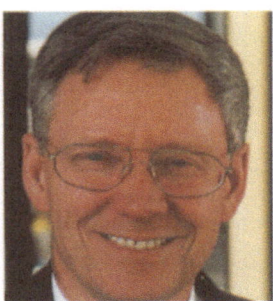

*Dr. **Gottfried T. W. Dietzel** leitet das Referat und die Arbeitsgruppe „Telematik im Ge-sundheitswesen, Informationsgesellschaft" im Bundesministerium für Gesundheit. Er ist Vertreter der Bundesregierung im Aktionsforum Telematik im Gesundheitswesen und Chairman des G8 - Global Healthcare Applications Project. Zuvor war er Mitarbeiter und Evaluator im Gesundheitstelematik-Programm der Europäischen Union. Im nachfolgenden Information Society Technologies Programme (IST „Benutzerfreundliche Informationsge-sellschaft") ist er Mitglied der Working Party Healthcare. Beim Aktionsplan „eEurope 2002 - An Information Society for All" leitet er die deutsche Koordinierungsgruppe und ist Mitglied in der europäischen Steuerungsgruppe des High Level Committee on Health der GD SANCO.*

Dr. Dietzel studierte 1963 bis 1970 Jura und Volkswirtschaft in Köln, Berkeley und Madison und promovierte an der Hochschule für Verwaltungswissenschaften, Speyer. 1979 war er Gastprofessor für „International Health Law" an der University of Califor-nia, Berkeley.

E-Mail: *g.dietzel@t-online.de*

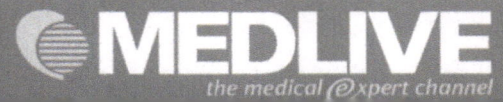

Multimediale Produktionen, 3D-Animationen und Computergrafiken werden heute mit den besten und neuesten Tools erstellt, um mit fantastischen Effekten alles Vorherige in den Schatten zu stellen. Besonders gilt dies für den Entertainment-Bereich mit den klassischen Medien wie Film und TV sowie den jungen Markt der Computerspiele. Auch in der Werbeindustrie heißt es, immer wieder neue Maßstäbe zu setzen und bei der Umsetzung einer kreativen Idee technologische Barrieren zu durchbrechen. Bei industriellen und wissenschaftlichen Anwendungen von digitalen Inhalten geht es weniger um spektakuläre Effekte, hier liegt die Herausforderung mehr in der möglichst naturgetreuen Nachbildung realer Situationen oder der Simulation komplexer Prozesse, ganz gleich, ob es sich dabei um Ausbildung oder Forschung und Entwicklung handelt.

Vom Erwachsenwerden der Formate

*Moderne Computerprogramme bieten immer mehr Möglichkeiten, multimediale Inhalte im Internet zu präsentieren. Dieser Artikel soll einen Überblick über die verschiedenen Formate geben. Ein Beitrag von **Jürgen Schubert**.*

Speziell im Bereich von 3D-Animationen und 3D-Grafiken im medizinischen Bereich ergeben sich neue, bis vor kurzem nicht realisierbare Visionen in Verbindung mit überschaubaren und vor allem übertragbaren Datenmengen. Dass eine Animation oder ein Film einem stummen Bild oder einer einfachen Grafik in den meisten Fällen überlegen ist, versteht sich fast von selbst. Interaktivität macht das Ganze darüber hinaus noch zum Aha-Erlebnis. Um ein möglichst breites Publikum via Internet zu erreichen entstehen immer neue Technologien, die aufgrund ihrer Funktionalität und stärker betonten Interaktivität dementsprechende Inhalte verlangen. Die derzeit vorhandenen Medieninhalte nehmen diese Funktionalität nur zu einem geringen Teil in Anspruch und sind aufgrund ihrer klassischen, linearen Struktur den zukünftigen Anforderungen nicht mehr gewachsen. Für die Kreativen ist dies eine Herausforderung, die Strukturen dieser neuen Plattformen zu verstehen, sich mit den neuen Funktionen vertraut zu machen und Wege zu finden, diese vielschichtigen Möglichkeiten mit Inhalten zu füllen. Dies bedeutet aber auch, dass die Erstellung von medialen Inhalten in Zukunft komplexer denn je wird.

Heute kommen in der Medienproduktion die verschiedensten Technologien zum Einsatz. Jede dieser Technologien hat eine eigene Geschichte und eine eigene, interne Sprache. Den verwendeten Programmen mangelt es häufig an der viel zitierten Kompatibilität. Dies nicht nur im Bezug auf artverwandte Applikationen, beispielsweise 3D-Werkzeuge oder Grafikprogramme untereinander, sondern auch und vor allem wegen der unterschiedlichen Ansätze, die zum Einsatz kommen: Pixel und Vektoren. Die Welt der heutigen Visualisierungswerkzeuge ist zweigeteilt. Einerseits die Welt der Bilder, die auf Pixeln aufbauen, fein strukturiert, detailliert, mit hoher Farbtiefe. Trotz immer weiter verbesserter Komprimierungsverfahren bleiben jedoch hohen Datenmengen, die es trotz stetig wachsender Bandbreiten und Speichermedien zu übertragen und zu transportieren gilt. Die Welt der Vektoren andererseits beansprucht für sich die freie Skalierbarkeit und permanente Schärfe, die Glattheit und

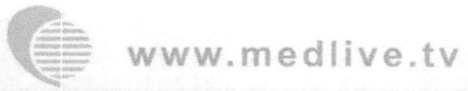

Homogenität bei kleinster Datenmenge und damit einfacherer und schnellerer Übertragbarkeit. Je nach Anwendungsbereich und Einsatzziel überwiegen mal mehr mal weniger die Vor- bzw. Nachteile von Pixeln oder Vektoren.

So hat sich schon seit einiger Zeit Macromedia Flash als das weltweite Standardwerkzeug für interaktive Vektorgrafik und Animation im Internet etabliert. Das Programm bietet Skriptfähigkeiten und serverseitige Konnektivität zum Erstellen von attraktiven Anwendungen, Weboberflächen und Trainingskursen und ist selbst für langsame Modemverbindungen geeignet. Die Inhalte können von über 90% des Online-Publikums mit dem Flash Player angezeigt werden. Mehr noch: Der flächige, plakative Flash-Look wurde jetzt in Richard Linklater's abendfüllendem Spielfilm „Waking Life" als eine neue (Film-)Kunstform zelebriert.

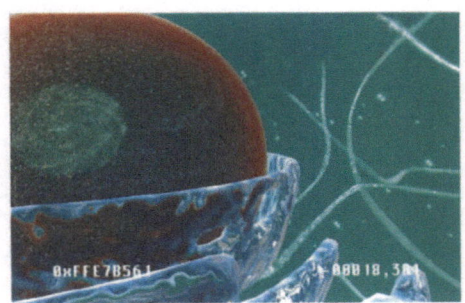

Basis für eine Flash-Applikation können sowohl 2D-Vektorgrafiken aus den bekannten Standardgrafikprogrammen wie Freehand, Illustrator oder CorelDraw sein, als auch vektorisierte Pixelbilder. Diese Bilder können entweder gescannt oder in einem Bildverarbeitungs- oder 3D-Programm erzeugt werden. Einige 3D-Programme bieten heute die Möglichkeit, anstelle pixelbasierter Bilder und Filme vektorbasierte Flash-Filme im Shockwave-Format auszugeben. Vecta 3D, Swift 3D oder Amorphium Pro wandeln 3D-Daten und Animationen aus Standardprogrammen direkt in das Shockwave-Format um. Spezialanwendungen wie z.B. Wildform Flix erzeugen Shockwave-Dateien aus jeder Art von digitalem Film, mit deutlich weniger Bits und Bytes als qualitativ vergleichbare AVI- oder QuickTime-Filme.

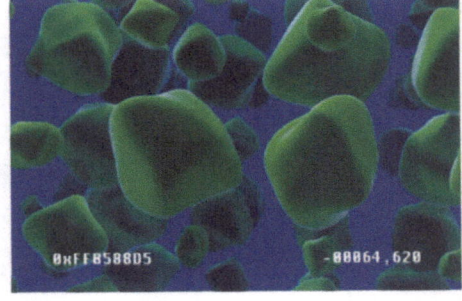

Apropos QuickTime: Apples multimediale Software mauserte sich über die Jahre zur eierlegenden Wollmilchsau für Mac und PC. Bilder, Musik, MIDI, MP3, VRML und natürlich auch Flash-Dateien lassen sich damit anzeigen und abspielen, in der Pro-Version zum größten Teil sogar editieren. Alles in allem rund 200 verschiedene Arten digitaler Medienformate. Mit QuickTime 5 Media Skins können Medien mit individuell gestalteten Benutzeroberflächen („Skins") bereitgestellt werden. Auch läßt

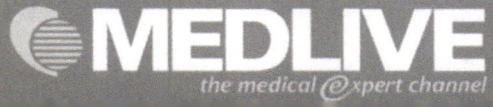

sich der gesamte Workflow mit AppleScript automatisieren.

Zurück zu Flash und Shockwave: Macromedia Director in der Version 8.5, der Quasi-Standard unter den Autorentools, setzt fort, was mit Flash seinen Anfang nahm, und kombiniert Intels Internet-Echtzeit-3D-Engine mit Macromedias Skripterstellungs- und Animations-Engine. Dieses Werkzeug bietet nahezu unbegrenzte Möglichkeiten, von 3D-Spielen über E-Commerce und Online-Kursanwendungen bis hin zu Serviceangeboten. Beispielsweise ist es möglich, aus einem 3D-Programm wie Maxon's Cinema 4D Daten im Shockwave 3D-Format zu exportieren und in Director zu einer interaktiven Online-Anwendung zusammenzufassen.

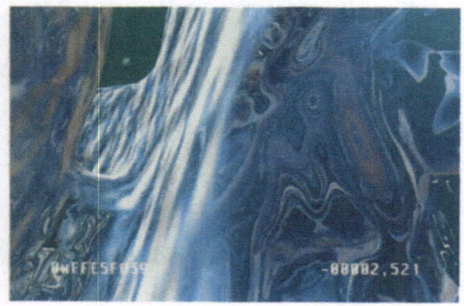

Darüber hinaus enthält Director das Havok Xtra, eine vollständig integrierte Physik-Simulations-Engine für Starrkörper. Mit dem Havok Xtra bekommt man uneingeschränkten Zugriff auf physikalische Eigenschaften und Ereignisse. So können physikalischen Körpern beispielsweise Eigenschaften wie Masse oder Elastizität zugewiesen, Kräfte, Impulse oder Drehmomente angewendet, sowie Geschwindigkeiten und Momente festgelegt werden. Damit wird es nun erstmals möglich, Millionen Internetbenutzern mit installiertem Shockwave-Player 3D-Webinhalte mit „echter" Physik, kurzen Ladezeiten und in bester Qualität zugänglich zu machen.

Ein weiterer Schritt in Richtung Echtzeit-3D im Web ist Atmosphere von Adobe. Mit dem Atmosphere-Browser und einer standardmässigen 56kb-Internet-Verbindung werden dreidimensionale Welten begehbar. Vorstellbar ist der Gang durch ein virtuelles Labor, dessen einzelne Räume und deren Inhalte inspizierbar sind. Diese Räume können mit zusätzlichen, animierten 3D-Inhalten und Objekten, Bildern, Audiodateien und JavaScript belebt und mit anderen Webseiten verknüpft werden. Durch sogenannte Portale gelangt man dann in andere Bereiche dieser virtuellen Welt. Portale sind eine 3D-Alternative zu Hypertext-Verknüpfungen auf traditionellen 2D-Web-Sites. Atmosphere ist ein vollständig integriertes System zum Erstellen von 3D-Welt-Communities, in denen sich Besucher treffen und austauschen können.

Der Designer muß einen Community-Server festlegen, um die Chat-Funktion von Atmosphere zu aktivieren. Adobe bietet dann den freien Zugang zu einem Community-Server. Besucher dieser Welt sehen sich jeweils als Avatar. Der Avatar ist das Alter Ego im virtuellen Raum. Er kann in einer realistischen menschlichen Form oder in beliebiger Form auftreten - so können beispielsweise auch menschliche Figuren importiert werden, die sich bewegen und sprechen.

Welche Softwarewerkzeuge zur Erstellung von 3D-Animationen und 3D-Grafiken im Internet auch immer heute zum Einsatz kommen: der Gestalter hat von Fall zu Fall eine Entscheidung zu treffen, mit welcher Technologie er seine Inhalte umsetzt und zum finalen Produkt formt. Ob Vektoren zum Beschreiben eines dreidimensionalen Raumes im Internet der Weisheit letzter Schluss sein werden, bleibt dahingestellt. Klar scheint jedoch, dass diese Technologien in Zukunft sehr viel stärker in einem einzigen, homogenen Workflow integriert sein werden.

Weiterführende Websites:

http://www.macromedia.com/software/flash/
http://www.adobe.de/products/atmosphere/main.html
http://www.apple.com/de/quicktime/download/
http://www.maxon.de/index_d.html
https://www.erain.com/
http://www.electricimage.com/home.html
http://www.wildform.com/

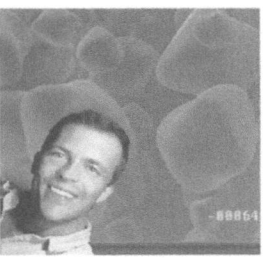

Jürgen Schubert, Jahrgang 1959, gründete 1987 nach seinem Designstudium cct:werbeagentur. Heute präsentiert sich cct als eine Full-Service-Agentur mit einem umfassenden Leistungsangebot und Auftraggebern unterschiedlichster Größe aus verschiedensten Branchen. cct engagiert sich stark im Bereich der Neuen Medien - mit den Schwerpunkten Internet- und Intranetlösungen, Film- und DVD-Produktionen, sowie 3D-Infografiken und Animationen in allen Formaten.

E-Mail: js@cct-heidelberg.com

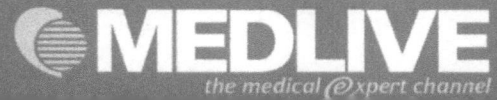

Zu den größten Herausforderungen in der Medizin und den angrenzenden Wissenschaften gehört es, den Menschen in seiner ganzen Komplexität zu erfassen. Bislang basierte das Erlernen der hochkomplexen Strukturen des menschlichen Körpers auf zweidimensionalen Abbildungen und erforderte vom Lernenden einen hohen Grad an räumlichem Vorstellungsvermögen. Einzig der Präparierkurs erschien als didaktisches Mittel in der Lage, Räumlichkeit zu lehren und das Prinzip des Baukastens Mensch zu begreifen. Die Visualisierung von hoch komplexen Prozessen, räumlichen Anordnungen und Strukturen erleichtert das Verständnis, zumal die Wahrnehmungsprozesse des Menschen insbesondere über das visuelle System gesteuert werden. Die sinnliche Wahrnehmung bietet gleichsam einen Zugang zur Wirklichkeit, über das Sehen stellt sich ein sinnliches Bewusstsein von und zur Realität ein, ebenso zu räumlichen Anordnungen und Strukturen sowie komplexen Prozessen.

3D-Visualisierungen in der Medizin

Computergenerierte 3D-Modelle können dazu beitragen, komplexe anatomische Strukturen zu erkennen. Dabei spielen Standardisierung und Verknüpfung von Visualisierung und Wissen eine wichtige Rolle.
*Ein Beitrag von **Martin Hirsch.***

Dreidimensionale Darstellungen tragen wesentlich dazu bei, komplizierte Strukturen und Lagebeziehungen zu erkennen und zu verstehen. Nehmen wir beispielsweise das menschliche Gehirn: Gerade seine Anatomie übt seit jeher eine besondere Faszination auf den Menschen aus, kann sie doch als Architektur unseres Geistes angesehen werden. Mit über 800 Einträgen in der „Terminologica Anatomica" stellt das Gehirn den kompliziertesten Teil des menschlichen Körpers dar. Ein tiefes Verständnis der Strukturen des Gehirns ist gerade heute von elementarer Bedeutung, insofern die Hirnforschung innerhalb der medizinischen Fachgebiete immer gewichtiger wird: Allein in Deutschland fallen jährlich 150 Milliarden DM für die Behandlung von Patienten mit Hirnerkrankungen wie etwa Alzheimer oder Parkinson an.

Wie entsteht ein 3D-Computerbild?

Vom Drahtgitter zur virtuellen Struktur

Im Gegensatz zu den hauptsächlichen 3D-Bildlieferanten in der Medizin wie CT, MRT und 3D-Ultraschall können dreidimensionale anatomische Modelle auch mit Hilfe von Modelling- und Animationssystemen im Computer erstellt werden. Dieses Verfahren ist in der Medizin nicht so verbreitet wie die zuvor genannten, bietet aber insbesondere für didaktische Anwendungen einige Vorteile wie die mögliche hohe Auflösung, Anwendung von Texturen und Animierbarkeit, auf die im Folgenden noch eingegangen wird.

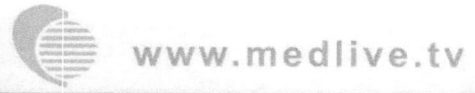

Der Ausgangspunkt eines virtuellen Modells ist ein geometrischer Körper. Wie bei der Bildhauerei wird zunächst mit möglichst wenigen Punkten eine grobe Form des Körpers festgelegt und anschließend immer weiter detailliert. Aneinandergesetzte Dreiecksflächen definieren die Oberfläche. Die Eckpunkte der Dreiecke sind durch Vektorgrößen beschrieben und umspannen wie ein Gitter den virtuellen Körper. Fachleute sprechen deshalb von einem Drahtgittermodell.

Als Vorlage für die Erstellung eines Drahtgitter-Modells dienen Atlanten der Anatomie, Zeichnungen von Wissenschaftlern, Daten aus bildgebenden Verfahren und Modelle. Im Optimalfall werden möglichst viele Input-Materialien benutzt. 3D-Modelle können u.a. mit Soft-Image oder Maya erstellt werden, gebräuchlichen Modelling- und Animationssystemen, die in Hollywood z.B. für die Produktion von Godzilla oder Jurassic Park verwendet wurden. Solch eine Software stellt bis zu vier Fenster zur Verfügung, durch die man aus verschiedenen Perspektiven auf die virtuelle Welt schaut. Der Bildschirm verwandelt sich dabei in eine Art Bühne: Das virtuelle Objekt wird virtuell beleuchtet sowie von virtuellen Kameras aufgenommen.

Je mehr Dreiecke zur Darstellung eines Körpers benutzt werden, desto höher ist die Auflösung des Modells. Eine hohe Auflösung bedeutet einerseits, dass feinere Strukturen dargestellt werden können, andererseits bewirkt sie, dass die Strukturen auch in Nahbereichen glatte Oberflächen aufweisen. Die einzelnen Organe erfordern allerdings unterschiedliche Vorgehensweisen. So liegen den 3D-Modellen von Arterien und Muskeln beispielsweise relativ einfache „Spline"-Modelle zugrunde, bei denen imaginäre Spannungslinien die Form des Körpers beschreiben. Die komplexeren 3D-Modelle des Skeletts oder der Gehirnstrukturen basieren dagegen auf sogenannten Polygon-Modellen. Hier stehen mehr Punkte zur Feinmodellierung zur Verfügung. Eine große Anzahl von Punkten bedeutet zwar eine aufwendigere Bearbeitung, bietet jedoch eine größere Flexibilität als beim „Spline"-Modell. Einzelne Polygone können gezielt gelöscht werden, so dass der Designer Teile eines Körpers ausschneiden oder andere Objekte hinzufügen kann.

Abb. 1: Die Modellierung eines 3D-Körpers in vier Schritten von der Basislinie zum fertigen Modell.

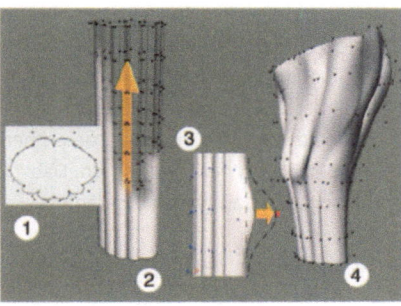

Abb. 2: Drahtgitter und gerendertes Modell im Vergleich.

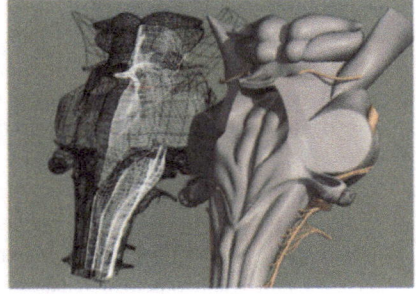

Abb. 3: Didaktische Abbildung aus der Lehrsoftware NEUROteacher.

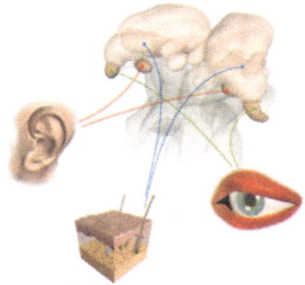

Abb. 4: Animationen eröffnen neuartige Einblicke in die menschliche Anatomie

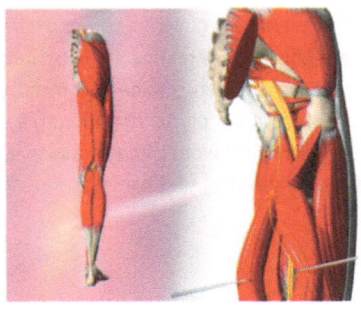

Die Definition der Oberfläche

In der Natur werden die Materialeigenschaften eines Objektes u.a. durch Farbe, Transparenz, Licht-
brechung (Refraktion), Reflektion, Glanzgrad und Rauheit definiert. Auch in der virtuellen Realität
wählt der 3D-Designer entsprechende Materialeigenschaften aus. Texturen sind gescannte oder ge-
zeichnete oder vom Computer berechnete Muster (prozeduale Texturen), die alle oben genannten
Parameter noch gezielter steuern. Dabei können auch nicht modellierte Feinstrukturen gewissermaßen
auf das Objekt aufgemalt werden.

Das Rendering

Schließlich werden im letzten Arbeitsschritt, dem „Rendering"Geometriedaten (Dreiecke), definierte
Materialeigenschaften und Umgebungsparameter in sichtbare Räumlichkeit umgesetzt. Wie „real" das
virtuelle Modell letztlich wirkt, hängt stark von den Fertigkeiten des inszenierenden Designers ab. Den
technischen Möglichkeiten sind heutzutage wenig Grenzen gesetzt. Natürlich steigt der Rechenaufwand stark mit den eingesetzten Effekten und so müssen für eine hohe Qualität naturrealistischer
Bilder häufig mehrere Computer gleichzeitig an einem Bild rechnen.

Ein geometrischer Körper kann sich entweder im Raum bewegen (und seine Form dabei behalten)
oder in sich eine Bewegung durchführen, sich also verformen. Um einen Körper als Ganzes im Raum
zu bewegen (z.B. um eine Achse zu drehen), führt man eine virtuelle Kamerafahrt um das Objekt
durch. Die dabei aufgenommenen Bilder werden in einer raschen Abfolge aneinandergereiht, so dass
eine fließende Bewegung entsteht. Beim europäischen Videoformat PAL werden 25 Bilder pro Sekun-
de abgespielt, um eine fließende Bewegung für die menschliche Wahrnehmung zu simulieren.

Bei einem sogenannten ObjectMovie, bei dem der Nutzer das Objekt nach Belieben drehen kann, gibt
die Nutzersteuerung die Abfolge der Bilder vor. Bei freier Drehbarkeit sind die Einzelbilder intern in
einer Matrixform miteinander verknüpft, was unterschiedliche Bildabfolgen erlaubt. Die komplexesten
Objects besitzten eine dreidimensionale Matrixform: Wenn sich z.B. ein laufender Mensch frei drehen
lässt, muss die Laufbewegung in einer dritten Ebene der räumlichen Bildinformation hinterlegt sein.
Hier definiert die erforderliche Speichermenge für die vielen Einzelbilder die Grenze des technisch
Machbaren.

Anwendungsbeispiele

3D-Visualisierungen bieten neue, innovative Konzepte nicht nur für das Lehren und Lernen in der
Medizin, sondern können neben Forschung und Lehre auch den medizinischen Alltag erleichtern und
operative Eingriffe (etwa in der Neurochirurgie) sowie andere bildgebende Verfahren der Diagnostik
unterstützen. In der plastischen Chirurgie werden bereits präoperative Schnittbilder auf das Gesichts-
feld projiziert (Stichwort: „image guided surgery" oder „information guided surgery). Die Einsatzgebiete sind vielfältig und bieten spannende Perspektiven für die Zukunft.

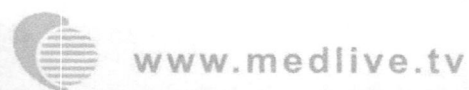

Lehren und Lernen in der Medizin

Auf solchen detailreichen, hochaufgelösten Bildern basieren beispielsweise Lehr- und Lernprogramme für Studenten und Lehrkräfte, die auf CD-Rom oder DVD erhältlich sind. Studenten, Ärzte und Forscher haben die Möglichkeit, anatomische Strukturen im Bild miteinander zu kombinieren, ihre räumliche Lagebeziehung aus jedem Blickwinkel zu betrachten und bekommen ein Werkzeug an die Hand, um sich besser in dem komplexen System Mensch orientieren zu können. Die Interaktivität solcher Programme eröffnet dabei einen intuitiven, spielerischen Zugang und faszinierende Einblicke in die – auch heute noch immer – mystische Landschaft des menschlichen Körpers.

So können beschriftete 3D-Modelle und Animationen die Lehrkräfte bei der Vermittlung von komplexen räumlichen Strukturen sowie der Basisfunktionen einzelner menschlicher Organe unterstützen. Eine wichtige Rolle spielt in diesem Zusammenhang auch die wissenschaftsdidaktische Optimierung der Darstellung: Das ausgewählte Visualisierungsmodell, d.h. die Farbgebung, Stil und Inszenierung, mit der die Objekte dargestellt werden, zeichnet sich hier durch besondere Klarheit der Linienführung aus. Dies erleichtert den Studierenden das Erkennen der Strukturen sowie die Abgrenzung der einzelnen Strukturen gegeneinander.

Individuell angelegte Vorlesungen können in einem zentralen Archiv gespeichert und von den Studenten durchgearbeitet werden. Durch die standardisierte Visualisierung der Materialien ergibt sich ein hoher Wiedererkennungseffekt. Der gemeinsame Zugriff auf eine zentrale Bild- und Informationsdatenbank (Bild-Bibliotheken) ermöglicht die Zusammenarbeit von Forschenden, Lehrkräften sowie einzelnen Arbeitsgruppen, deren Grenze nicht die einzelne Fakultät oder Uni in Zukunft bleiben wird. Die internationale Vernetzungen von Forschern, Arbeitsgruppen und unterschiedlichen Fachrichtungen spielt bereits heute eine immer wichtigere Rolle.

Ein weiteres Einsatzgebiet von 3D-Visualisierungen sind Aus- und Weiterbildungsportale im Internet, Online-Akademien beispielsweise für die zertifizierte Aus- und Weiterbildung von Ärzten. Auch hier können 3D-Modelle die Inhalte der Fortbildungskurse veranschaulichen und illustrierend begleiten. Ähnlich wie bei der CD-ROM oder DVD kann der Benutzer die Modelle am Bildschirm bewegen, sich Funktionen und Strukturen anzeigen lassen oder in Form von Tests abgefragt werden. Daneben können kleine Filmsequenzen abgespielt werden, die schrittweise Untersuchungsmethoden oder diagnostische Verfahren erklären.

Aber auch zur Unterstützung von Präsentationen, Demonstrationen und Fachvorträgen eignen sich 3D-Visualisierungen hervorragend. Über kaum ein anderes Medium lassen sich höchst komplexe medizinische Prozesse so einfach und klar erklären, egal ob es dabei um biochemische Reaktionen, Wirkungsweisen bestimmter Medikamente oder physiologische Prozesse im Körper geht.

Wissensnavigation: Visualisierung von Wissensräumen
Zukünftige Einsatzgebiete der 3D-Visualisierung in der Medizin

In den zukunftsweisenden Bereichen der medizinischen Forschung wie z.B. den Neurowissenschaften, aber auch in der Entwicklungsbiologie und der Gentechnologie kommt es durch die massive Weiterentwicklung von Technologien zu einer enormen Zunahme von Informationen. Aufgabe der

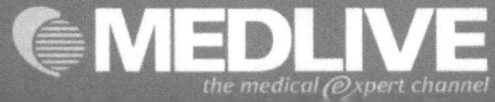

Abb. 1: 3D-Modell von Gehirn,
Rückenmark und Wirbelsäule.

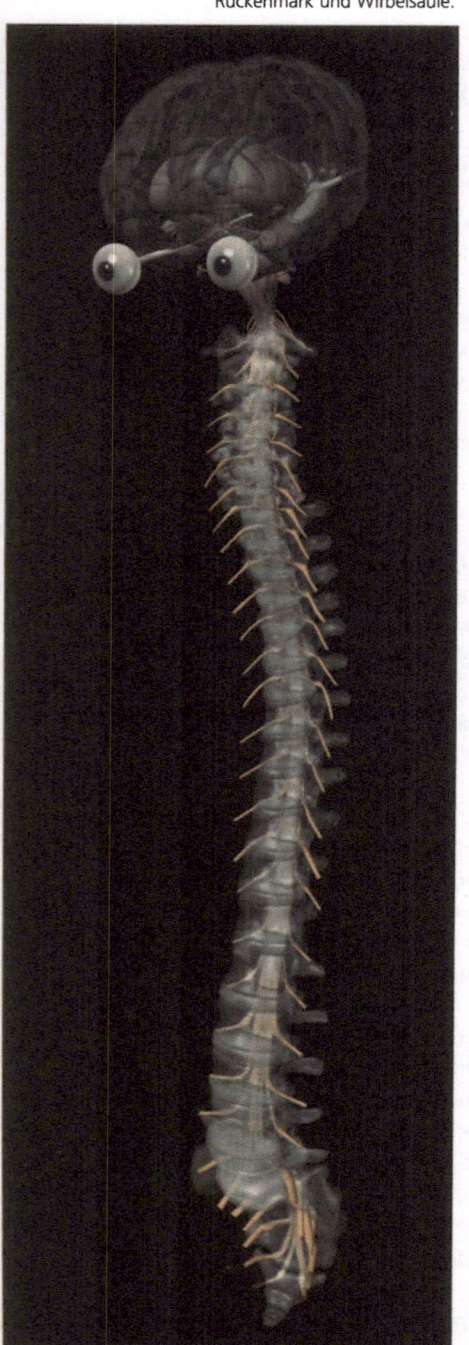

zukünftigen Forschergeneration wird es nun sein, diesen Informationsfluss zu verarbeiten und nutzbringend in Grundlagenforschung und Anwendung zu verwerten. Diesem explosiven Informationszuwachs muss die Forschungslandschaft in vielfacher Hinsicht gerecht werden: Es wird zu einer starken wissenschaftlichen Vernetzung von bisher getrennten Fachgebieten kommen müssen. Moderne Konzepte für eine Spitzenforschung nach internationalem Maßstab erfordern daher eine Integration verschiedener Fachgebiete. Und: Für eine international konkurrenzfähige Forschung werden vernetzende Computersysteme vonnöten sein, die dazu dienen, die Ergebnisse der immer komplexeren Verfahren und Technologien effizient zu filtern und miteinander interoperabel zu machen.

Speziell in der neurowissenschaftlichen Forschung gibt es eine Vielzahl von Datenbanken, in denen Daten abgelegt sind, die aus unterschiedlichen Untersuchungsverfahren zu Funktion und Aufbau des Gehirns stammen. Diese Datenpools und Visualisierungen stehen bislang isoliert voneinander: Eine direkte Vergleichbarkeit dieser Daten war aufgrund der unterschiedlichen Koordinatensysteme bislang nicht möglich. Jede dieser Datenbanken enthält jedoch Informationen zu Aufbau und Funktion des Gehirns, die auch für benachbarte Disziplinen der Hirnforschung von großem Nutzen sind – und erst das gemeinsame Nutzen dieser Daten kann zur Entdeckung neuer Zusammenhänge führen.

Dabei wird die Verknüpfung von Wissen und Visualisierung in Zukunft eine immer größere Rolle spielen. Derzeit wird über den Einsatz des Projektionssystems TAN (Holobench&Responsive Projektionssysteme) im Rahmen zukünftiger Projekte beraten. Diese Technologie ermöglicht es, morphogenetische Wissensräume darzustellen. Die TAN-Arbeitsumgebung würde dem Forscher wie ein strukturgenerierendes, unsichtbares Kraftfeld dazu dienen, die Informationen anzuordnen und zu vergleichen. Der Raum dient dabei als informationsstrukturierendes Instrument. Der Nutzer orientiert sich mit Hilfe dreidimensionaler Darstellungen in den Wissensräumen, wo die Flut an Informationen strukturiert aufgearbeitet und auf die individuellen Bedürfnisse hin organisiert werden.

Ausblick

Wie durch die vielseitigen Anwendungsmöglichkeiten von 3D-Visuallisierungen in der Medizin deutlich wird, handelt es sich hierbei um ein spannendes Arbeitsfeld, das völlig neuartige Einblicke in den menschlichen Körper ermöglicht. Das Verfahren eignet sich einerseits zur reinen Veranschaulichung anatomischer Strukturen, wobei die Art der Darstellung individuell auf die Zielgruppe angepasst werden kann und somit sowohl populärwissenschaftlichen Zielen als auch der wissenschaftlichen Anwendung in der Forschung gerecht wird. Auf der anderen Seite können virtuelle anatomische Modelle auch als funktionelle Instrumente eingesetzt werden, wobei die Art der Visualisierung und insbesondere die Art des strukturellen Gerüstes der Objekte den Ansprüchen einer möglichst einfachen sowie sinnvollen und intuitiven Navigation gerecht werden müssen.

Immergente, morphogenetische Wissensräume mit TAN sind im Rahmen des Forschungsprojektes IKAR/OS bereits in Arbeit, wo derartiges als Werkzeug für Hirnforscher entwickelt werden soll. Mehr zu diesen neuen Horizonten der 3D-Welten werden wir innerhalb der nächsten zwei Jahren erfahren können. Wir dürfen gespannt sein, welche weiteren Anwendungsmöglichkeiten sich in Zukunft noch ergeben werden, wobei wir mit Sicherheit davon ausgehen können, dass 3D-Visualisierungen in der Medizin eine noch wesentlich breitere Anwendung finden werden und weiter in den Mittelpunkt des Interesses rücken.

Alle Abbildungen © iAS (www.brainMedia.de)

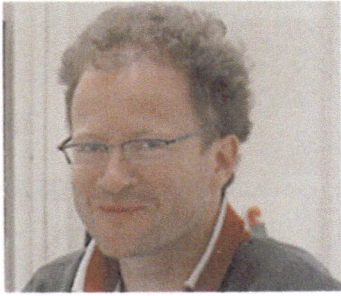

Martin Hirsch wurde 1962 in München geboren. Als Enkel des Physikers Werner Heisenberg liegt sein Hauptinteresse in der Erforschung und dem Verständnis des menschlichen Gehirns.

Er promovierte in Marburg über die Codierungsprinzipien des Nervensystems. 1995 gründete er das Unternehmen iAS, das mit der multimedialen Simulationen von Tierversuchen begann.

Sein Ziel ist es, ein umfangreiches Visualisierungstool der Neurowissenschaften zu entwickeln mit dem Anspruch, wissenschaftliche Präzision und die ästhetischen Möglichkeiten der modernen 3D-Computeranimation zu verbinden. Seit Jahren arbeitet er an einem didaktischen Konzept für ein ganzheitliches Wissensmanagementsystem.

E-Mail: info@brainMedia.de

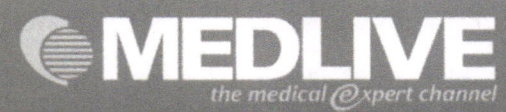

Mit Hilfe von dreidimensionalen Animationen in medizinischen Lernsystemen ist nicht nur eine realitätsnahe Darstellung von anatomischen Strukturen in räumlicher Beziehung zueinander möglich und durch den Lernenden zu entdecken, vielmehr lassen sich auch Wachstums- und Entwicklungsprozesse nachvollziehen und simulieren. Das Verständnis dieser Vorgänge ist elementar für das Erkennen von Fehlentwicklungen und deren Bewertung. Der richtige Zeitpunkt für medizinisches Handeln und dessen Folgen werden für den Lernenden offenkundig. Die nachfolgenden Beispiele aus dem Bereich der Zahn- und Schädelentwicklung machen dies besonders deutlich.

Zeitlich statische Darstellung eines Entwicklungssystems

Die dreidimensionale Visualisierung anatomischer Grundlagen bedeutet den ersten Schritt in diese

3D-Visualisierung von Wachstums- und Entwicklungsprozessen in der (zahn-) medizinischen Aus-, Fort- und Weiterbildung

Ein Beitrag von **Michael-Kurt Prüfert**.

Richtung. Unter Mitarbeit namhafter Wissenschaftler konnten im vorliegenden Beispiel neue Erkenntnisse über die frühe Entwicklung von zahnmedizinisch bedeutenden Sachverhalten gewonnen werden.

Die Abbildung zeigt die räumliche Darstellung einer Zahnknospe des oberen ersten Schneidezahns bei einem Embryo im Alter von sechs Wochen.

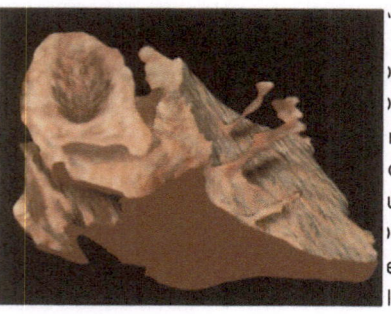

Abb. 1: Zahnknospe

Die Darstellung wurde durch computerunterstützte Durchzeichnungen mikroanatomischer Schnitte eines entsprechenden Präparates gewonnen. Die einzelnen Schnittebenen wurden anschließend am Computer wieder zu einer dreidimensionalen Struktur zusammengesetzt. Durch eine Darstellung in dieser Form bekommt der Lernende ein anatomisch-räumliches Verständnis elementarer Entwicklungsbedingungen.

Ein weiterer Vorteil der dreidimensionalen Aufbereitung und digitalen Speicherung anatomischer Modelle ist die orts- und zeitungebundene Verfügbarkeit. Das Modell kann nicht nur ortsgebunden in einer anatomischen Sammlung aufbewahrt werden, sondern kann multipliziert vielen Betrachtern zur Verfügung gestellt werden.

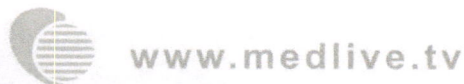

Zeitlich dynamische Darstellung eines Entwicklungssystemes

Der Vergleich von anatomischen Strukturen und Systemen zu verschiedenen Zeitpunkten gibt einen Hinweis auf Veränderungen und Entwicklungen, insbesondere bei noch nicht abgeschlossenem Wachstum.

Im nächsten Beispiel wurden computertomographisch gewonnene Momentaufnahmen eines Kinderschädels zu einer 3D-Animation zusammengefügt, die das Wachstum dieses anatomischen Systems in seiner Komplexität darstellt.

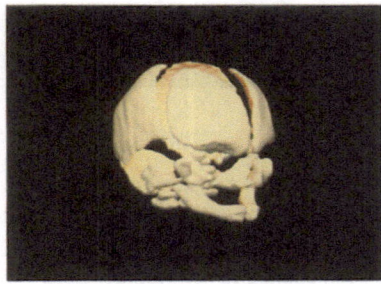 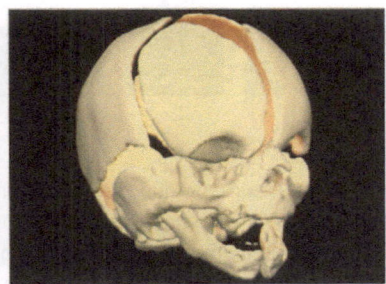

Abb. 2 & 3: Kinderschädel in verschiedenen Stadien.

Bei der Auswahl der dazu nötigen Momentanaufnahmen ist darauf zu achten, genügend viele Stadien in sinnvollen Zeitintervallen auszuwählen. Sie bilden die Grundlage für eine biologisch korrekte Berechnung der intermediären Stadien. Diese Berechnungen sind nötig, um die Komplexität von Wachstumsvorgängen korrekt darzustellen und erkennen zu können.

Zeitlich dynamische Darstellung von sich beeinflussenden Entwicklungssystemen

Erst die dynamische Darstellung sich gegenseitig beeinflussender Entwicklungssysteme setzt neue Maßstäbe im Verständnis komplexer Wachstumsabläufe. Im folgenden Beispiel wird in einprägsamer Weise deutlich, welche Vorteile durch die Verwendung von dreidimensionalen Visualisierungen gewonnen werden können. Das menschliche Gebiss setzt sich im Laufe seiner Entwicklung aus insgesamt 52 Einzelobjekten zusammen, 20 Milchzähnen und 32 permanente Zähnen. Jeder einzelne Zahn bildet dabei ein für sich eigenes Entwicklungssystem.

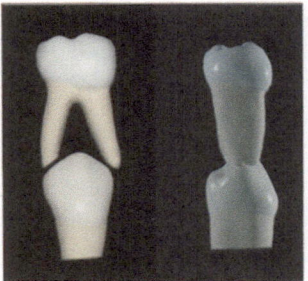 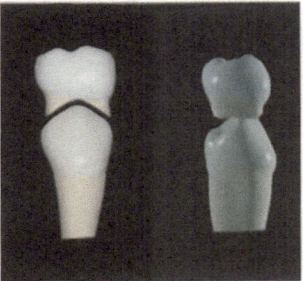 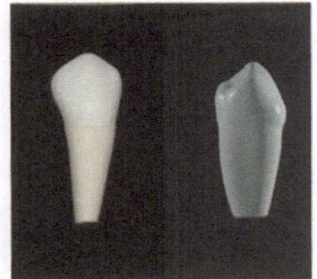

Abb. 4, 5, 6: Zahn in verschiedenen Entwicklungsstadien

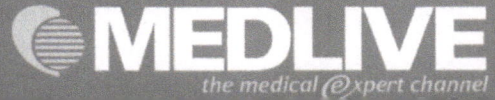

Setzt man die Entwicklung dieser Einzelsysteme zueinander in Beziehung, werden die Wechselwirkung zwischen ihnen deutlich. Die Wechselwirkungen, die so gezeigt werden können, sind wiederum nötig, um die Entwicklung der Einzelsysteme verstehen zu können.

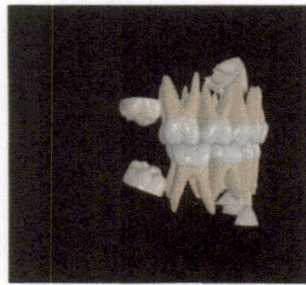 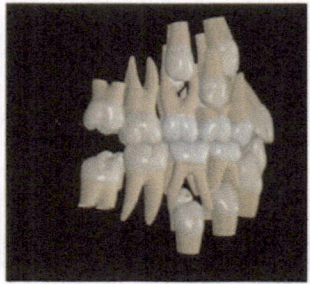 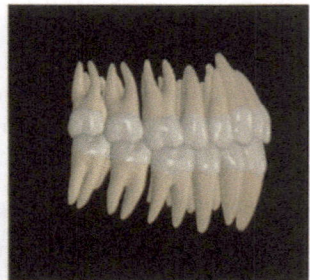

Abb. 7, 8, 9: Dentition

Für diese Animation wurden natürliche Zähne dreidimensional gescannt. 3D-Experten und Wissenschaftler setzten sich zusammen und reproduzierten die Entwicklung jedes einzelnen Zahnes. Es folgte die Darstellung der sich gegenseitig beeinflussenden Bewegungsabläufe und -pfade der Zähne in Abhängigkeit voneinander - über einen Entwicklungs-Zeitraum von über 20 Jahren, von der ersten Mineralisation der Milchzähne bis zur Eingliederung der Weisheitszähne in das Erwachsenengebiss. Dies erfolgte auf Grundlage gesicherter medizinischer Forschungsergebnisse. Zusammengesetzt konnte so die gesamte Zahnentwicklung in ihrer Komplexität dargestellt werden.

Mit diesem Prozess ist es zusätzlich möglich, Fehlverläufe der Gebissentwicklung darzustellen und zu simulieren. Die Störungen in der regelgerechten Entwicklung der Einzelsysteme können so dem Betrachter demonstriert werden. Der Lernende kann dadurch den Zeitpunkt für ein therapeutisch notwendiges Eingreifen genau identifizieren.

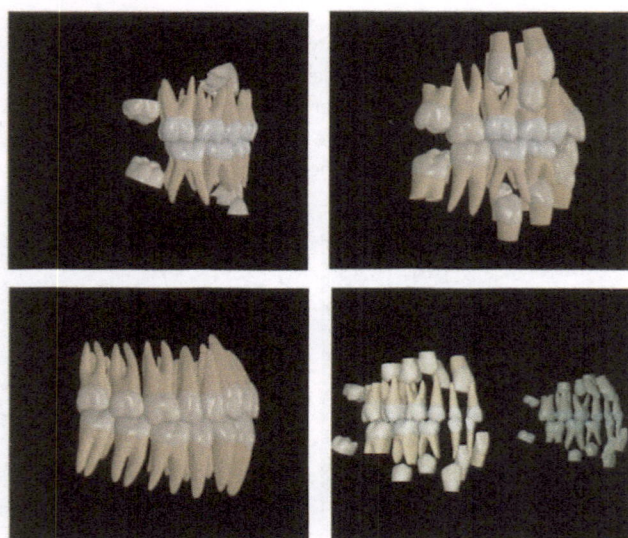

Abb. 10, 11, 12, 13: Fehlentwicklung

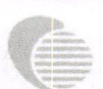
www.medlive.tv

Die Beispiele machen deutlich, dass eine Visualisierung von Wachstums- und Entwicklungsprozessen durch dreidimensionale Animationen unzweifelhaft zu einer Förderung des Verständnisses medizinischer Grundlagen führt. Sie ergänzen die klassischen Ausbildungsmethoden und werden, wie eingangs bereits erwähnt, in Zukunft einen sehr großen Stellenwert in der medizinischen Ausbildung haben.

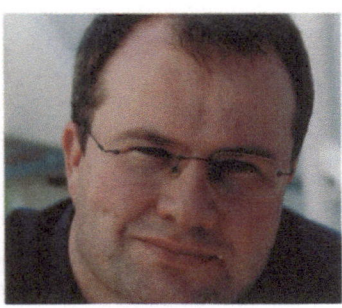

Zahnarzt **Michael-Kurt Prüfert** ist 1967 geboren. Nach Ausbildung zum Bürokaufmann bei der Bundesmarine, Studium der Zahnheilkunde in Kiel bis 1998. Approbation als Zahnarzt.
Nach kurzer Zeit als Ausbildungsassistent in einer oralchirurgischen Praxis.
Producer bei der „Deutschen TV- und Videoproduktionsgesellschaft für Zahnmedizin" (Projektleitung diverser Video- und Softwareprojekte, u.a. „DentalExplorer").
Im Mai 2000 Übernahme in die MEDLIVE GmbH.
Leitung der „International Online Academy (IOA)" – für die zertifizierte und qualifizierende Fortbildung von Zahnärzten.

E-Mail: michael.pruefert@medlive.tv

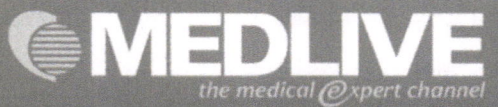

Grundlage für hochwertige medizinische Anwendungen ist die Vernetzung zwischen Visualisierungs-agentur und einer Fachagentur für medizinische Problemstellungen und Neuen Medien. Diese Kombination ist der Stützpfeiler für höchste Qualität der medizinischen Information und sachlicher Richtigkeit. In der 3D-Visualisierung von medizinischen Informationen sind folgende Anwendungsbereiche für ein umfassendes Komponentenmodell sinnvoll: Darstellung der Ursachen einer Erkrankung, Darstellung der Wirkung von Medikamenten, Darstellung eines möglichen Interaktionspotentials (Nebenwirkungen), Darstellung von Kasuistik (Patientenfälle). Ziel dieser Anwendungen sind geeignete Zertifizierungen für die medizinische Fortbildung. Im Sommer 2001 wurde in Zusammenarbeit mit der Agentur Sector5, ein Kundenprojekt für Bristol Myers Squibb erstellt. Diese internetfähige Anwendung beschäftigt sich mit der Infektion des Körpers durch HI-Viren und den Folgen von Aids. In einer Visualisierungsmatrix wurde das Thema für unterschiedliche Zielgruppen, vom Patient bis zum Facharzt, aufbereitet.

Interaktive 3D-Visualisierung von medizinischen Informationen in On- und Offlinemedien.

Für die schnellstmögliche, komplexe Wissensvermittlung in der medizinischen Fortbildung sind dreidimensionale, interaktive Medien prädestiniert. Ein Anwendungsbereich ist beispielsweise die Wirkung von Medikamenten, bei unterschiedlichen Krankheitsbildern.
*Ein Beitrag von **Jörg Pumpa** .*

Lineare und nicht lineare Medien im Vergleich

Hypermedien bieten eine potentiell höhere Qualität der medizinischen Informationsvermittlung als lineare Medien. Dies gilt besonders für dreidimensionale Darstellungsformen wie sie in On- und Offlinemedien vorkommen können. Um aufzuzeigen welches Potential in nicht linearen Medien steckt, blicken wir zunächst auf die linearen Medien. Ein Videoplayer hat das Spulen und Anhalten des Bandes als Interaktionsmöglichkeit. Es gibt nur eine lineare, horizontale Informationsebene. Der Beitrag hat eine feste Laufzeit und einen definierten Inhalt, der für jeden Betrachter identisch ist. Auch auf Computern kennt man solche Filme z.B. als Avi- Film. Diesem Medium fehlt sowohl eine vertikale als auch eine räumliche Verzweigung, um z.B. Vertiefungen und Verweise implementieren zu können.

Nicht lineare interaktive 3D-Visualisierungsformen bieten mehr, z.B. Virtuelle Realität. Die computergestützte Nachbildung der Realität auf Hochleistungscomputern mit Cyberhelm, Datananzug und Datenhandschuh bietet fast uneingeschränktes Interaktionspotential bei einem hohen Immersionsgrad. Für viele Anwendungsbereiche steht allerdings finanzieller Aufwand und Nutzen in einem ungünstigen Verhältnis zueinander. Deshalb beschäftigen wir uns in diesem Beitrag mit einer kosteneffizienten Mischung dieser beiden Extreme. Als technische Voraussetzung sind moderne Home-Office Computer ausreichend. Alle vorgestellten Techniken können im Inter-, Intra- und Extranet eingesetzt werden. Es steht die effektivere Nutzung der medizinischen Informationen im Vordergrund. Des Weiteren können Metainformationen oder Hyperlinks integriert werden, die z.B. über Content-

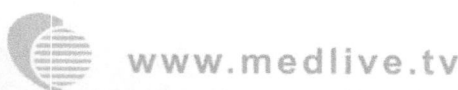

Management-Systeme (CMS) gepflegt werden können. So entsteht eine umfassende Anwendung, die auf dem aktuellen medizinischen Stand bleibt.

Vorproduzierte-Darstellungen und Echtzeit-Darstellungen im Vergleich

Wir unterscheiden zwei Gruppen der interaktiven 3D-Darstellung. Zum einen die vorproduzierten und auf Datenträgern gespeicherten Darstellungen wie z.B. Computeranimationen. Zum anderen echtzeit-generierte Darstellungsformen, die in dem Moment erzeugt werden in dem sie benötigt werden. Diese werden nicht auf Datenträgern gespeichert und müssen immer wieder neu berechnet werden.

Vorproduzierte Darstellungen werden ähnlich einem Videoplayer abgespielt. Der wesentliche Unterschied ist die Anzahl der Bild und Tonspuren, zwischen denen übergangslos gewechselt werden kann. Eine Annäherung an diese Technologie bietet der DVD-Player, dieser ist jedoch auf 9 Video-spuren begrenzt. Der Wechsel der Spuren erfolgt erst nach einer kurzen Wartezeit und beschränkt so die Interaktionsfähigkeit. Die Spuren des Computer-Players bieten dagegen die Möglichkeit des sofor-tigen Wechsels. Die Anzahl der Spuren ist nicht beschränkt und so kann z.B. der Film aus unterschied-lichen Perspektiven, in unterschiedlichen Darstellungsweisen, mit unterschiedlichen Inhalten und in unterschiedlichen Sprachen angesehen werden. Über Hot-Spots können Aktionen, Verzweigungen, Informationen oder Websites aufgerufen werden. Auf diese Art und Weise können z.B. vertiefende Informationen in einem Film eingebunden werden. Der Zuschauer kann sowohl in der inhaltlichen horizontalen-, vertikalen- und Tiefenachse navigieren und so die Abspielfolge und die Informations-länge und -tiefe beeinflussen. Inhaltlich können 3D-Animationen, Videosequenzen und 3D-Szenen miteinander kombiniert werden. Bei vorproduzierten 3D-Szenen hat der Betrachter den Eindruck, als würde er eine Kamera fernsteuern, die schienengebunden fährt. Die Freiheitsgrade sind dabei auf die vorher produzierten Szenen beschränkt.

Betrachten wir beispielsweise einen Film über die Anatomie des menschlichen Skeletts. Dieser Film läuft bei Inaktivität des Betrachters linear ab, so wie wir es von einem Video gewohnt sind. Der Film besitzt jedoch diverse Interaktionsmöglichkeiten, auf die während der Wiedergabe durch kleine Sym-boleinblendungen hingewiesen wird. Durch Mausklick werden zusätzliche Materialien wie z.B. Detail-informationen, Beispiele, Erklärungen, Vergleiche etc. nahtlos in den Film integriert. So kann der Film an den Wissensstand des individuellen Zuschauers angepasst werden. Auch die Konfiguration des Films vor dem Betrachten und die Anpassung des Inhalts an eine Zielgruppe wie z.B. Patient, Student, Allgemeinmediziner oder Facharzt ist so möglich. In dem Film lassen sich zusätzlich interaktive 3D- Ele-mente einbinden. Die Abbildung des Schädels dient als Beispiel für ein solches Element. Der Schädel kann um seinen Mittelpunkt gedreht und gekippt werden, so dass er sich von allen Seiten betrachten lässt. Dies wird einfach per Mausbewegung mit gedrückter Maustaste erreicht. Das Ändern des Bild-ausschnitts, um Details größer darzustellen, ist mittels Zoom-Funktion möglich. Durch die einfache Bewegung des Mauszeigers über den Schädel werden einzelne Bereiche aktiviert und per Texteinblen-dung wird dieser Bereich automatisch betitelt. Per Mausklick können jetzt Detailinformationen aufge-rufen werden. Diese können z.B. aus dem Internet oder einer Datenbank stammen. Die Informationen können durch eigene Beiträge ergänzt werden, z.B. mit einem Diskussionsforum für Migränepatienten oder Beiträgen über die anthropologische Bedeutung des Schädelvolumens. Mit Hilfe von Wissenssys-temen sind auch diese unterschiedlichen Informationszuordnungen leicht möglich und wieder abruf-

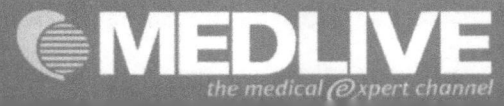

bar. Dies kann beispielsweise auch durch assoziative Verknüpfungen erfolgen. Weitere Verknüpfungen mit anderen 3D-Darstellungen oder Audiovisuellen Medien sind möglich.

Als Bildgrundlage für dieses Beispiel dient ein synthetischer, computergenerierter Schädel. Die künstlichen Abbildungsmöglichkeiten reichen vom Drahtgittermodell bis zur fotorealistischen Darstellung. Wenn eine fotorealistische Darstellungsweise gewünscht wird, kann auch ein realer Schädel als Vorlage verwendet werden, der mit vielen Einzelbildern aus unterschiedlichen Blickwinkeln fotografiert wird. Im Computer werden die Daten dann zu einem nicht linearen Film verknüpft.

Der Vorteil von vorproduzierten 3D-Darstellungen gegenüber echtzeitgenerierten 3D-Darstellungen ist die identische Funktionalität und Qualität auf allen Computern sowie die hohe Interaktionsgeschwindigkeit.

Bei echtzeitgenerierten 3D-Darstellungen hat man gegenüber vorproduzierten Darstellungen jedoch mehr Interaktionsmöglichkeiten. Der Vorteil liegt in der uneingeschränkten Nutzung aller Freiheitsgrade, d.h. das nicht nur um den Objektmittelpunkt der Schädel gedreht und gekippt werden kann, sondern um jeden beliebigen Punkt kann dies erfolgen. Die virtuelle Kamera ist nicht fixiert sondern beweglich. Neben dem Zoomen kann auch die Distanz zum Objekt verkürzt oder verlängert werden um eine bessere Detailansicht zu erhalten. Es können, sofern diese Funktionalität nicht bewusst eingeschränkt wird, auch Ansichten erzeugt werden, die vom Autor nicht beabsichtigt sind. Dies kann z.B. die Durchdringung des Schädels sein. Ein weiterer Vorteil sind Simulationen mit beliebigen Parameteränderungen. Als Nachteil für echtzeitgenerierte Darstellungen ist der Rechenaufwand für den Computer zu nennen, der bei komplexen Darstellungen entweder schlechtere Abbildungseigenschaften gegenüber vorproduzierten Darstellungen oder Wartezeiten zur Folge hat. Durch Hochleistungsgrafikkarten kann dieser Faktor wesentlich verbessert werden. Wer aber Echtzeitrenderings in einer fotorealistischen Qualität wie bei Steven Spielbergs Jurassic Park erwartet, der muss leider enttäuscht wer-

Abb. 1: HI-Viren Infektion als interaktive Fortbildungsanwendung für das Internet.

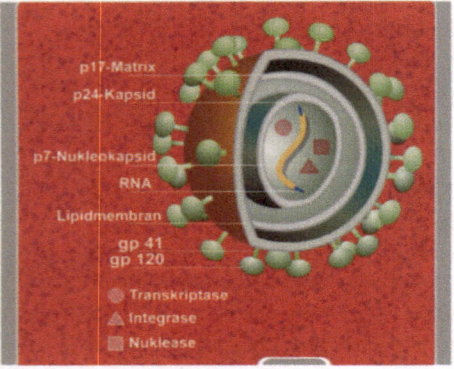

Abb. 2: Schädel als interaktives um 360° drehbares Objekt.

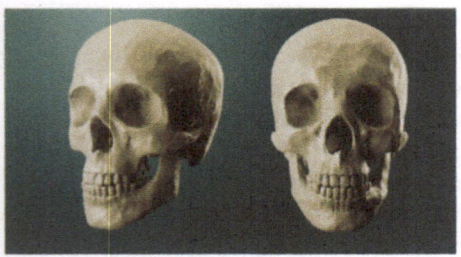

Abb. 3: Schematische Darstellung der DNA.

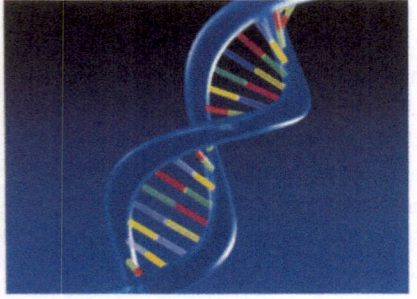

den. Dies ist die Domäne der vorproduzierten Darstellungsformen. Für schematische Darstellungen wie z.B. der DNA, der Wirkung von Medikamenten oder dynamisch erzeugbaren Visualisierungen sind echtzeitgenerierte Darstellungsform gut geeignet. In Datenbanken lassen sich z.B. einzelne Objekte in unterschiedlichen Detailauflösungen archivieren. Wenn z.B. der ganze menschliche Körper gezeigt wird, dann wird er relativ grob dargestellt. Zoomt man heran, werden dynamisch die sichtbaren Objekte gegen detailliertere ausgetauscht. Auch das Zusammenstellen oder das gezielte Ein- und Ausblenden von Objekten (Knochen, Organen, etc.) ist so einfach möglich. An dieser Stelle bietet sich die Integration des Internets an, um einen Lehrer- Schüler Chat innerhalb eines Online-Learning Kurses zu integrieren.

Ausblick

Durch die zunehmende Vernetzung von Informationen und durch die Möglichkeiten Interaktiver Medien werden auch im Bereich der dreidimensionalen medizinischen Visualisierung neue Sphären eröffnet. Durch standardisierte Formate können 3D-Informationen ausgetauscht und modifiziert werden. Das offizielle MPEG 4 Format integriert bereits heute Video-, Audio-, Pixel- sowie 2D- und 3D-Vektorformate. Hieran zeigt sich deutlich, dass der Trend zur Mischung und Vernetzung unterschiedlichster Informationen geht. Nur Content-Management-Systeme (CMS), die auch 3D-Inhalte verwalten können werden in naher Zukunft eine Chance haben. Die heutige Trennung zwischen On- und Offlinemedien wird durch die immer schnelleren Breitbandleitungen und Vernetzungen immer mehr verschmelzen. Der Übergang von High-End-Virtual-Reality Systemen zu Home-Virtual-Reality Systemen in unserem täglichen Alltag wird schneller gehen, als wir glauben. Jeder der schon einmal auf einer Playstation 2 von Sony gespielt hat oder den Film Final Fantasy (erster komplett computeranimierter Featurefilm mit realistischen virtuellen Charakteren) gesehen hat, der weiß, dass der Unterschied zwischen realer und 3D-Welt nicht mehr weit auseinander liegt. Nutzen wir diese 3D-Technologien als Chance für eine bessere medizinische Simulation und Fortbildung.

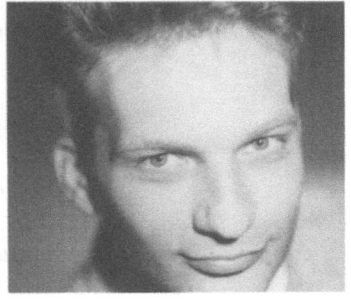

Jörg Pumpa ist am
13. August 1968 in Alzey geboren,
1988 Abitur, daneben Stil-Life Fotografie,
1990-92 Ausbildung zum gestaltungstechnischen Assistenten- Grafik in Köln,
1993-97 Studium an der FH Köln,
Modellstudiengang Design, daneben freiberufliche Tätigkeit, TV- Computeranimation,
3D-Animationen und Computergrafik für
die Industrie, ab 1996 Web-Design,
1997 Dipl.-Designer, 2000 Mitgründer der
01 Digitales Design GmbH, Köln (Firma für
Dynamische Interaktive Medien),
2001 Mitgründer der 01 Digitale Dimension
GmbH, Köln (Firma für Virtuelle Realität).

E-Mail: *pumpa@01digitalesdesign.de*

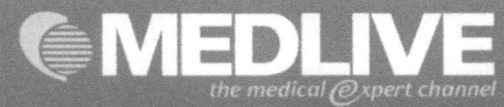

At present the Surgical Research Unit OP 2000 creates a new operating room, involving the combined application of laser technology, electronic data processing and stereoscopic remote video transmission. OP 2000 has implemented computer, video, communication and laser technology in the clinical routine. In many cases telemedicine (access to all patient-relevant data independent of spatial prerequisites) and especially the possibility for a second opinion (e.g. video conferencing facilities) help to optimise diagnosis and therapy. In medicine, the visual imagination of the physician has always been crucial for diagnosis and therapy, as medicine is an image-guided discipline. Due to technological improvements, medicine is now moving towards a video-guided discipline, where the physician has no direct view on the area of interest, but is using a video camera. Here stereoscopy can provide important advantages. These advantages are most obvious in surgical procedures, where the surgeon has to navigate and to operate inside the body, guided by the video image he gets from laparoscopes, microscopes etc. The virtual (augmented) reality technique and the imaging modules along with the communication equip-

Operating Room of the Future – OP 2000

OP 2000 is a surgical research unit established in 1987 at the University of Heidelberg and focusing on the operating room of the future. This new concept integrates the latest computer, video and communication technologies and has played an important role in various leading-edge projects during the last decade.

By **Georgi Borislawow Graschew.**

ment enable the online display of all visual information (3D-video conference, 3D-telemedicine, multimedia programs for tele-education and tele-training).

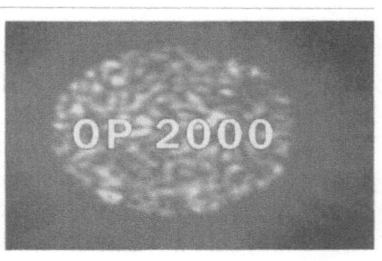

The concept OP 2000 integrates these new technologies (computer, video and communication technologies) into an ambitious blueprint for an operating room of the future that meets the clinical demands of modern surgery. An analogue or DSC coaxial wire-, optical fibre- or cable TV- network realizes the transmission of video signals between the diagnostic departments and the operating rooms at the Robert-Rössle-Clinic. For the connection to the other Charité campuses a permanent ATM link (external 155 Mbit/s) is used. Teleconferences with other clinics are realized mainly via ISDN (3xS0) or via satellite (2 Mbit/s) using WoTeSa (Workstation for Telemedical applications via Satellite) and WinVicos (Wavelet-based interactive video communication system).

The infrastructure of OP 2000 contains different medical stereoscopic image sources, Virtual Reality Modules for 3D reconstructions of patient CT, MRT- and US- data, high-resolution display systems, Medical Workbench as Surgical Table (3D- PAL, 3D-HDTV) for the display of medical images and use in second opinion.

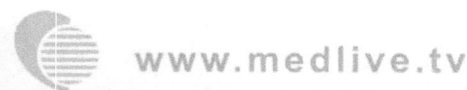

In the field of telecommunication technology SRU OP 2000 has played a crucial role in various leading-edge projects during the last decade: In the SICONET-project (Stereoscopic Image Communication Network, 1992-1997 in cooperation with the "Deutsche Telekom", Darmstadt, Germany) a first module has been developed that connects two or more sites, allowing stereoscopic broadcast video, audio and data exchange via a 17 Mbit/s satellite data stream (20/30 GHz). Subsequently, the PANORAMA-EU-project (Package for New Operational Auto stereoscopic Multi view systems and Applications, 1995-1998, in cooperation with 12 science centres, universities and industrial partners) realized the utilisation of more and more-intelligent, interactive stereoscopic video applications by means of SICONET via a 34 Mbit/s ATM transmission channel. In the GALENOS-project (Generic Advanced low-cost trans-European Network over Satellite, 1999-2000) a European competence network (14 hospitals in 6 countries) via satellite (up to 2 Mbit/s, Ku-band), dedicated to telemedical applications, has been realised by the development and implementation of WoTeSa using the WinVicos software. Current projects include MEDASHIP (Medical Assistance for Ships), WEBLINC (web-integrated telemedical applications) and DELTASS (telemedical applications for disaster emergency). All these projects are described in more detail below.

SICONET

SICONET (Stereoscopic Imaging Communication Network)
Other Participant: Deutsche Telekom AG, Darmstadt (D).
Duration: 1992-1997

The OP 2000 / SICONET telecommunication module is suitable for the connection of two or more locations with stereoscopic broadcast video, audio and data, as shown in several applications. This technique is able to transfer live video data for medical purposes. Figures x and y shows the components of this module, which is able to transmit two video channels (left and right) in digital serial component form (DSC), four audio channels and additional data channels for computer interconnection all together multiplexed to a 17 Mbit/s (satellite) or 34 Mbit/s (ATM) data stream.

The network for the first field trials was implemented using the experimental 20/30 GHz transponder of the German national satellite "DFS Kopernikus". This method of linking the codecs was chosen for the easy availability, the great flexibility and for the possibility of making point to multipoint connections. Four operating theatres, the computer graphic's system, the pathological, the endoscopical and the laser laboratory at the Robert-Rössle-Clinic, Berlin, are connected via a central video router. The router's stereoscopic video output (DSC) is coded and transmitted by the OP 2000 / SICONET telecommunication system. In 1997 the OP 2000 / SICONET module has been adapted on ATM channels. Not only video and audio connections could be provided, but also some interactive manipulations could be performed from remote.

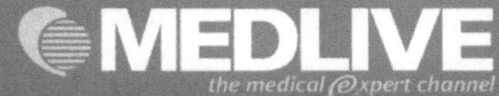

PANORAMA

PANORAMA ACTS AC092
(PAckage for New OpeRational Auto stereoscopic Multiview systems and Applications)
Other Participants: Siemens AG (D); AEA Technology (UK); CCETT (F); Deutsche Telekom AG (D);
                       Intracom SA (GR); Thomson Broadcast Systems (F); Thomson Multimedia RD
                       France (F).
Duration: 1995-1998

The objective of the PANORAMA project was to provide new technology to overcome limitations of
current video communication systems by introducing 3D tele-presence. For that reason the consortium
had decided to propose a single project where the 14 most experienced European institutions on 3D
imaging was involved, which increased the world-wide competitiveness of European industry in this
field. To validate the performance of the developed technology, 3D tele-presence has been integrated
into first demonstrator systems for video communication with 3D tele-presence. Accompanying these
developments, field trials on existing stereoscopic technology were performed, where the SRU OP
2000 lead the medical field trial – stereoscopy in medicine.

The adaptation and integration of different video cameras, microscopes, laparoscope's, monitors, com-
puters, network products, transmission systems etc. have been realised and tested to guarantee the
interoperability of the different systems. Therefore routinely working stereoscopic systems in the Clinic
for Surgical Oncology of the Robert-Rössle-Klinik (RRK) have been established. The systems allow local
3D-image acquisition, local stereoscopic display possibilities, in-house 3D video transmission and a link
to external partners.

Using the prototype satellite link and ATM-link the transmission of high quality (broad cast) pictures
for interactive telesurgery, teleradiology and telepathology via several bi-directional, interactive live 3D
conferences during national, European and international events have been tested. After the final audit
the European Commission classified this project as highly successful.

GALENOS

GALENOS TEN 45592 (FS) (Generic Advanced Low-cost trans-European Network Over Satellite)
Other Participants: Eutelsat (F); Telespazio (I); Alcatel (F); Medsat (F); Nortel Dasa (D); NCSR
                       Demokritos (GR).
Duration: 1999-2000

In the GALENOS project a European competence network via satellite, dedicated to telemedical applications, has been realised. Owing to the participation of industrial partners in integrating the communication network and getting satellite transmission capacity available, several telemedical services (e.g.
offline access to archived data, live consultation of experts, tele-teaching, etc.) have become available
in a unified and low-cost technology. This possibility to get support from external experts, the improvement of the precision of the surgical treatment, and last but not least, online documentation and

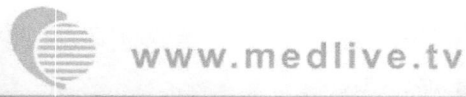

hence improved analysis of the available data on a patient, contributes to a continuous improvement in treatment and care of patients.

The trans-European communication network over satellite provides various collaborative services and applications, avoiding the use of specific technologies, thus promoting a wide availability. Furthermore, the network exhibits inter-operability with previously existing telecommunication networks. The network offers up to 2 Mbit/s interfaces with satellite link and covers at the moment a total of 14 clinics in Bulgaria, France, Germany, Greece, Italy and Tunisia. Access to the local LAN at each site is provided for the exchange of patient data, medical images, videoconferencing, etc. Substantial reactivity and technical flexibility allow treatment protocols, adapted to the patient's pathology, in the shortest time.

WinVicos (Wavelet-based interactive Video communication system) has been designed for the medical applications using GALENOS. Beside the main user interface up to four video windows can be displayed on the user's desktop (Fig. 1). WinVicos runs on a telemedical workstation (PC) called WoTeSa (Workstation for Telemedical applications via Satellite).

For video compression WinVicos employs a hybrid speed-optimised wavelet-codec. This codec is based on the concepts of Partition, Aggregation and Conditional Coding, therefore called PACC (Patent DE

Fig. 1: User's desktop of WoTeSa / WinVicos

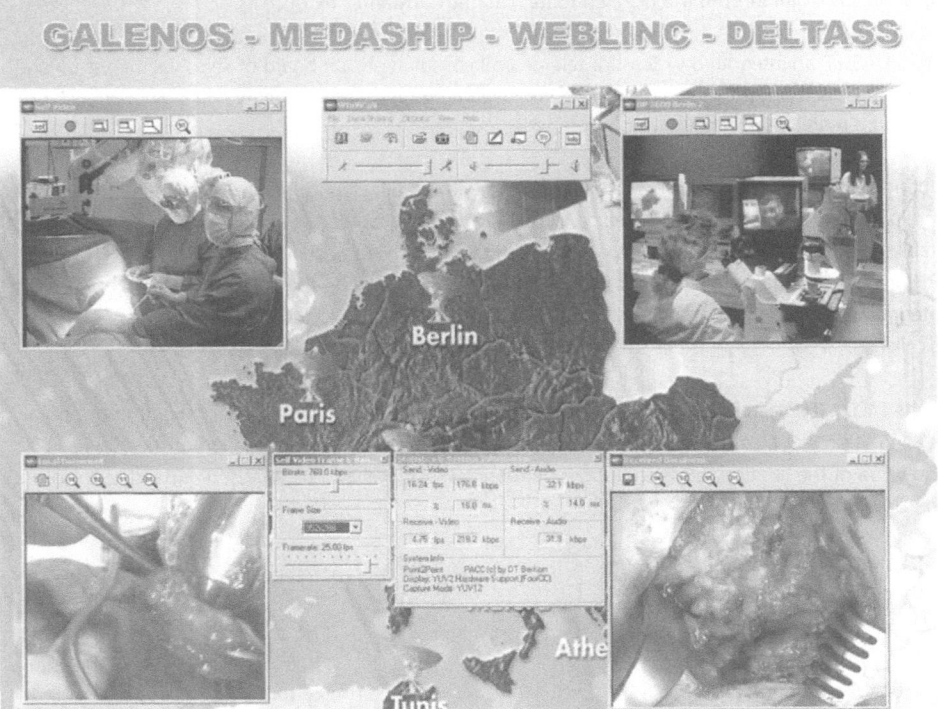

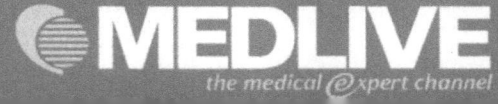

197 34 542 A1, Deutsche Telekom, Darmstadt). The wavelet-codecs have no blocking artefacts like the DCT-based H.261 and MPEG-4 codecs. Thus, the image quality is much better and there is no need for a deblocking filter. There is no complex motion estimation, so that a small bandwidth (up to 1 Mbit/s) is sufficient for typical medical applications: slow lateral motion, observation in the z-direction, etc.

After the final audit the European Commission classified this project as highly successful.

MEDASHIP

MEDASHIP TEN-Telecom 2000 / 2 (Medical Assistance for Ships)
Other Participants: D'Appolonia S.p.A. (I); Centre for Law Ethics and Risk in Telemedicine, CLERT
(UK); Eutelsat (F); National Centre for Scientific Research, NCSR Demokritos (GR);
Duration: 2001–2003

In case of medical emergency on board of ships, the usual procedure is that the medical staff contacts the closest support centre via radio and asks for help and advice. However, the medical information that can be transmitted during a radio consultation is clearly too limited for the experts to give valuable advice. Often it is then decided to meet up with a rescue team (e.g. in a helicopter) to have the patient transported to an expert centre for further diagnosis and therapy. This is often accompanied by a forced deviation from the planned route, causing substantial extra costs.

In MEDASHIP an integrated system for telemedical consultations on board of ships will be set up and evaluated. Such a system should allow an improved medical care for patients and crewmembers, probably in a more cost-effective way.

During the pilot phase, the ships will be equipped with an ultrasound medical system and an electrocardiograph (12 channels), interfaced to WoTeSa / WinVicos, as well as a satellite terminal (VSAT) on a stabilised platform (e.g. stabilisation of the antenna and satellite tracking). In the Reference Hospital (RH) a VSAT-terminal coupled to WoTeSa / WinVicos will be used. In the course of the project also the integration of existing terrestrial networks will be tested and used to involve other centres of Excellence.

In the MEDASHIP network every ship can communicate with any RH or any other ship (mesh-topology). In the project a cost analysis will be performed, combined with an evaluation of the availability and value of the medical teleconsultations. Forensic aspects will also be analysed and juridical protocols developed.

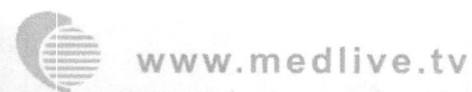

WEBLINC

WEBLINC IST – 2001, 33257
(Liaison Network for Cancer Prevention, Care and Diagnosis on the Web)
Other Participants: D'Appolonia S.p.A. (I), T4TECH s.r.l. (I); European Interest Grouping „Liaison
Network for Cancer", GEIE-LINC (B); Leon-Berard-Centre (F); Regina Elena Cancer
Institute (I); German Cancer Research Centre, DKFZ (D); Oncological Institute,
University Hospital Brussels, AZ-VUB (B); National Cancer Research Institute, INRC
(I); National Federation of Centres against Cancer, FNCLCC (F);
Duration: 2001–2003

Despite of progress in cancer research and cancer prevention this disease remains one of the most fre-
quent causes of death. The application of new methodologies for improved early detection of cancer
combined with information of the population could contribute to the successful fight against cancer.
The Internet is the simplest and most widespread infrastructure this could be achieved with. Goal in
WEBLINC is to evaluate a system integrated into the Internet for the realisation of telemedical services
for medical doctors and nurses as well as services for the population and patients. The emphasis will
be put on breast cancer. The oncological centres which are part of the European Interest Grouping –
Liaison Network for Cancer (GEIE-LINC) will do the evaluation.

WEBLINC will evaluate web-based modules for telemedicine. A special modification of WinVicos will
serve as basis. The advantages are:

- Excellent compression algorithm: no perceivable losses at a relatively high compression rate
- Continuous transition between loss-less and lossy image compression with the same (software-)
  codec
- Regions of interest can selectively be shown with high resolution while the rest of the image is
  shown at low resolution (this saves memory and bandwidth or transmission time, respectively)
- Progressive transmission (by online scalable resolution and transmission rate) allows browsing
  through archived data
- Application of the JPEG 2000-standard for the transmission of still images

The website combines online telemedical services for health professionals with off-line information
services for patients / citizens. The project also assesses possible commercialisation of the network,
based on "Demand-Assigned Multiple Access" (DAMA) and "Pay-per-Use"-billing.

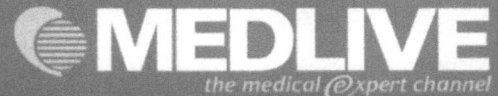

DELTASS

DELTASS ESA, ARTES 5 FB 10.1
(Disaster Emergency Logistic Telemedicine Advanced Satellites Systems)
Other Participants: National Centre for Space Studies, CNES (F); Institute for space medicine and -
                      physiology, MEDES (F); European Aeronautic Defence and Space Company, EADS:
                      EADS-MS&I (F); Alcatel Space Industries (F); SPACEBEL (B); EADS – Dornier Mobile
                      Systems (MOSYS) (D);
Duration: 2001 – 2002

In case of disasters (earthquake, flooding, war, etc.) the terrestrial telecommunicational infrastructure is often mostly or complete out of service. In those cases satellite-based communication systems can be used easily, at all spots and cost-effective. In DELTASS a disaster scenario will be analysed and an appropriate telecommunication system for effective rescue measures for the victims will be set up and evaluated. Based on WoTeSa / WinVicos a satellite-based telecommunication system will be realised and optimised for the telemedical communication between a Mobile Field Hospital (MFH: at a place in or close to the disaster area, where the primary intake of victims is done) and a Reference Hospital (RH: OP 2000, Charité; at a place outside the disaster area, possibly abroad).

It is of utmost importance to make a quick and reliable decision on whether, and if so, to which hospital a victim / patient needs to be evacuated in order to get the best medical service with the shortest delay. By providing interactive telemedical communication tools of sufficient quality (in terms of image transmission) medical experts at the RH will be able to give optimal and maximal support in this process.

The communication between the MFH and the RH will have a bandwidth of up to 2 Mbit/s at the Ku-band of the W1-satellite (Eutelsat). On both sides a VSAT-terminal will be installed, exhibiting a 10 Mbit/s LAN-interface. Thus, a state-of-the-art network will be realised, with mesh-topology, especially suited for live multimodal transmission of, e.g., audio, video, medical data. Both in the MFH and in the RH WoTeSa / WinVicos will be used, as it combines the user-friendliness and flexibility of IP-based communication protocols with the security and sufficiently-high quality of the live transmission given the satellite bandwidth (Fig. 2)

About the project:

In 1987 the Surgical Research Unit OP 2000 was established within research facilities of the University of Heidelberg (Head: Prof. Dr. Dr. h. c. Peter M. Schlag) to serve the clinical implementation of laser-induced fluorescence diagnosis (LIFD) and photodynamic therapy (PDT) in human malignancies (OP is the German synonym for operating room). Co-participant was the German Cancer Research Centre (Scientific co-ordinator: Dr. rer. nat. Georgi Graschew). In the following years the concept of OP 2000 was being developed as a new biomedical technology.

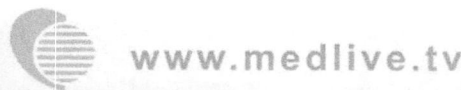

Since 1993 it is being established and realized in Berlin.

SRU OP 2000 is a Surgical Research Unit at the "Robert-Rössle-Klinik" (RRK, an oncological clinic of the Charité) and the "Max-Delbrück-Centre" for Molecular Medicine (MDC). RRK/MDC aim to give fresh impulses to clinical research by combining basic research in molecular biology with clinical research.

The Robert Rössle Clinic is apart of the University Hospital Charité in Berlin. Charité is the medical school of the Berlin Humboldt University with three campuses: "Campus Mitte", "Campus Virchow-Klinikum", and "Campus Berlin-Buch", being the largest university hospital in Europe, with 2,457 beds in 50 clinics, treating roughly 100,000 inpatients and 260,000 outpatients per year. Charité is the employer of 10,865 people, including 2,532 scientists and an educational facility for 5,000 students in human medicine and dentistry, nursing education and nursing science. Charité is a large business enterprise using state-of-the-art data processing and management technology in medicine and administration. Its total annual budget amounts to 635 million Euro, of which 450 million go directly to patient care. For research, Charité acquires yearly some additional 60 million from external funding sources.

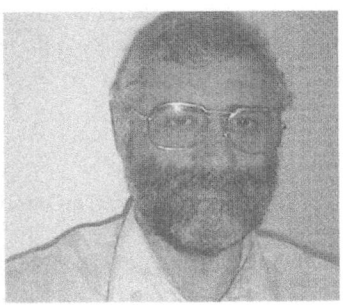

*Dr. rer. nat. **Georgi Borislawow Graschew**, , was born in 1946. Currently he is working at SRU OP 2000, Robert-Roessle-Clinic and Max-Delbrueck-Centre for Molecular Medicine, Charité, Berlin (D)*

Education
Technical University Dresden (D), 1973
Dr. rer. nat. at the Technical University Dresden (D), 1974

Experience
1975 – 1987 Research as chief assistant in the fields of radiobiology, radiotherapy, PDT, fluorescence diagnosis of human cancer at the national cancer research centre in Sofia, Bulgaria
1982 – 1983 Guest scientist at the nuclear research centre Juelich (D) with a grant of the IAEA Vienna
1987 – 1992 Guest scientist and Scientific coordinator of the LIFD (laser-induced fluorescence diagnosis) and PDT (photodynamic therapy) at the German Cancer Research Centre in Heidelberg (D)
Since 1993 Scientific coordinator of the Surgical Research Unit OP 2000 at the Robert-Roessle-Clinic and the Max-Delbrueck-Centre for Molecular Medicine, Charité, Berlin (D)

Publications:
15 patents in USA, Germany, Japan and EU
More than 180 scientific publications and presentations

***E-Mail:** graschew@mdc-berlin.de*

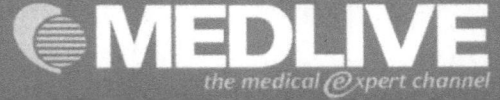

Das Recht des Patienten auf hohe Qualität in der Behandlung ist unumstritten. Voraussetzung hierfür ist die Anwendung der "evidenz-basierten Medizin", also der medizinischen Behandlungsmethoden nach dem aktuellen Stand der Wissenschaft. Dies setzt voraus, dass sich der behandelnde Arzt regelmäßig über die Entwicklungen in der Medizin informiert. Bei durchschnittlich 19 Publikationen täglich, die für den Allgemeinmediziner relevant sind, und 23.000 regelmäßig erscheinenden medizinisch-wissenschaftlichen Journalen, ist es nachvollziehbar, dass die aktuelle Forschung nicht zeitnah den Weg zum Praktiker finden kann. Im Durchschnitt verwendet der praktizierende Arzt weniger als 1% seiner Arbeitszeit pro Woche für die wissenschaftliche Weiterbildung. Daher besteht ein großer Bedarf an Fort- und Weiterbildung besonders auch im hausärztlichen Sektor. Der sehr geringen Inanspruchnahme von Fortbildungsmöglichkeiten kann durch verschiedene Verfahren begegnet werden. In Europa werden hierzu von Seiten der medizinischen Verbände und Fachgesellschaften verschiedene Ansätze verfolgt.

Continuous Medical Education (CME) in Europa

Aufgrund umfangreicher neuer medizinischer Erkenntnisse und Publikationen besteht ein hoher Bedarf an CME. Dieser Artikel bietet einen Vergleicht der entsprechenden Regelungen in den einzelnen europäischen Ländern.
*Ein Beitrag von **Karl W. Lauterbach.***

Bislang wurde in Deutschland die medizinische Weiterbildung im Sinne einer CME durch die Länder geregelt. Ein aktuelles Übereinkommen mit der Bundesärztekammer über eine bundeseinheitliche Regelung von CME schreibt die gegenseitige Anerkennung der Teilnahme an Fortbildungsprogrammen durch die Bundesländer fest. Anstoß zu dieser neuerlichen Entwicklung waren der Kostendruck im Gesundheitswesen sowie die Kritik an der Güte der medizinischen Versorgungsqualität unter anderem durch das Gutachten „Bedarfsgerechtigkeit und Wirtschaftlichkeit" des „Sachverständigenrates der Konzertierten Aktion im Gesundheitswesen" .

In Österreich existiert ein System auf freiwilliger Basis unter Führung der Österreichischen Ärztekammer, in dem sich die Ärzte zu einer 30-stündigen Weiterbildung (jetzt 50 Std.) jährlich verpflichten. Die besuchten Veranstaltungen werden von den österreichischen Ländern gegenseitig anerkannt.

Belgien regelt die CME innerhalb der sozialen Sicherungsinstitutionen des Landes. Erwähnt sei hier die "kruispuntbank van de sociale zekerheid", die die soziale Absicherung der Bevölkerungs- bzw. Versichertengruppen koordiniert. Innerhalb des staatlichen Versicherungssystems wurde 1994 eine Arbeitsgruppe etabliert, die die CME landesweit koordiniert. Sie setzt sich zusammen aus:

1. einem Lenkungsausschuss für die Akkreditierung von Fortbildungsmaßnahmen. Er setzt sich aus Mitgliedern der ärztlichen Standesorganisationen, der Universitäten und der medizinischen Fachgesellschaften zusammen. Ihnen obliegt auch das Monitoring von CME-Maßnahmen in Belgien.

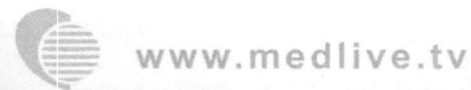

2. gemeinsamen Komitees „Joint Committees" (Paritair Comité - Comité Paritaire) für Hausärzte und alle Fachärzte, die sich aus deren Vertretern, Vertretern von Universitäten und Fachgesellschaften, jedoch ohne Repräsentanten der Versicherungsorganisationen zusammensetzen. Jedes Komitee evaluiert CME-Programme und setzt Punktwerte für die Teilnahme fest.

Das System basiert zwar auf freiwilliger Teilnahme, jedoch kann der Arzt höhere Behandlungssätze (4,5%) in Rechnung stellen. Zudem erhält er als Anreiz für die Teilnahme eine Pauschale von 490 Euro jährlich. 200 Punkte müssen innerhalb eines Jahres durch den Besuch von Fortbildungen gesammelt werden. Der Anteil der akkreditierten Ärzte beträgt derzeit ca. 80%.

Die dänische Ärztekammer betreibt ein auf Freiwilligkeit basierendes System in Kooperation mit den medizinischen Fachgesellschaften. Die Teilnahme des Arztes (in Stunden/Jahr) wird vertraulich behandelt. In vergleichenden Übersichten kann er seinen Stand der Fortbildung mit dem Durchschnitt vergleichen. Derzeit bieten 24 der 40 medizinischen Fachgesellschaften CME-Programme an, mit steigender Tendenz. Ca. 30% der Ärzte nehmen bereits teil.

CME in Finnland basiert auf freiwilliger Teilnahme. Die Frage der Finanzierung solcher Fortbildungsprogramme ist derzeit ungeklärt. Eine jährlich zweiwöchige Teilnahme an CME-Maßnahmen wird empfohlen. Frankreich hat gesetzliche Rahmenbedingungen für CME festgelegt, diese jedoch noch nicht umgesetzt. In Griechenland bieten medizinische Fachgesellschaften und Universitäten Fortbildungsveranstaltungen für praktizierende Ärzte an. Gesetzliche Regelungen bzw. Koordination auf nationaler Ebene existieren jedoch nicht. In Irland beabsichtigt man derzeit ein System zu etablieren, das die Ärzte verpflichten soll, einen Nachweis über die Teilnahme an CME-Programmen zu erbringen. Die Ziele der CME werden hier in enger Kooperation der Fachgesellschaften erarbeitet. Die gesetzlichen Rahmenbedingungen stehen vor ihrer Verabschiedung.

Eine dem italienischen Gesundheitsministerium angegliederte Kommission ist für alle die CME betreffenden Entscheidungen verantwortlich. Sie wurde nach einer Gesetzesnovellierung zur medizinischen Weiterbildung aus dem Jahre 1999 ins Leben gerufen. Die neuen Regelungen betreffen sowohl das staatliche als auch das privat finanzierte Gesundheitssystem. Die Kommission ist für die Kriterien, Inhalte, Punktwerte für die Teilnahme und die Akkreditierung der zur CME berechtigten Institutionen verantwortlich. Programme können auf einer dedizierten Webseite des Ministeriums angemeldet werden und werden dann von einer Gutachterkommission auf ihre Tauglichkeit überprüft. Derzeit werden vornehmlich überregionale Veranstaltungen wie z.B. Kongresse medizinischer Fachgesellschaften akkreditiert. Im Rahmen der jetzt stattfindenden Stärkung der italienischen Provinzen sollen in Zukunft auch lokale, durch Ärzte initiierte Programme zunehmend Anerkennung finden. CME-Veranstaltungen können einen maximalen Punktwert von 10 erreichen. Angestrebtes Ziel sind 150 Punkte pro Jahr. Die Niederlande betreiben Register, aus denen Ärzte gestrichen werden, deren Teilnahme an CME-Veranstaltungen eine gewisse Basis unterschreitet. Die Wiederaufnahme in ein Register und der dortige Verbleib hängen von der Frequenz der Teilnahme an CME-Veranstaltungen und deren Güte ab. Die Register der einzelnen wissenschaftlichen Fachgesellschaften sind untereinander jedoch nicht gekoppelt. Eine Regelung zur verpflichtenden Teilnahme für alle Ärzte an CME steht kurz vor ihrer Verabschiedung, auch wenn derzeit noch strittige Fragen zur Finanzierung des Systems zwischen der

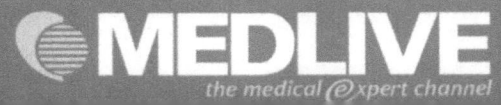

Königlich Niederländischen Medizinischen Fachgesellschaft und der niederländischen Regierung abschließend zu klären sind.

In Norwegen besteht ausschließlich für Allgemeinmediziner eine Teilnahmeverpflichtung an Maßnahmen zur CME. Anreiz hierfür ist eine zwanzigprozentige Übernahme der Teilnahmegebühr. Für alle anderen Disziplinen besteht derzeit keine Verpflichtung zur CME, auch wenn die meisten Spezialisten solche Angebote wahrnehmen. Ähnlich der Rezertifizierung der Teilnahme an CME in Fünfjahresintervallen für Allgemeinmediziner, soll ein analoges System in naher Zukunft auch für Spezialisten eingeführt werden.

Portugal vertraut auf die freiwillige Bereitschaft zur medizinischen Weiterbildung. Verpflichtende Programme sind in naher Zukunft nicht vorgesehen. Angestellte Ärzte im öffentlichen Gesundheitswesen erwerben einen Anspruch auf 10 Tage Bildungsurlaub für Zwecke der CME, so sie mindestens 10 Jahre beruflich tätig sind. Portugal bietet einen Fernsehkanal speziell für Ärzte, in dem Fortbildungsinhalte angeboten werden. CME ist jedoch Bestandteil der Verträge mit den Krankenversicherern.

Das Institut des spanischen Ärzteverbandes (Instituto de Formación Médica Colegial (IFMC)) hat Strukturen für das CME entwickelt, die soeben implementiert worden sind. In Schweden beruhen Programme zur CME auf Freiwilligkeit. Eine Rezertifizierung ist nicht enthalten. In Zukunft soll ein "Institute for Professional Development of Physicians", getragen durch die Swedish Medical Association, die Swedish Society for Medicine und die Regionalregierungen, als anerkannte Autorität für CME in Schweden, die Fort- und Weiterbildungsmaßnahmen koordinieren.

Die Schweiz hat ein wohlstrukturiertes und -reguliertes System für die ärztliche Weiterbildung entwickelt. Ärzte, die den nationalen Vorgaben für CME nicht nachkommen, können sogar ihre Mitgliedschaft in der "Foederatio Medicorum Helveticorum" verlieren. Dies erschwert natürlich den Abschluss von Verträgen mit den Krankenversicherern. Somit kann die CME als indirekt verpflichtend betrachtet werden.

In Großbritannien ist die Teilnahme an CME-Programmen bzw. -veranstaltungen obligatorisch. Die Aktivitäten der Fachgesellschaften werden in der „Academy of Royal Colleges" koordiniert. Alle 5 Jahre erfolgt eine Rezertifizierung erfolgreicher Teilnahme an CME-Maßnahmen. Diese sind unterteilt in externe (z.B. Kongresse) und interne (lokale, selbst organisierte) Angebote, die auch stichprobenartig auf Ihre Qualität geprüft werden. Jede Fachgesellschaft betreibt ein eigenes Monitoring bezüglich der Aktivitäten ihrer Mitglieder. Die "Clinical Governance" unter der Verantwortlichkeit des Ärztlichen Direktors eines Krankenhauses stellt ein System zur Verbesserung der Patientenversorgung dar. Teil dieses Systems ist die Rechenschaft des Facharztes einer Klinikabteilung über die Teilnahme an CME und ihren direkten Nutzen für die Klientel des Hauses.

Mit Ausnahme Portugals bedienen sich die für CME verantwortlichen nationalen Institutionen nicht regelmäßig telematischer Verfahren zur Vermittlung von Weiterbildungsinhalten. In Anbetracht der hohen zeitlichen Beanspruchung niedergelassener wie auch angestellter Ärzte könnte die Nutzung von interaktiven Weiterbildungsangeboten, z.B. über das Internet oder wie im Falle Portugals über Fernsehsender, den Arzt deutlich entlasten, was wahrscheinlich zu einer erhöhten Akzeptanz von CME

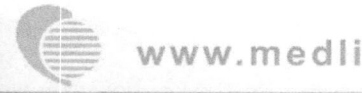

führen würde. Interaktiv könnten solche Angebote durch die Möglichkeit der Kontaktaufnahme zum Tutor, durch Erfolgskontrolle (webbasierte Fragebögen) oder durch elektronische Foren für die Teilnehmer der CME sein. Wichtig sind hier wie bei jeder elektronischen Publikation medizinischer Inhalte, qualitätssichernde Kontrollmechanismen, wie sie auch für die meisten nicht elektronischen CME-Angebote in den Staaten Europas etabliert sind. Hier seien Evidenz-basierte Inhalte erwähnt, die bereits durch die Art ihrer Erstellung einer Qualitätssicherung unterliegen. Telematik im Gesundheitswesen wird häufig ein hohes Potenzial zur Kostensenkung und zur Qualitätsverbesserung in der medizinischen Versorgung unterstellt. Die Verbindung von Evidenz-basierten Fort- und Weiterbildungsangeboten und telematischen Distributionsverfahren könnte diese Behauptung belegen.

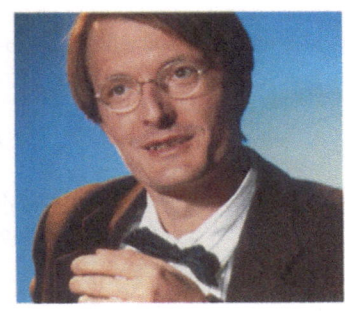

Prof. Dr. med. Dr. sc. **Karl W. Lauterbach**

Direktor des Instituts für Gesundheitsökonomie und Klinische Epidemiologie (IGKE) der Universität zu Köln und des Instituts für Gesundheitsökonomie, Medizin und Gesellschaft (IGMG) an der Universität zu Köln. Lehrtätigkeit an der Harvard School of Public Health, Boston University and Harvard Medical School. Master of Public Health, Master of Science und Doctor of Science (Harvard University).

Mitgliedschaften
Mitglied des Medizintechnischen Ausschusses des Gesundheitsforschungsrates des Bundesministeriums für Bildung und Forschung (BMBF), der High Level Expert Group Quality of Life der European Commission, des Vorstands des Forschungsverbundes Public Health in Nordrhein-Westfalen, des Sachverständigenrates für die Konzertierte Aktion im Gesundheitswesen (seit 1999) und der Gesellschaft für Kardiologie.

E-Mail:
Markus.Lindlar@medizin.uni-koeln.de

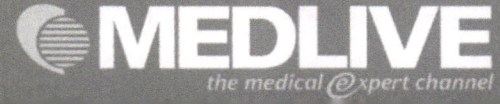

Herr Professor Scriba, Sie persönlich, aber auch der Sachverständigenrat, fordern seit Jahren Ausbildungsreformen an den medizinischen Fakultäten. Die LMU und die Harvard Medical School haben nun mit der "traditionellen" Wissensvermittlung gebrochen und sich einer "konstruktivistischen" Unterrichtsgestaltung" zugewendet. Können Sie uns bitte die Besonderheiten des sogenannten Münchener Modells erläutern.

Die Besonderheit des Münchener Modells besteht aus einer Verbindung bewährter Elemente mit neuen problemorientierten interdisziplinären Blockkursen. Die München-Harvard Medical Education Alliance (MHMEA) hat zum Ziel, die positiven Seiten aus den Erfahrungen aus Boston mit denen an der LMU zu verbinden. Im Gegensatz zu den amerikanischen Studenten durchlaufen ja die Studenten in Deutschland nach dem Abitur keine vierjährige Collegezeit und haben deshalb natürlich eine schwächere naturwissenschaftliche Grundausbildung. Deshalb haben wir uns in München entschlos-

Ausbildungsreformen in der Medizin

*Prof. Scriba beschreibt am Projekt der München-Harvard Medical Education Alliance, was es heißt, in der Ausbildung neue Wege zu gehen und sich um Praxisnähe zu bemühen. Ein Interview mit **Peter C. Scriba** und **Martin R. G. Fischer**.*

sen, die ersten zwei sogenannten vorklinischen Jahre wie bisher in bewährter Weise nach Fächern gegliedert zu gestalten. Trotzdem sollen mehr klinische Bezüge in die Kurse und Vorlesungen z.B. in Form von Beispielfallgeschichten integriert werden, wie das z.B. in der Anatomie erfolgreich erprobt wurde. Dazu muss man nicht den ganzen Stundenplan umwerfen. Es ist übrigens so, dass die deutschen Studenten nach der Vorklinik wohl den Amerikanern mindestens gleichwertige Grundlagenkenntnisse haben, wie uns eine ganze Reihe von Austauschstudenten einhellig berichtet hat.

Anders ist es in den vier Jahren der klinischen Ausbildung: Als Defizite der Münchener Ausbildung sind aus meiner Sicht zu wenig Praxisnähe und eine zu geringe Fähigkeit, die Erkenntnisse aus den theoretischen Ausbildungsabschnitten auf die Probleme eines Patienten anzuwenden. Hier greift das Konzept des „Problem-based Learning" (PBL): An der Universität München wurden inzwischen vier jeweils dreiwöchige interdisziplinäre Blockkurse entwickelt. Anhand von authentischen Fällen werden Probleme in Kleingruppen von sieben bis acht Studenten - im sog. Tutorial - bearbeitet. Die Studenten sind dabei in hohem Maße eigenverantwortlich aktiv. Sie suchen eigenständig Informationen und bringen diese in die Gruppe ein. Die Dozenten haben dabei in der Rolle eines Tutors moderierende Funktion und weisen die Gruppe wenn nötig auf grobe Fehler hin. Die Schulung der Teamfähigkeit ist dabei neben den medizinischen Inhalten ein wichtiges Lernziel. Neben der Kleingruppenarbeit mit genug Zeit zum Selbststudium gibt es vermehrt Unterricht am Krankenbett und die Darstellung von Untersuchungsmethoden vor Ort. Demgegenüber steht nur noch eine Stunde Vorlesung pro Tag auf dem Stundenplan. Dieser Umbau hat seinen Preis: 28 Dozenten sind gleichzeitig für die Kleingruppen zuständig. Für den Unterricht am Krankenbett und die Spezialmethoden sind es gar über 70. Deshalb ist es leider schwierig, das PBL-Modell ohne weiteres auszudehnen. Hier müssen weiter grundlegende

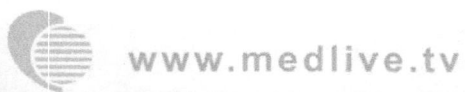

Überlegungen zu Studentenzahl und Würdigung der Lehraktivitäten der einzelnen Dozenten für die weitere Karriere folgen.

In dieses neue Lernprinzip der München Harvard Educational Alliance ist das Internet bzw. CD ROM stark integriert, so werden z.B. computerbasierte Fallstudien interaktiv dargestellt. Das Projekt "casus" (http://link.medinn.med.uni-muenchen.de/instruct/casus/intro.html) wird mit Ihnen in Kooperation durchgeführt. Was ist das Besondere daran ?

Die Neuen Medien sind fester Bestandteil der MHMEA. Die Tutorialgruppen nutzen das Internet in hohem Maße zur Informationssuche. Außerdem wird ein Teil der Fälle – insbesondere wenn es sich um Videosequenzen oder Bilder handelt – über das Internet bereit gestellt.

Das von mir zusammen mit dem Lehrstuhl Empirische Pädagogik von Professor Mandl ins Leben gerufene CASUS-Projekt hat ja schon vor Beginn der MHMEA interaktive Fallstudien zum Ziel gehabt, die Ausbildung unabhängig von den in der Klinik verfügbaren Patienten problemorientierter zu gestalten. Unter der Leitung von Herrn Dr. Martin Fischer ist dieser Ansatz inzwischen bundesweit verbreitet. Die Studenten können gefahrlos und mit einem hohen Maß an Eigenaktivität Fälle am Bildschirm lösen. Sie müssen dabei eigene Diagnosen aufstellen und auf ihre Richtigkeit überprüfen. Wenn Probleme auftauchen, können sie sich Rat bei den Experten holen, die den Fall geschrieben haben. Die Fälle sind im Internet verfügbar und in die Lehrveranstaltungen in der Inneren Medizin integriert. CASUS ist Bestandteil der MHMEA und soll im klinischen Studium dann eine Verbesserung bringen, wenn es um Inhalte geht, die nicht in einem der aufwendigen Blockkurse behandelt werden können. Inzwischen erstellen 12 Universitäten in Deutschland Fälle mit CASUS, die in einer Falldatenbank ausgetauscht werden sollen. Außerdem werden derzeit Fälle in den USA, in Israel und Brasilien entwickelt.

Der Sachverständigenrat (SVR) , zu dem Sie ja seit Jahren angehören, fordert in seinem II.Band, dass die Ärztekammern "ihre Funktion zur Sicherung der Qualität der Weiterbildung sorgfältiger" wahrnehmen sollten. Dies wird im Zeitalter des Internets ja immer schwieriger zu überprüfen sowie durchzusetzen. Und Qualität ist teuer! Ist denn daran gedacht, in baldiger Zukunft geschlossene Inhaltsbereiche im Internet anzubieten, in denen sich der Arzt gegen eine Gebühr qualifiziert weiterbilden kann, auch im Sinne einer vom SVR geforderten Rezertifizierung?

Ja, daran ist gedacht und an solchen Modellen wird gearbeitet. Es werden ja bereits CD-ROM´s zur zertifizierten Fortbildung nach entsprechender Prüfung einer Landesärztekammer-Kommission eingesetzt. Meist werden diese Projekte durch Sponsoring ermöglicht, weil die Produktion aufwendig ist. Auch die Kombination von Präsenzveranstaltung und weiterführender Information auf CD oder über das Internet ist interessant. Zum Thema der durch Zecken übertragenen Lyme-Borreliose steht jetzt beispielsweise ein solches Konzept zur Verfügung. Die Inhalte wurden von Fachleuten aus verschiedenen Disziplinen in Form von praxisnahen Fällen mit CASUS aufbereitet. Dabei ist es technisch kein Problem, diese Fälle auf CD und im Internet anzubieten. Zusätzlich stellen die Autoren sich in einer Präsenzveranstaltung der Diskussion. Wir werden in der nächsten Zeit zunehmend mehr zertifizierte Fortbildungsangebote auch über das Internet sehen. Die Fragen der Qualitätssicherung, der Zugangsberechtigung und der Finanzierung werden sich lösen lassen.

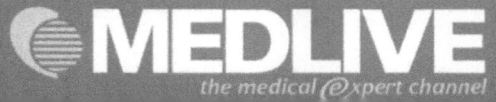

Jetzt kommen wir zu einem heiklen Thema, der Finanzierung bzw dem Sponsoring von Fortbildungsveranstaltungen. Der SVR will die Ärzte zu kontinuierlichen Fortbildungsveranstaltungen motivieren. Dazu fordert er Anreize wie "besondere Zugänglichkeit, Praxisrelevanz, Unabhängigkeit, Qualität und geringe Kosten der Fortbildungsangebote". Sie wissen, dass insbesondere die "Qualität" und "Kosten" traditionell über Sponsorship getragen wird und auch getragen werden muss. Dazu fordern Sie die "Offenlegung"! Können Sie uns dies noch etwas genauer erläutern, insbesondere was nun für das Internet gilt. Konkretes Beispiel: eine exzellente Fortbildung von einem hochkarätigen Meinungsbildner betreut ist lokalisiert auf einer Website eines Pharmaunternehmens. Unter welchen Umständen würden Sie es tolerieren, diese Fortbildung über die Landesärztekammer zertifizieren zu lassen?

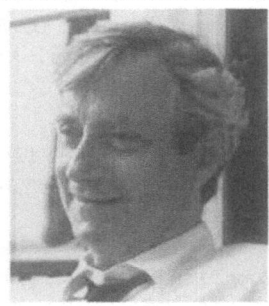

Prof. Dr. med. Dr. med. h. c. Peter C. Scriba; am 19.08.1935 in Hamburg geboren, Studium und Promotion in Freiburg. Verschiedene Forschungstätigkeiten, zahlreiche Ämter in wissenschaftlichen Gesellschaften. Habilitation für Innere Medizin 1967. Zuletzt Professor für Innere Medizin an der LMU München und Ärztlicher Direktor des Klinikums Innenstadt; emeritiert Okt. 2000. Träger des Verdienstkreuzes der BRD.

E-Mail:
Peter.Scriba@medinn.med.uni-muenchen.de

Es ist so, dass wir das Sponsoring von Fortbildungsveranstaltungen weiter brauchen werden. Eine Offenlegung ist unerlässlich, um Interessenkonflikte aufdecken zu können. Um die Objektivität und Qualität der Informationen sicher zu stellen, ist aber ein weiterer Schritt erforderlich: Jede gesponsorte Fortbildung – unabhängig davon, ob sie über Neue Medien oder traditionell angeboten wird – sollte von einer unabhängigen Kommission der jeweiligen Landesärztekammer geprüft werden. Mit einem solchen Qualitätssiegel der Ärztekammern ist aus meiner Sicht die Basis für ein lebenslanges Lernen im Sinne einer zertifizierten Fortbildung gegeben, und zwar in der ganzen Spielbreite der heute verfügbaren Möglichkeiten.

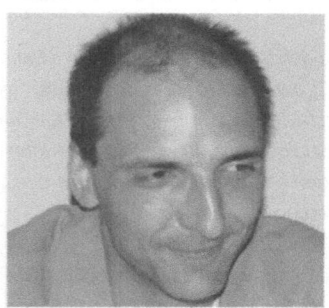

Dr. med. **Martin Rudolf Günther Fischer** ist 1964 in Hamburg geboren. Er studierte in Deutschland, in der Schweiz und in den USA Medizin; er machte das US-Staatsexamen 1992. Er promovierte 1993 bei Prof. K. Starke, Neuropharmakologie Freiburg. Fischer ist seit 04/2001 Internist an der LMU. Er erhielt viele Stipendien, Auszeichnunge und Preise, vor allem im Spannungsfeld Neue Medien und Medizin.

E-Mail:
Martin.Fischer@lrz.uni-muenchen.de

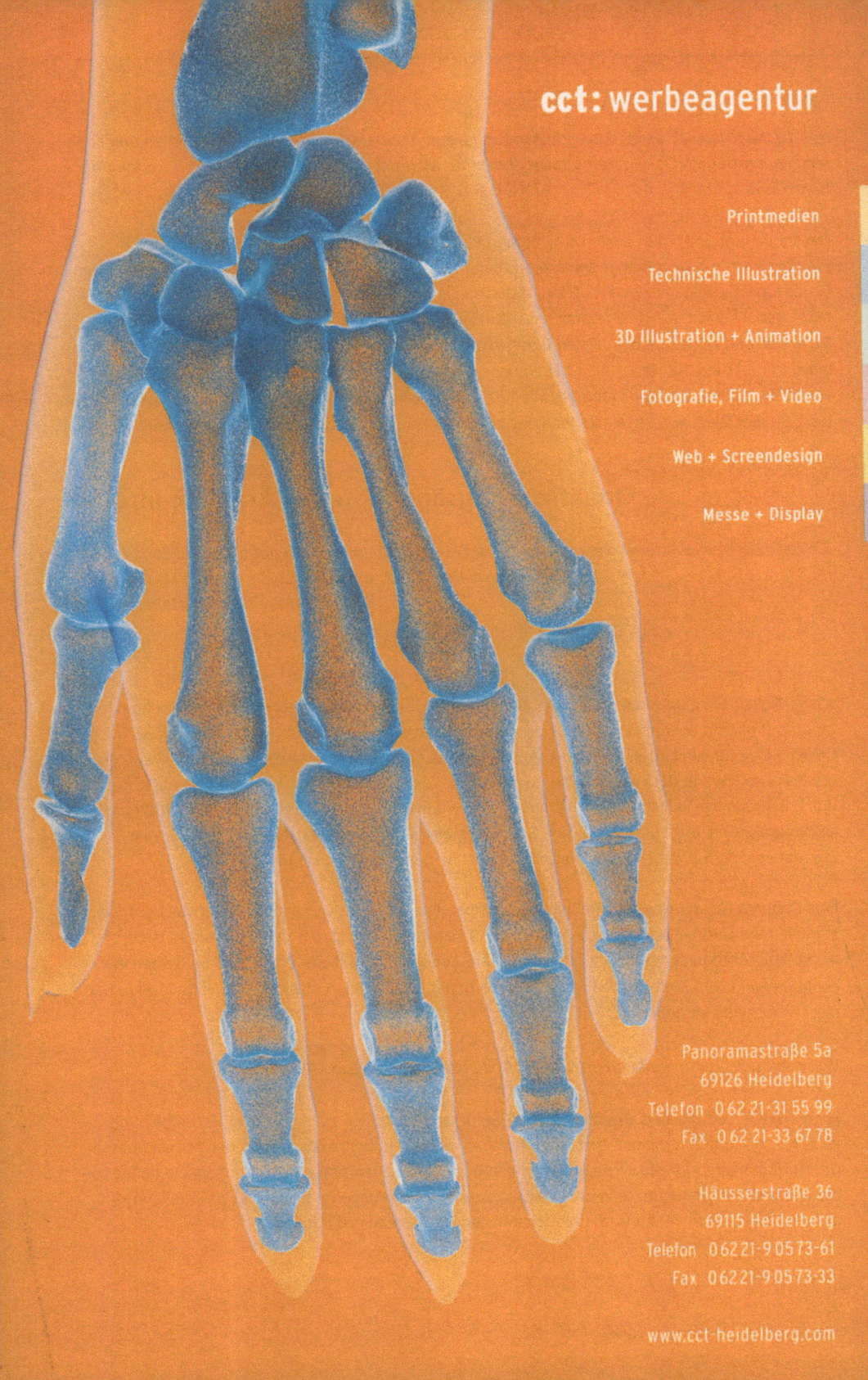

cct: werbeagentur

Printmedien

Technische Illustration

3D Illustration + Animation

Fotografie, Film + Video

Web + Screendesign

Messe + Display

Panoramastraße 5a
69126 Heidelberg
Telefon 0 62 21-31 55 99
Fax 0 62 21-33 67 78

Häusserstraße 36
69115 Heidelberg
Telefon 0 62 21-9 05 73-61
Fax 0 62 21-9 05 73-33

www.cct-heidelberg.com

Herr Dr. Karl-Heinz Röderer, der Hartmannbund bietet in Zusammenarbeit mit Universitäten und anderen Bildungsträgern Qualifizierungsmaßnahmen für Mediziner an. Welche Zielsetzungen verfolgt der Hartmannbund dabei?

Der Hartmannbund bietet einen Fernlehrgang Betriebswirtschaft für Ärztinnen und Ärzte in Zusammenarbeit mit dem Betriebswirtschaftlichen Institut Prof. Dr. Braunschweig an. Vermittelt werden Grundzüge der Allgemeinen Betriebswirtschaftslehre und deren Anwendung auf das Krankenhausmanagement sowie auf die Arztpraxis. Mit fundierten betriebswirtschaftlichen Kenntnissen können Ärztinnen und Ärzte ihre beruflichen Erfolgschancen erhöhen. Bisher haben sich knapp 1000 Ärzte beteiligt und rund 100 Teilnehmer haben den Lehrgang erfolgreich abgeschlossen. Die Ärztekammer Westfalen-Lippe hat diesen Lehrgang mit 120 Fortbildungspunkten zertifiziert. Das Institut rechnet mit einer Studiendauer von etwa 10 Monaten. Allerdings kann jeder einzelne Teilnehmer seine Lernge-

Qualifizierungsangebote für Ärzte im Internet

Herr Röderer, stellvertretender Vorsitzender des Hartmannbundes, setzt auf die Vermittlung betriebswirtschaftlicher Kenntnisse und den Umgang mit den Neuen Medien.
*Ein Interview mit **Karl-Heinz Röderer**.*

schwindigkeit selbst bestimmen. Bei der zunehmenden Ökonomisierung und Bürokratisierung der Medizin und dem übergroßen Einfluss der Krankenhausverwaltungen auf die stationäre Versorgung halten wir es für wesentlich, dass auch Ärztinnen und Ärzte betriebswirtschaftliche Grundkenntnisse sowie Fähigkeiten in der Personalführung erwerben. Leider finanzieren sich diese Kurse ausschließlich durch Beiträge der Teilnehmer. Der Fernlehrgang kostet für Hartmannbund-Mitglieder 1.700 Euro, für Nichtmitglieder 2.130 Euro. Die einzige Entlastung bietet die steuerliche Absetzbarkeit aller im Zusammenhang mit diesen Qualifizierungsmaßnahmen stehenden Kosten.

Eine Kooperation mit Universitäten hat der Hartmannbund nicht. Der ständige Ausschuss der Medizinstudenten im Hartmannbund hat jedoch einen PJ Katalog vorgelegt, der genauer als dies in der Approbationsordnung geregelt sein kann, auflistet, was während dieser Zeit den PJ Studenten in welchem Rahmen vermittelt werden sollte. Die Universität Greifswald in Mecklenburg Vorpommern hat diese Vorschläge aufgegriffen.

Was macht der Hartmannbund im Bereich Weiterbildung und Neue Medien?

Für die Weiterbildung sind ausschließlich die Landesärztekammern zuständig. Der Hartmannbund kann hier nur mit Vorschlägen und Empfehlungen mitwirken. Beispielsweise hat der Verband besondere Informationen für die Weiterbildung beim niedergelassenen Arzt herausgegeben, die helfen sollen, Weiterbildungsabschnitte in der Praxis zu strukturieren und Weiterbilder und Weiterbildungsassistent zu den konkret zu vermittelnden Inhalten ins Gespräch zu bringen.

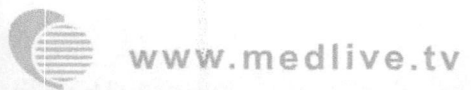

www.medlive.tv

Die Neuen Medien könnten vor allem für die ärztliche Fortbildung (CME) oder die kontinuierliche berufliche Weiterentwicklung (CPD), wie es inzwischen besser heißt, intelligent genutzt werden. Auf diesem Wege ließe sich auch das Thema Pflichtfortbildung vorteilhaft erledigen. Die Ärztekammern zertifizieren ohnehin Fortbildungsanbieter und Fortbildungsveranstaltungen. Eine Möglichkeit zum E-Learning könnten die Ärztekammern alleine oder in Zusammenarbeit zum Beispiel mit dem Institut für medizinische und pharmazeutische Prüfungsfragen erschließen, indem sie ein Prüffragen-Angebot für fertige Ärzte entwickeln. Den Ärzten könnten per Mail Prüfungsfragen zum State of the Art des diagnostischen und therapeutischen Vorgehens bei definierten Krankheiten gestellt werden, die sie dann für sich beantworten. Ein solches Prüfungsverfahren ließe sich auch fachspezifisch aufbereiten. Mit zeitlichem Abstand sollten anschließend die korrekten Antworten per Mail zugeschickt werden. So könnten alle Ärztinnen und Ärzte schnell und ohne Prüfungsangst ihr Wissen kontrollieren. Wenn ein Arzt nicht die erwarteten Antworten gegeben konnte, wird er sich zwangsläufig über das eigene Vorgehen Gedanken machen. Über Internetforen könnte ein fruchtbarer Wissenschaftsstreit um Alternativen folgen. Weiter wäre auch eine Zusammenarbeit mit den Gutachterkommissionen und Schlichtungsstellen sowie den Haftpflichtversicherern denkbar. Die Veröffentlichung oder besser direkte Mail-Mitteilungen über wiederholt vorkommende Behandlungsfehler könnten zur besonderen Vorsicht anregen. Aus Behandlungsfehlern zu lernen bietet sich nachgerade an.

Hat der Hartmannbund Aussagen über die Verfügbarkeit und Nutzung von Internetangeboten bei Ärzten? Gibt es Qualifizierungsangebote im Internet?

Über die Verfügbarkeit des Internets wurden immer wieder Zahlen veröffentlicht. Danach haben mehr als 50 Prozent der niedergelassenen Ärzte Zugang zum Internet, alle Studenten haben über die Universitäten Zugang und es sollte keine Krankenhäuser mehr geben, die ihren Mitarbeitern diese Möglichkeiten vorenthalten. Das deutsche Gesundheitsnetz (DGN) bietet den Ärzten eine Intranet-Plattform zur fachlichen Kommunikation, das Vertragsbündnis für Ärztinnen und Ärzte in Klinik und Praxis des Hartmannbundes in Baden-Württemberg empfiehlt. Über die Häufigkeit der Nutzung und den Erfolg dieser Nutzung scheint es jedoch keine konkreten Angaben zu geben. Man darf aber gewiss sein, dass Patienten einen sanften Druck ausüben, wenn sie sich mehr und mehr im Internet kundig machen und ihre Ärzte mit Leitlinien konfrontieren.

Qualifizierungsangebote mit einem irgendwie gearteten Abschluss sind mir im Internet für Deutschland noch nicht aufgefallen. Allerdings gäbe es durchaus Möglichkeiten. Junge Ärztinnen und Ärzte müssen kostspielige Strahlenschutzkurse belegen. Wenn diese Kenntnisse schon nicht während des Studiums gelehrt werden, so könnte zur Vermittlung dieses Wissen durchaus ein Internet-Kurs entwickelt werden. Dies erscheint mir immer dann besonders gut möglich, wenn es sich um vorwiegend theoretische Inhalte handelt.

Ist E-Learning ein Thema? Wie könnte sich ein solches E-Learning-Modell finanzieren?

E-Learning ist sicher ein Thema. So gut, wie sich Leitlinien und Fachbeiträge per Internet preiswert veröffentlichen und verbreiten lassen, könnten auch die Inhalte von Vorlesungen der Universitätsprofessoren über das Internet angeboten werden. Zu diesem Thema gibt es ja bereits zahlreiche Veröffentlichungen. Internet-Übertragungen von Operationen hat man auch gesehen. Nach meiner

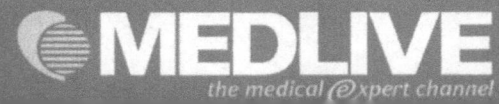

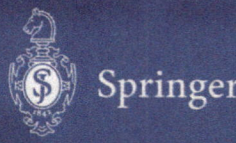

Einschätzung dienen sie jedoch nur der Information darüber, was möglich ist und wie es ungefähr gemacht wird. Ein Ersatz für praktisches Lernen ist es nicht. Dennoch sind auch bildliche Darstellungen von Vorteil. Hausärzte könnten sich auf diese Weise über neue Verfahren informieren und ihre Patienten auf erforderlich werdende Eingriffe im Gespräch gut vorbereiten. Audiovisuelle Fortbildung per Internet, Fernsehen oder Film krankt bisher jedoch sehr häufig an fehlender didaktischer Unterstützung, sie wirkt leicht langweilig und wird deshalb nicht im gewünschten Umfang genutzt.

Lassen Sie mich ein weiteres Thema in diesem Zusammenhang ansprechen, nämlich europäische und internationale Initiativen. Die Europäische Union der Fachärzte (UEMS) bietet auf europäischer Ebene Qualifizierungsmaßnahmen und Fortbildung an. Informationen darüber gibt es unter www.uems.be. Die US-Regierung hat dafür gesorgt, dass umfangreiche und differenzierte Leitlinien unter www.guidelines.gov für jedermann zugänglich im Internet abrufbar sind. Um sich diese Quellen zu erschließen, sind Sprachkenntnisse gefragt. Vor kurzem noch haben russische Professoren der Medizin bittere Klage darüber geführt, dass das Erlernen von Fremdsprachen über Jahre hinaus politisch unerwünscht und damit nur schwer möglich war. Es ist wichtig, dass Ärztinnen und Ärzte sich zumindest der englischen Sprache bedienen können. Die jüngere Generation hat damit keine Probleme. Aber die älteren sollten ihre Sprachkenntnisse auffrischen, um neue Quellen des E-Learnings auch umfassend nutzen zu können.

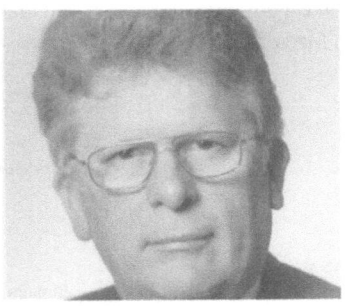

Dr. med. **Karl-Heinz Röderer**
1942 in Ulm geboren

Internist
Stellvertretender Vorsitzender des Hartmannbundes.
Vorsitzender des Landesverbandes Baden-Württemberg seit 1993.
Von 1991 bis 1999 Vizepräsident der Landesärztekammer Baden-Württemberg.
Von 1982 bis 1999 Vorsitzender der Kreisärzteschaft Ulm. Seit 1979 Geschäftsführer der Ärztlichen Laborgemeinschaft Ulm/Neu-Ulm.
Seit 1987 Rechnungsführer der Bezirksärztekammer Südwürttemberg.
Vorstand European Health Foundation.
Vorsitzender der Aktionsgemeinschaft Baden-Württembergischer Ärzte.
Beirat Public Health Universität Ulm.
Vorstand Ulmer Universitätsgesellschaft.
Vorstand und Verwaltungsratsvorsitzender der Stiftung „Ärzte helfen Ärzten".
Mitglied WIAD – Wissenschaftliches Institut der Ärzte Deutschlands. Lenkungsausschuss Ulmer Praxisnetz.

E-Mail: *karl-heinz.roederer@dgn.de*

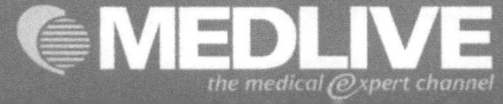

In den USA ist der Bildungssektor mit einem jährlichen Umsatz von 800 Milliarden Dollar im Jahr 2000 der zweitgrößte Markt nach dem Gesundheitswesen. In der Verbindung Gesundheitswesen-Weiterbildung treffen also beachtliche wirtschaftliche Potentiale aufeinander. Die Bedeutung von E-Learning im Gesundheitswesen ergibt sich schon aus wenigen Zahlen einzelner Bereiche des Gesundheitswesens: in Höhe von 120 Milliarden Euro setzten die gesetzlichen Krankenversicherungen (GKV) schon 1998 ein, allein im Krankenhausbereich wurden von über einer Million Arbeitnehmern 43,6 Milliarden Euro Gesundheitsdienstleistungen erzeugt. 67,5% dieser rund 43 Mrd. Euro waren allein Personalaufwendungen.(Quelle: Deutsche Krankenhausgesellschaft 1999).

Die Frage des zukünftigen Managements von Weiterbildung betrifft alle am Gesundheitswesen Beteiligten wie Apotheken, Kliniken und Krankenhäuser, Patienten, Ärzte, Pharmaindustrie, Krankenkassen und Medizintechnikbereiche. Durch die von Gesundheitsportalen initiierte Entwicklung zu internatio-

E-Health lernen mit E-Learning

Der Einsatz interaktiver Medien zur Weiterbildung im Gesundheitssektor
*Ein Beitrag von **Alexander Ross** und **Anke Sostmann**.*

nalen Patienten-Online-Communities zeichnet sich zudem ein Wandel in der Arzt-Patienten-Beziehung bei der Informationsverteilung bereits ab.

E-Learning im Medizinbereich

Das Thema indes ist nicht neu: Ein anderer Umgang mit Wissen sei in der Medizin unerlässlich, da sich das medizinische Wissen derzeit alle fünf Jahre verdoppele, stellte Hildegard Kaulen schon vor zwei Jahren in einem Bericht über Informations- und Wissensmanagement in der Medizin aus Anlass der 44. Jahrestagung der Deutschen Gesellschaft für Informatik, Biometrie und Epidemiologie 1999 in Heidelberg fest (FAZ, 27. Oktober 1999, Nr. 250, S. N 2).

Gesundheit ist eine personenbezogen erbrachte Dienstleistung – ihre Kunden wie ihre „Lieferanten" sind trotz „Maschinenmedizin", trotz pharmazeutischen Wirkstoffen und Biotechnologie an der entscheidenden Schnittstelle des Kontakts immer noch Menschen. Hochinteressant für die Gesundheitsberufe sind daher Angebote mit direktem Nutzwert für den Einzelnen. Sie ermöglichen es den Teilnehmern, mit der Absolvierung der Kurse auch den Nachweis der eigenen „Continuing Medical Education" (CME) und sogenannte CME-Punkte zu erhalten.

Spätestens hier kommt E-Learning mit computerunterstützten Lernanwendungen und den damit verbundenen vielfältigen Einsatzmöglichkeiten ins Spiel. Der Begriff E-Learning umfasst unterschiedliche Lernformen wie Web Based Training (WBT) meist als CD-ROM, Computer Based Training (CBT) über das Internet, vernetzter Fernunterricht über das Internet (Distance Education) mit synchronen Anwendungen wie Chat und Videokonferenz oder asynchronen Methoden wie einem Diskussionsforum oder Austausch via E-Mail. Der Trend geht klar zur Modularisierung des zu lernenden Wissens. Weiterbildungsinhalte werden stark in einzelne Abschnitte gegliedert auf die der Lernende schnell und gezielt

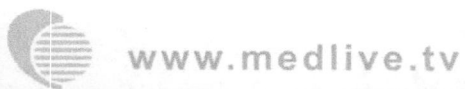
www.medlive.tv

zugreifen kann. E-Learning wird zwar weder heute noch in Zukunft die traditionellen Präsenzveranstaltungen vollständig ersetzen, besitzt aber gegenüber den althergebrachten Schulungen einige Vorzüge, die hier kurz dargestellt werden sollen:

Vorteile E-Learning gegenüber Präsenzveranstaltungen
- Aufnahme der Lerninhalte
- Flexibilität (Inhalte/Teilnehmerzahl/Schulungszeit)
- Ergebnismessung
- Anwendungsnähe (Arbeitsplatz/PC)
- Kostenvorteile bei Einzel- und Gemeinkosten

Vorteile Präsenzveranstaltungen gegenüber E-Learning
- Hohe Interaktivität
- Motivation
- Sozialer Kontakt
- Learning by doing

Kennzeichen Web Based Training/Virtueller Klassenraum
- Einfacher Zugriff via Internet
- Geographische Unabhängigkeit
- Geringe Kosten, besonders bei vielen Teilnehmern
- Hohe Interaktivität
- Einfache Kurserstellung und -anpassung
- Unabhängig von Zeit und Ort
- Lernspezifische Inhalte
- Aktualität
- Lernen im eigenen Tempo

Ein Hauptvorteil von E-Learning sind Aktualisierbarkeit der Lerninhalte und die Schulungskosten, die nicht mit der Anzahl der Teilnehmer im gleichen Maße steigen – gerade für große Teilnehmerzahlen kann E-Learning daher kosteneffizient sein. Es gibt aber auch Nachteile beim Distance Learning außerhalb firmeneigener Highspeed-Intranets: die Geschwindigkeit des Internet-Datentransfers bei komplexen Multimedia-Applikationen ist auf analogen oder ISDN-Dial-up-Leitungen nur knapp befriedigend. Durch neue Übertragungsverfahren wie DSL (Digital Subscriber Line) ist Abhilfe bereits marktreif, fast flächendeckend verfügbar und auch für Privatpersonen relativ erschwinglich. Doch es gibt auch andere Möglichkeiten, wie sie im folgenden aufgezeigt werden.

Medizinstudium digital? Repräsentative Befragung von Studierenden der Charité Berlin (Juli 2001)

In einer repräsentativen Umfrage von Arnold, Langkafel et al. vom Berlin Biomedical Exchange Office (BBEO) wurden 282 Studierende des ersten vorklinischen und ersten klinischen Semesters der Berliner Charité nach ihrer Computer- und Internetnutzung sowie ihre Grundeinstellung hierzu befragt. Die Studie zeigt große Unterschiede zwischen den Studierenden im Umgang mit digitalen Medien: Fast 58 Prozent der Studienanfänger nutzen einen PC und das Internet mehrmals in der Woche und arbeiten in fast 2/3 der Fälle am eigenen Computer, doch immerhin 12,6 Prozent der Befragten nutzen den Computer zur Zeit noch gar nicht. Das Lernen mit dem Internet kennen über die Hälfte der Studienbeginner überhaupt nicht (55 Prozent). Nur 0,6 Prozent von ihnen geben an, regelmäßig mit CD-ROMS zu lernen. Nach dem Physikum studieren aber bereits 23,9 Prozent mit CD-ROM's.

Fazit der Befragung: E-Learning ist noch im Anfangsstadium in der Medizin, doch die neuen digitalen Medien spielen insgesamt eine immer größere Rolle in der medizinischen Ausbildung; so ist an der Uni Heidelberg die erste deutsche „Virtuelle Medizinische Fakultät" entstanden (http://www.elearning.uni-hd.de). E-Learning und Neue Medien könnten die Ausbildung verändern und verbessern. Allerdings müssen auch die Hochschullehrer auf diese neuen Aufgaben vorbereitet werden. Im Juli 2000 gaben Dozenten an den US-amerikanischen Medical Schools zu über einem Drittel an, Unterstützung für diese neue Form der Lehre zu benötigen. Medizinische Hochschulen können damit nicht nur ihr Aus-und Weiterbildungsspektrum erweitern, sondern eine neue und wichtige Rolle im Bereich Qualitätssicherung der Lehre erlangen.

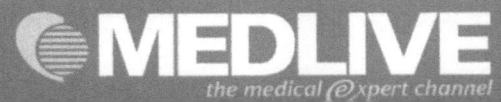

Fallbeispiel: Gesundheit lernen am Fernseher und dem PC?

Medienkonvergenz im Gesundheitsbereich als Einsatzgebiet für Streaming- und Rich-Media-Lösungen

Interaktives Gesundheits-TV vereinigt die Möglichkeiten moderner Kommunikation mit den Anforderungen von E-Learning-Anwendungen: Von der Umsetzung von Inhalten zertifizierter Schulungsprogramme über Tutorials in einzelnen Stufen bis zu Sendungen mit Lösungsvorschlägen zu konkreten Alltagsproblemen ist eine Vielfalt von Programmformaten darstellbar. Die Sendungen können auch zur Teilnahme an Schulungen in Schwerpunktpraxen oder anderen Einrichtungen anregen und Patienten ansprechen, die eine solche Schulung absolviert haben. „Call-In-Sendungen" mit Hotline, Talksendungen mit Betroffenen oder Anleitungen zur eigenen Unterstützung des Behandlungsverlaufs sind denkbare Beispiele für Sendeformate.

Die Kommunikation via TV hat Stärken, die eine wesentliche Voraussetzung für die Konvergenz mit dem Internet darstellen: Schnelligkeit, Aktualität, Glaubwürdigkeit, höhere Lerneffizienz und andere mehr. Durch die technologische Entwicklung im digitalen TV werden Anwendungen möglich, die weit über die des traditionellen Mediums Fernsehen hinausgehen: Direkte Interaktions- und Feedback-Möglichkeiten zwischen Sender und Empfänger werden realisierbar, die Kostengesichtspunkte und Leistungssteigerung durch Substitution und Ergänzung derzeitiger Schulungs-, Bildungs- und Informationsmaßnahmen bedeuten. Es ermöglicht eine glaubwürdige, emotionale und leicht verständliche Vermittlung von Inhalten. Die emotionale Ansprache erleichtert die Motivation der Patienten, ihre Krankheit anzunehmen und ihr Verhalten im Sinne einer erfolgreichen Therapie zu ändern.

Die Bedeutung des interaktiven Fernsehens im Gesundheitsbereich

Die Idee des Gesundheitsfernsehens birgt vielfältige gesellschaftliche Potenziale: Fernsehen ist in allen Bevölkerungsschichten akzeptiert und leicht bedienbar – es kann mittels emotionaler Ansprache gleichzeitig motivieren und Wissen vermitteln. Auch große Zielgruppen werden erreicht, damit auch gruppendynamische Effekte erzielt: Betroffene finden sich unter dem Community-Gedanken zusammen. Trotz der Massenansprache ist eine individuelle Interaktion möglich. Feedback-Möglichkeiten sind vorhanden. Mit Hilfe von Filmen und Bewegtbildern können die Patienten den Umgang mit ihrer Krankheit und der Therapie spielerisch lernen Es gibt keine Wartezeiten auf einen Schulungsplatz in einem Gesundheitszentrum, ein Kostenreduzierungspotenzial in der direkten Behandlung und in der Nachsorge ist erreichbar.

Möglichkeiten und Kriterien von interaktivem Gesundheitsfernsehen

Die Informationen müssen für den Sender und Empfänger einen deutlichen Mehrwert bringen, die technische Erreichbarkeit muss gewährleistet sein oder mit vertretbarem Aufwand für alle Beteiligten hergestellt werden können, es müssen Feedbackmöglichkeit vorhanden sein, das Angebot muss sehr einfach zu handhaben sein und die Nutzung muss „on demand" oder „near on demand" möglich sein. Für Distribution und Empfang sind eine Reihe von Varianten derzeit schon möglich. Im Hinblick auf die genannten Kriterien reduziert sich die Technik auf folgende Möglichkeiten der Distribution via Satellit oder Internet zum Empfang:

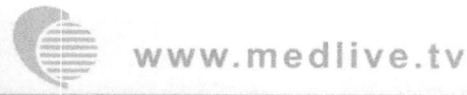

1. Digital-TV Setop-Box
2. Digital-TV Setop-Box plus Internet-Angebot
3. Digital-TV PC-Decoder-Card plus Internet (Hybrid-Anwendung)
4. Internet-TV
5. TV-online Setop-Box (zur Nutzung der Austastlücke im Analog-TV)

Nur Digital-TV Setop-Box
Einfache Handhabung – so einfach wie Fernsehen, aber wenige und eher umständlich zu handhabende Interaktionsmöglichkeiten, dafür optimale Bildqualität und keine weiteren Empfangskosten. Sehr hohe Aktualität, aber keine Möglichkeit für einen direkten Zugriff auf zusätzliche, vertiefende Informationen.

Digital-TV Setop-Box plus Internet-Angebot
Möglichkeiten der Setop-Box, zusätzlich weitere Interaktions- und Informationsmöglichkeiten über ein paralleles Internetangebot. Meist noch keine vollständige Integration, optimale Bildqualität, keine weiteren Empfangskosten für TV, jedoch Internet-Onlinekosten. Sehr hohe Aktualität.

Digital-TV PC-Decoder-Card plus Internet (Hybrid-Anwendung)
Keine Bandbreitenproblematik, keine Empfangskosten außer gegebenenfalls Abo-Gebühren, sehr hohe Aktualität, TV-Qualität in HTML-basierter Hybridanwendung. Erforderlich sind aber PC-Kenntnisse, lokaler Speicherplatz (im PC) und digitaler Satelliten-TV Anschluss.

Internet-TV
Info on demand, höchste Aktualität. Im Verhältnis zum Free-TV minderwertige Bildqualität, Bandbreitenproblematik, relativ hohe Kosten für Empfänger, PC-Kenntnisse erforderlich.

TV-online SetopBox (Nutzung der Austastlücke im Analog-TV)

AOK Rheinland-Pfalz unterstützt E-Learning für Ärzte

Partner der AOK sind bei diesem Projekt die Firma multimedica und die Landesärztekammer Rheinland-Pfalz. Auf einer neuen Internetplattform bietet die AOK den Ärzten die Möglichkeit, sich mit neuesten Nachrichten aus der Medizin und mit ausgewiesenen Experten speziell über die Erkrankung Diabetes, aber auch über andere Krankheiten, deren Diagnostik und Behandlung, im Internet detailliert zu informieren. Ein schneller Erfahrungsaustausch, Möglichkeiten zu bestimmten medizinischen Fragen eine zeitnahe Antwort zu erhalten, neueste wissenschaftliche Erkenntnisse und nicht zuletzt Leitlinien, aktuelle medizinische Informationen und Fachliteratur zu den verschiedensten medizinischen Themen sind auf einfachem Wege abrufbar. AOK-Vorstand Walter Bockmühl: „Ein gut informierter Arzt kann seine Patienten noch besser behandeln. Und das kommt schließlich allen AOK-Versicherten zugute". (Quelle: AOK 27.5.2001)

Mitgliederbefragung „E-Learning" der Deutschen Ärztegesellschaft für Akupunktur, e.V. (DÄGfA) (August 2001)

Die Deutsche Ärztegesellschaft für Akupunktur, e.V führte gemeinsam mit dem Verlag Urban & Fischer Befragung ihrer Mitglieder über deren Interesse an der Integrierung eines E-Learning-Programms durch. Die Resonanz war wegen der unter Marktforschern bekannten Umfragemüdigkeit von Medizinern überraschend hoch: Über 20 Prozent der Mitglieder beteiligten sich an der Umfrage. Von den Befragten sehen 77 Prozent im Einsatz elektronischer Lernkonzepte einen entscheidenden Vorteil bei der Wissensvermittlung. besonders bei den über 45jährigen ist die Akzeptanz mit 36 Prozent auffallend hoch. (Quelle: DÄGfA, August 2001)

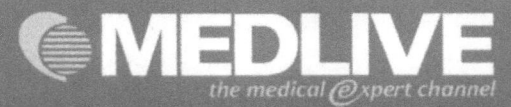

Keine Bandbreitenproblematik, keine Empfangskosten außer gegebenenfalls Abo-Gebühren, sehr hohe Aktualität, TV-Qualität in HTML-basierter Hybridanwendung. Erforderlich sind PC-Kenntnisse, lokaler Speicherplatz im PC und Kabel-TV-Anschluss.

Interaktives Gesundheits-TV mit Distribution via Satellit oder Internet

Zur Übertragung der TV-Programme stellt der Satellitenweg eine optimale technische Plattform dar. Zusätzlich sind Kabel- oder terrestrische Übertragungen möglich. Die Übertragung sollte auf digitaler Basis erfolgen (Digital-TV) und bietet somit folgende Vorteile gegenüber herkömmlicher, analoger Übertragung:

- Weitaus geringere Übertragungskosten
- Verschlüsselung der Sendungen und somit Sicherstellung des exklusiven Empfangs für berechtigte Nutzer
- Adressierung spezifischer Empfänger oder Zielgruppen für bestimmte Anwendungen und Inhalte
- Mehrwert der Programmnutzung durch Integration beliebiger Daten/Zusatzinformationen und Anwendungen
- Empfang über konventionelle TV-Geräte oder optional PCs
- Integration von Feedback-Anwendungen (Rückkanal) für Nutzer

Der Aufbau eines Rückkanals bietet vielfältige Feedback-Möglichkeiten für die Empfänger und stellt einen wichtigen Erfolgsfaktor der Gesamtkonzeption dar. Beispielhafte Einsatz- und Nutzungsmöglichkeiten eines Rückkanals sind zum Beispiel folgende:

- Direkte Nachfrage (Hotline) bei (Live)-Ausstrahlung
- Anforderung ("Bestellung") von Zusatzinformationen durch Zuschauer
- Befragungen der Zuschauer mit Möglichkeit automatischer Ergebnisauswertung z.B. zur Durchführung einer Nutzen-/Wirkungsforschung
- Auswertungen/Statistik der Programmnutzung („Einschaltquote")

Stadien des Behandlungsverlaufs und mögliche Programminhalte:

Behandlungsverlauf	Ansatzpunkt für Gesundheits-TV
1. Primärprevention	Kaum gegeben
2. Frühe Diagnose	Kaum gegeben
3. frühe Schulung	„Motivation, sich mit der Krankheit auseinander zu setzen": was bedeutet sie, Erfahrungsberichte von Patienten
4. medizinische Behandlung	Information über neueste Therapieformen und Erkenntnisse über die verschiedenen Stadien der Krankheit
5. Einbeziehung des sozialen Umfeldes	Nur bedingt erreichbar
6. Notwendigkeit, Lebensgewohnheiten umzustellen (Ernährung, Bewegung,	Ärzte, Trainer und Patienten geben Tipps und motivieren; Interaktionsmöglichkeiten mit den Zuschauern. Seminare Selbstkontrolle)
7. Auftreten von Umsetzungsproblemen	Unterstützung durch Ratgebersendungen mit vielen Interaktionsmöglichkeiten, Patientenberichten
8. Folgeschäden	Dauerprogramm; Verhaltenstipps, Frühwarn-Indikatoren

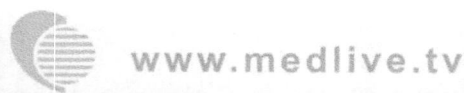

Interessante Links

Uni Halle - Universitätsklinik für Anästhesiologie und
operative Intensivmedizin (KAI)
http://www.medizin.uni-halle.de/kai/

Virtuelle anatomische 3D-Modelle (Uni Saarbrücken)
http://www.med-rz.uni-
sb.de/med_fak/anatomie/bock/index.htmlm

Uni Heidelberg, Virtuelle Akademie:
http://www.elearning.uni-hd.de/

e-SKOLAR (Cisco Systems und Stanford-Universität, USA)
http://www.e-skolar.com

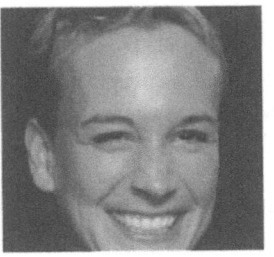

Anke Sostmann *ist Leiterin Öffentlichkeits-*
arbeit der Atkon AG in Frankfurt,
Spezialistin für Streaming Media/Rich
Media-Dienstleistungen für Unternehmen.
Davor von 1999 bis 2001 Pressesprecherin
und Projektleiterin bei der MFG
Medien- und Filmgesellschaft Baden-
Württemberg in Stuttgart. Die
Diplom-Kauffrau begann nach ihrem
Studium in Mannheim 1997 als PR-
Referentin beim Bundesverband der
Deutschen Volksbanken und Raiffeisen-
banken (BVR) in Bonn.

E-Mail: *a.sostmann@atkon.de*

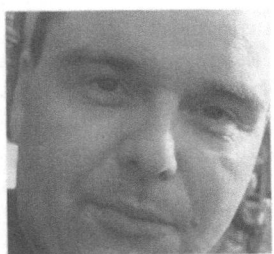

Alexander Ross *ist Director Communi-*
cations Europe und Unternehmenssprecher
der Viviance AG aus St.Gallen, europaweit
tätiger Pionier für "Corporate
eLearning" für Großunternehmen. Nach
BWL-Studium in Bayreuth und Berlin als
Mitarbeiter und Gesellschafter der Berliner
COM.BOX von 1989 bis April 2000
in Managementfunktionen tätig beim
Aufbau zum Online-Medienrechenzentrum
aller deutschsprachigen Zeitungen, das seit
1995 auch als Internet-Service-Provider für
Medien tätig ist. Autor für überregionale
Tageszeitungen und Magazine, Verfasser
mehrerer Buchbeiträge und Dozent an
der Berliner Journalistenschule.

E-Mail: *aross@aross.net*

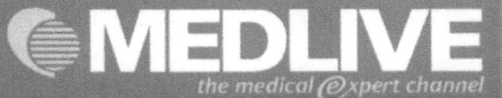

Die Menge an Wissen in unserer Gesellschaft wächst exponentiell und verfällt gleichzeitig immer schneller. Konnte ein Arzt früher mit dem, was er während seines Studiums gelernt hat, jahrzehntelang auskommen, ist die Hälfte dieses Wissens heute bereits nach etwa fünf Jahren veraltet. Wenn in unserer Gesellschaft eine medizinische Versorgung auf dem aktuellen Stand des Wissens praktiziert werden soll, ist somit ein kontinuierliches schnelles Update des medizinischen Wissens unumgänglich. Man spricht in diesem Zusammenhang vom „lifelong learning". Gesundheitsexperten und Politik haben die Entwicklung erkannt: So fordert der Sachverständigenrat der Konzertierten Aktion im Gesundheitswesen im Band III seines Jahresgutachtens 2000/2001, dass zur Weiterqualifikation nach dem Studium vermehrt strukturierte Fortbildungen und Spezialisierungsmöglichkeiten angeboten und von den wissenschaftlichen Fachgesellschaften und Universitäten bundesweit kontinuierlich koordiniert werden sollen. Mit herkömmlichen Mitteln wie Schulungen und Seminaren ist diese Aufgabe nicht zu leisten. Es ergibt sich daraus die logische Schlussfolgerung, neue Wege des Lernens zu beschreiten,

Die erste Arztserie, von der man wirklich etwas lernen kann...

MEDLIVE TV bringt den Zuschauern die Experten nach Hause – qualitativ hochwertig, topaktuell, individuell. Möglich wird diese neue Form der Fortbildung durch interaktives Fernsehen. Ein Beitrag von **Thomas Berger, Christian Gravert, Kerstin Neupert, Rainer Seemann.**

die es ermöglichen, kostengünstig, schnell, breitflächig und in hoher Qualität medizinisches Wissen zu vermitteln. E-Learning, also das Lernen über elektronische Medien, kann diese Anforderungen erfüllen. Die meisten Menschen verstehen darunter ausschließlich das Lernen über das Internet, obwohl auch andere elektronische Medien wie das interaktive Fernsehen dazu gehören. In der Vergangenheit stand sehr häufig das Medium selbst im Vordergrund. Konventionelle Inhalte wurden einfach in das neue Medium hineingepresst. Heute beginnt ein Wandel im Verständnis, wie elektronische Medien zu Lernzwecken zu nutzen sind. Lerninhalte, Zielgruppe und Lernziele definieren bei jedem Lern-Projekt und damit auch jedem E-Learning Projekt, welches Konzept optimal ist, um den Lernerfolg zu sichern. Zunehmend gehören zu einem erfolgreichen E-Learning Konzept neben dem Inhalt, dem Design der Oberfläche, den verwendeten didaktischen Mitteln und Technologien auch ein überzeugendes Businessmodell und Marketingkonzept. Der Aufwand für qualitativ hochwertige Multimediaproduktionen muss in einem gesunden Verhältnis zur Anzahl der Nutzer stehen.

Interaktives Fernsehen für die medizinische Fortbildung:
Mit MEDLIVE TV für Zahnärzte und Zahntechniker bereits heute Realität

Der Fortbildungskanal MEDLIVE richtet sich in der ersten Stufe an die größte Facharztgruppe. Mit über 210.000 Zahnärzten in Europa und mehr als 700.000 Zahnärzten weltweit ist die Zahnmedizin die größte medizinische Fachdisziplin. Wie in anderen Fachgebieten klafft auch hier eine Diskrepanz zwischen verfügbarem Wissen und ärztlicher Praxis. Kritische Schätzungen gehen davon aus, dass Fortbildungsveranstaltungen der Zahnärztekammern gegenwärtig nur von zirka einem Drittel der Zahnärzte regelmäßig besucht werden. Ein möglicher Grund ist, dass Kongresse und Tagungen durch die damit verbundenen Praxis-Ausfallzeiten und Reisekosten oft sehr teuer werden.

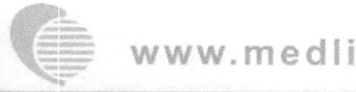

www.medlive.tv

Um der Forderung des Sachverständigenrates der Konzertierten Aktion im Gesundheitswesen nach mehr Fortbildung Rechnung zu tragen, wäre daher eine qualitativ hochwertige Fortbildung, die der Zahnarzt direkt in der Praxis oder zu Hause wahrnehmen kann, ideal. Gerade auch für die Ärzte, die bisher weniger fortbildungsaktiv waren. Das Internet stellt eine gute Möglichkeit dar, setzt aber Problembewusstsein voraus, da man sich aktiv und gezielt Informationen beschaffen muss ("Pull-Medium"). Fernsehen dagegen ist ein "Push-Medium", das heißt, die Themen werden zunächst linear präsentiert und es kann sich während der Nutzung ein Problembewusstsein entwickeln, das zum interaktiven Gebrauch des Mediums führt.

Zahnärztliche Fortbildung ist stark praxisorientiert. Daher werden an Bildqualitäten und Detailwiedergabe besonders hohe Anforderungen gestellt. Interaktives digitales Fernsehen vereint die Vorteile der Interaktivität des Internets mit hochwertigen Bildqualitäten des digitalen Fernsehens.

Studien bestätigen: Lernen soll Spaß machen, Wissen vermitteln und für die Praxis befähigen. Die Inhalte werden daher von MEDLIVE so aufbereitet, dass Fortbildung über das Fernsehen anregende Unterhaltung bietet – wie das abendliche Fernsehen eines interessanten Programms.

Zur Überprüfung der Lernziele werden Elemente für eine effiziente Lernerfolgskontrolle angeboten. Fortbildung über digitales interaktives Fernsehen kann als unabhängiger, in sich abgeschlossener Teil der kontinuierlichen Fortbildung (Continuing Professional Development - CPD) betrieben werden oder aber in Kombination mit Präsenzkursen, bei denen die Teilnehmer schwerpunktmäßig manuelle Fertigkeiten erlernen, erfolgen (sogenanntes blended learning). Ein Beispiel für die Synergie von Online- und Präsenzveranstaltungen ist die International Online Academy (IOA), die MEDLIVE gemeinsam mit der Akademie Praxis und Wissenschaft der Deutschen Gesellschaft für Zahn-, Mund- und Kieferheilkunde für Zahnärzte anbietet (siehe entsprechender Artikel in diesem Buch). Der entscheidende

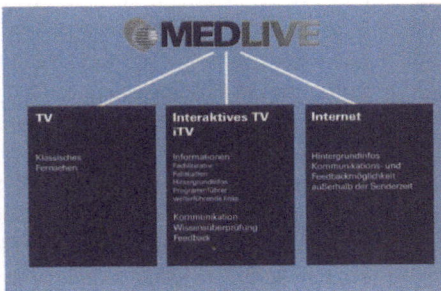

Abb. 1: MEDLIVE TV verbindet Fortbildung über klassische TV-Formate mit interaktivem TV / "learn TV", ergänzt durch zusätzliche Angebote im Internet.

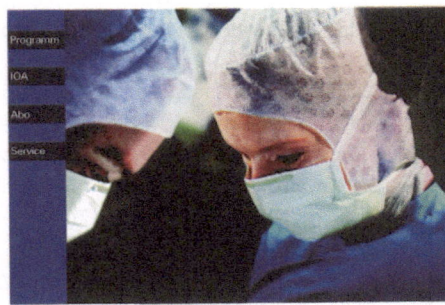

Abb. 2: L-Applikation: Über die MEDLIVE Navigation können multimediale Zusatzinformationen interaktiv abgerufen werden.

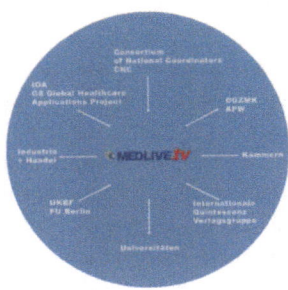

Abb. 3: Das MEDLIVE Vertrags- und Kooperationsnetzwerk - Erfolgsfaktoren, die für sich sprechen.

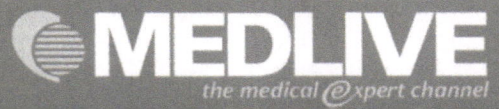

Unterschied zur klassischen Fortbildung liegt dabei nicht in der Technologie, sondern in der innovativen methodisch didaktischen Umsetzung.

Der Name MEDLIVE ist Programm...

Live aus den eigenen TV-Studios sendet MEDLIVE interaktive, aktuelle und spannende Fortbildung für das Gesundheitswesen. Ab März 2002 startet der Sender mit seinem Programm für Zahnärzte und Zahntechniker. Renommierte Experten aus aller Welt kommen so direkt zum Lernenden nach Hause oder in die Praxis und ermöglichen individuelles Lernen in entspannter Atmosphäre.

MEDLIVE ist ein Unternehmen der internationalen Quintessenz Verlagsgruppe mit Sitz in Berlin. Durch die Zusammenarbeit mit dem weltweit anerkannten Netzwerk von über 3.500 Autoren des Quintessenz Verlages garantiert MEDLIVE jahrelange Erfahrung und Kompetenz in der Erstellung und mediengerechten Aufbereitung von multimedialen Ausbildungsinhalten. Über 40 Multimedia- und Filmproduktionen sind bereits mit internationalen Preisen ausgezeichnet wurden.

MEDLIVE sendet sein mediendidaktisch optimal aufbereitetes Fernsehprogramm bewusst per Satellit, um im Gegensatz zum Internet diagnose- und therapierelevante Bewegtbilder mit der erforderlichen Bildqualität anbieten zu können. Damit kombiniert werden multimediale Inhalte und Applikationen wie zum Beispiel relevante Hintergrundinformationen zur Verfügung gestellt. Die Navigation durch das MEDLIVE Angebot erfolgt über die sogenannte L-Applikation, die zur Interaktion einlädt: Feedback und die Kommunikation mit anderen Teilnehmern sind genauso einfach möglich wie die Wissensüberprüfung. Damit geht das MEDLIVE Programm über die klassische – rein telefongestützte – Interaktion, die das Fernsehen heute bietet, weit hinaus.

Durch verschiedene Standards im Bereich der digitalen Set-Top-Boxen wurde in der Vergangenheit die Anwendung des interaktiven digitalen Fernsehens für die Fortbildung erschwert. Seit September 2001 gibt es für diese Geräte, die auch zum Empfang des MEDLIVE Programms benötigt werden, einen verbindlichen Standard – die Multimedia Home Plattform (MHP). Mit diesem Standard soll sichergestellt werden, dass die Zuschauer die verschiedenen Programmangebote und multimedialen Zusatzdienste mit allen MHP-konformen Set-Top-Box empfangen können. Dies ist ganz im Sinne des europaweiten Ansatzes von MEDLIVE TV; daher wird MHP als perspektivische Plattform für die interaktiven Multimedia-Dienste eingesetzt werden.

Vernetzt zum Erfolg

Im Zeitalter der zunehmenden Globalisierung wird auch bei MEDLIVE „Networking" groß geschrieben. So hat das Unternehmen in den letzten Jahren national, europäisch und international ein breitbasiges politisches, wissenschaftliches und wirtschaftliches Netzwerk aufgebaut: In Deutschland sind mit der Deutschen Gesellschaft für Zahn-, Mund- und Kieferheilkunde (DGZMK) – der Dachgesellschaft aller deutschen wissenschaftlichen Gesellschaften in der Zahnmedizin – und ihrer renommierten Akademie Praxis und Wissenschaft (APW) exklusive Kooperationen vereinbart worden. Gemeinsam wurde die International Online Academy (IOA) als eigenes Sendeformat für die zertifizierte Fortbildung ins Leben gerufen.

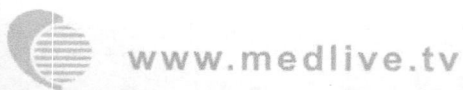

www.medlive.tv

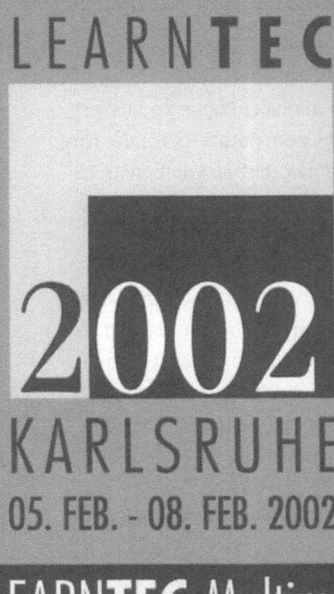

LEARNTEC

2002
KARLSRUHE
05. FEB. - 08. FEB. 2002

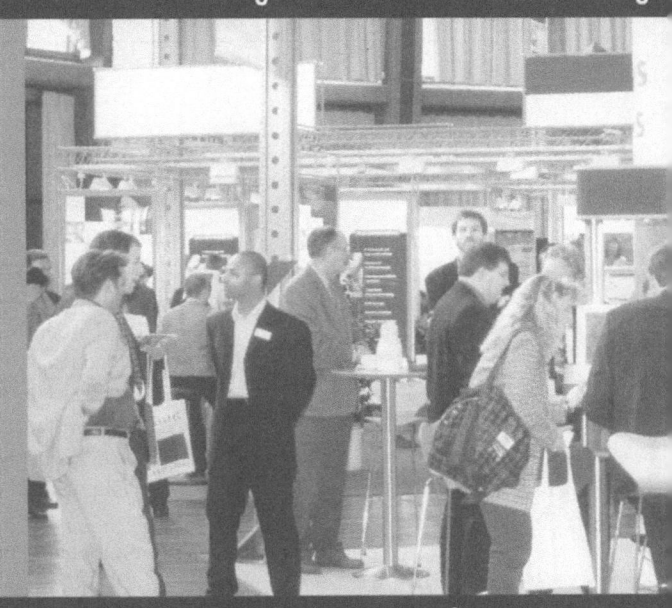

LEARNTEC Multimedia-Medizin - Freitag, 8. Februar 2002

Der Kongress

... bietet neueste wissenschaftliche Erkenntnisse, praktische Erfahrungen und Einsatzkonzepte für multimediales Lernen und Computertechnologie in der Medizin. Die Veranstaltung wendet sich an alle, die mit der Erstellung medizinischer computergestützter Instruktions- und Lernsysteme befasst sind (Medizin-Autoren, Mediendidaktiker und Konstrukteure von technischen Plattformen). Ein Schwerpunkt ist der Austausch unter den vom Bundesministerium für Bildung und Forschung BMBF in seinem Programm "Neue Medien in der Bildung" geförderten Medizin-Projekte.

Die Themen

- Medizinische Fachinhalte der Projekte
- Anforderungen und Lösungsbeispiele für technische Plattformen
- Mediendidaktische Anforderungen und Lösungen zur Umsetzung medizinspezifischer Lehr- und Lernkonzepte

Die Fachmesse

... mehr als 250 Aussteller, darunter zahlreiche Hochschulen, präsentieren ihre Produkte und bieten auf rund 20.000 m² der umfassenden Überblick über multimediale Bildungs- und Informationssysteme sowie aktuelle Entwicklungen für das Lernen mi Neuen Medien in Europa.

Der Themenstand Medizin

... des BMBF stellt die Medizin-Projekte im Rahmen des Programms "Neue Medien in der Bildung" vor.

Kongresszentrum Karlsruhe in Zusammenarbeit mit

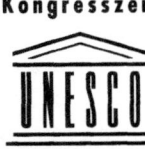

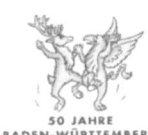

50 JAHRE
BADEN-WÜRTTEMBERG

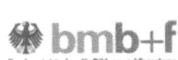
Bundesministerium für Bildung und Forschung

Information: Karlsruher Kongress- und Ausstellungs-GmbH, Tel.: +49 (0)721/3720-0, Fax: +49 (0)721/3720-2149, e-mail: learntec@kka.de, www.learntec.de

Auf europäischer und internationaler Ebene koordiniert das Consortium of National Coordinators (CNC) der IOA, in dem die Fortbildungsverantwortlichen von bereits 13 Ländern und Organisationen vertreten sind, die Harmonisierung der einzelnen Fortbildungsmodule.

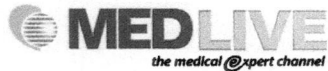

the medical @xpert channel

MEDLIVE ist auch aktiv an der Weiterentwicklung politischer und inhaltlicher Rahmenbedingungen beteiligt. Ein Beispiel dafür ist die Formulierung von Qualitätsstandards für wissenschaftlich ausgerichtete, hochwertige Fortbildung über Neue Medien, in die das Berliner Medienunternehmen eingebunden ist.

Die wöchentliche MEDLIVE Sendung besteht aus den folgenden Sendeformaten:

Vom globalen Projekt zum Berliner TV Sender...

Journal – News und Hintergrundinformationen
Nachrichten, Portraits & Aktuelles aus der zahnmedizinischen Fachwelt.

MEDLIVE und die International Online Academy haben ihren Ursprung als eines der zehn Leitprojekte der G8-Staaten im Rahmen der Initiative "Global Health Care in the Information Age". Aus dem Projekt ist inzwischen ein dynamisch wachsendes Unternehmen mit 40 Mitarbeitern hervorgegangen, das am Medien- und Wissenschaftsstandort Berlin die Zukunft der Aus-, Fort- und Weiterbildung mit gestaltet.

Seminar – Fakten, Erfahrungen und Meinungen
Vorträge und Kongressbeiträge von Top-Referenten aus aller Welt – fernsehspezifisch aufbereitet und multimedial veranschaulicht.

Workshop – Live OPs und Behandlungskonzepte
Den Besten auf die Finger schauen: Behandlungen, OPs und Zahntechnik live.

Auf dem Grundstück des Universitätsklinikums Benjamin Franklin der Freien Universität Berlin entsteht die hochmoderne, digitale TV-Sendezentrale und damit ein Kompetenzzentrum für ärztliche Fortbildung auf der Grundlage modernster Medien.

Video Forum – Das Beste aus dem Archiv
Erstklassige und vielfach preisgekrönte Filmproduktionen.

Colloquium – Expertendialog mit Zuschauerbeteiligung
Experten diskutieren kontrovers über das Schwerpunktthema – miteinander und mit den Zuschauern.

Die enge Verknüpfung mit der Wissenschaft demonstriert die weltweit erste Stiftungsprofessur für „Knowledge Management in Healthcare and Life Sciences", die von MEDLIVE in Kooperation mit der Freien Universität Berlin initiiert wird. Sie stellt den wissenschaftlichen Rahmen zur Erforschung neuer Konzepte im Bereich des multimedialen Lernens / E-Learning sicher.

Special – Neues aus der Industrie
Für Praxis, Klinik und Labor.

*Zusätzlich ist das sogenannte Master-Abonnement erhältlich, das zur Teilnahme an der **International Online Academy of Dentistry and Oral Medicine** berechtigt.*

Die geplante Erweiterung des interaktiven MEDLIVE Fortbildungskonzeptes auf Ärzte und andere Gesundheitsberufe trägt der steigenden Nachfrage nach Fort- und Weiterbildung über Neue Medien – E-Learning – sowie den wachsenden Anforderungen an die Qualität Rechnung. Kann doch der Patient vom exponentiell

Siehe hierzu den Beitrag auf S. 74 des Buches.

www.medlive.tv

wachsenden Wissen der Medizin nur dann profitieren, wenn die Fortschritte den Ärzten aktuell und qualitativ hochwertig nahegebracht werden – mit den Instrumenten der modernen Informationstechnologie wie dem interaktiven Fernsehen MEDLIVE TV.

Die Autoren sind alle führende Mitarbeiter von Medlive TV:

Dr. med. **Thomas Berger**
Chief Marketing Officer (CMO)
E-Mail: thomas.berger@medlive.tv

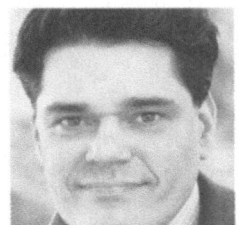

Dr. med. **Christian Gravert**
Chief Relations Officer (CRO)
E-Mail: christian.gravert@medlive.tv

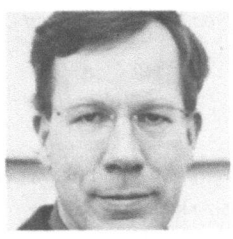

Kerstin Neupert
Leiterin Unternehmenskommunikation
E-Mail: kerstin.neupert@medlive.tv

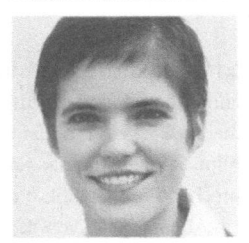

Dr. med. dent. **Rainer Seemann**
Senior Manager Scientific Relations
E-Mail: rainer.seemann@medlive.tv

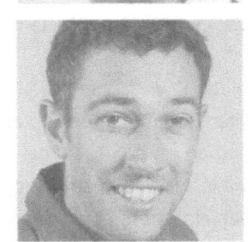

MEDLIVE
the medical @*xpert channel*

Zwar ist ärztliche Fortbildung inzwischen zu einem der zentralen standespolitischen Themen geworden, doch wurde innovativen Konzepten zur Wissensvermittlung im Rahmen der allgemeinen CME-Debatte bisher kaum Beachtung geschenkt. Primär ist es die abgesessene Zeit im Sinne der reinen körperlichen Anwesenheit, die von den Ärztekammern mit Fortbildungspunkten belohnt wird. Doch haben Untersuchungen[1] gezeigt, dass bis zu 40% der Ärzte bei klassischen, auf Frontalvorträgen basierenden Fortbildungsveranstaltungen einschlafen – und das kann weder das Anliegen der Ärztekammern und schon gar nicht das Ziel eines industriellen Sponsors sein.

Das bedeutet, die für alle Prozesse unserer heutigen unter Ressourcenknappheit leidenden Gesellschaft geltende Hauptforderung ist hier bisher unter den Tisch gefallen: Die Effizienz. Doch muss gerade in der Medizin das optimale Maß der Wissensvermittlung pro Zeiteinheit an erster Stelle stehen.

Effektive Fortbildung durch optimalen Medienmix

Schnellstmögliche Information und Kommunikation auf der Basis modernster Medientechnologien gehören heute zum A und O in fast allen Berufssparten. Die große Ausnahme: Die Medizin. Ein Beitrag von **Oliver Giebler**.

Kaum ein anderer Berufsstand hat mit einem vergleichbaren Zeitnotstand bei exponentieller Zunahme des Fachwissens zu kämpfen.

Neuere Untersuchungen[2] zur Lerneffektivität kommen zu dem Ergebnis, dass der optimale Lernerfolg nur durch die sinnvolle und abwechslungsreiche Kombination von unterschiedlichen Medien erreicht werden kann. medixx® ist ein Produkt in der medizinischen Fortbildung, das diese Erkenntnis umfassend berücksichtigt. Je nach Thema, Anlass und Zielgruppe werden hierbei die Fortbildungsinhalte redaktionell entsprechend aufbereitet, anschließend mit den sie am besten verdeutlichenden Medien umgesetzt und in Abhängigkeit von der Publikumsgröße und räumlichen Voraussetzungen als lokale Veranstaltung vor Ort oder Long-Distance-Education per Satellitenübertragung präsentiert.

Bei der Auswahl des jeweils optimalen Mediums zum Transport eines fachspezifischen und häufig auch komplizierten Zusammenhangs stehen bei medixx® bewegte Bilder in fernsehgewohnter High-Quality-Auflösung an erster Stelle. Egal ob als aufwendige 3D-Computeranimation über komplizierte biochemische Prozesse, elektronenmikroskopische Filmsequenzen der Chemotaxis oder Filmeinspielungen über Beispielpatienten und diagnostisches Prozedere – bis heute gibt es kein Medium, das Menschen allgemein, aber auch Fachgruppen im Speziellen, in einer vergleichbaren Weise zu emotionalisieren vermag. Und Lernprozesse sind emotionale Prozesse!

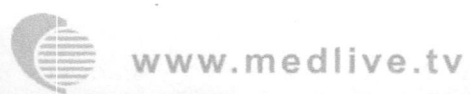

Nur darf man dabei eines nicht vergessen: Diese Faszination und Emotionen können nur durch bewegte Bilder erzeugt werden, die unter qualitativen Gesichtspunkten unseren Sehgewohnheiten entsprechen. Das bedeutet, kleine Ruckelbildchen, wie sie aus Gründen der technischen Rahmenbedingungen im Allgemeinen per Internet nur dargeboten werden können, haben mit dem eben beschriebenen Lehrpotential des Mediums Film nichts zu tun. Zwar sind dabei auch häufig Emotionen im Spiel, doch wirken sich diese in Form von Frustration und Ärger über die technische Unzulänglichkeit eher kontraproduktiv auf den Lernerfolg aus.

Jedoch sind Filme und 3D-Animationen auch nicht per se das Icebreaker-Medium in der medizinischen Fortbildung. Letztendlich gelten natürlich auch für kurze Einspielfilme zum Zwecke der medizinischen Fortbildung die gleichen Gesetze wie für 90-minütige Spielfilme: Der Film kann nie besser als sein Regisseur oder seine Darsteller sein! Das bedeutet, ein eventuell von vornherein schon nicht ganz so prickelnder Vortrag wird nur durch zusätzliche Darstellungsformen und schon gar durch das bloße Abfilmen keinen Deut spannender – ganz im Gegenteil. Medizinische Inhalte filmisch derartig umzusetzen, dass ein ärztliches Publikum gerne hinsieht und sein Fachwissen aktualisieren kann, ist nicht leicht und wird an keiner Universität gelehrt.

Bei medixx® werden alle Inhalte von einer im Bereich der medizinischen Fortbildung und Fachinformation langjährig erfahrenen Fachredaktion aufbereitet und medial umgesetzt. Der Stab besteht aus einer Mischung von Ärzten mit mehrjähriger praktischer Erfahrung in den Bereichen Fernsehen oder new media und aus Journalisten und Filmemachern mit der erforderlichen medizinischen Kompetenz. Ferner können wir auf den Input unserer Auftraggeber und die Fachkompetenz unseres wissenschaftlichen Beirats zurückgreifen.

Wie eingangs bereits erwähnt, sind filmische Darstellungen – ob mikroskopisch oder makroskopisch, 3D-Animationen oder andere Trickdarstellungen – nicht das einzige fortbildungtaugliche Medium und auch nicht zur Verdeutlichung aller Inhalte geeignet. Selbstverständlich nutzen wir im Rahmen einer medixx® Fortbildung auch grafische Darstellungen und Charts, um wichtige Textinformationen oder tabellarische Aufstellungen zu visualisieren. Entscheidend ist, für jeden einzelnen Inhalt unter dem Gesichtspunkt der optimalen Verdeutlichung das passende Medium zu finden.

Zusätzlich muss eine Fortbildungseinheit auch einer sinnvollen und spannenden Dramaturgie folgen, um den emotional gesteuerten Lernprozess nicht abbrechen zu lassen. Die unterschiedlichen zur Informationsvermittlung eingesetzten Transportmedien – wie Film, Expertenkommentar, Moderation und Grafik – sollten abwechslungsreich, aber nicht hektisch im Stil eines Videoclips miteinander kombiniert werden. Ideal ist ein durchgehender Flow, der jedem Zuschauer durch die individuelle Verknüpfung der Sachverhalte das Gefühl der eigenen Erkenntnis vermittelt.

Dabei fällt einem weiteren, in der medizinischen Fortbildung noch relativ jungen aber mittlerweile verstärkt eingesetzten Element eine tragende Rolle zu – der Interaktivität. „Tell me and I forget, teach me and I remember, involve me and I learn", hat bereits Benjamin Franklin vor ungefähr 250 Jahren zu diesem Thema festgestellt. Von Zeit zu Zeit eingestreute Fragen an das Publikum erhöhen die Aufmerksamkeit und bestätigen den eigenen Lernerfolg. Diese Einbeziehung des Publikums darf weder einen examinierenden Charakter noch einen lapidaren Anschein haben. Technisch stehen hierzu heute

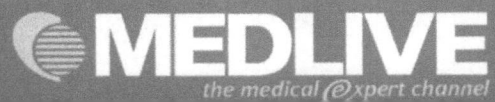

diverse Möglichkeiten zur Verfügung, die je nach Fortbildungsart ihre Vorzüge besitzen. Insbesondere spezielle PC- und webbasierte Applikationen bieten dem sich fortbildenden Arzt die Möglichkeit, das frisch hinzugewonnene Wissen spielerisch zu rekapitulieren und zu festigen.

Mit medixx® haben wir ein innovatives Produkt zur medizinischen Fortbildung und Fachinformation entwickelt, das all diese Erkenntnisse einbezieht und neue sowie klassische Medien sinnvoll und spannend miteinander vereint. Dabei ist medixx® kein starres Produkt, sondern basiert auf einem modularen Konzept. Abhängig von Anlass, Zielgruppe, räumlichen Gegebenheiten und inhaltlichen Schwerpunkten werden die unterschiedlichen Elemente zu einzelnen Fortbildungseinheiten kombiniert. Die Palette unserer Erfahrungen und Möglichkeiten erstreckt sich dabei von satellitengestützten Fortbildungssendungen live aus einem Studio oder von entfernten Kongressen bis hin zu regionalen Einzelveranstaltungen vor Ort – immer multimedial, interaktiv und zertifizierbar.

Long-Distance-Education mit medixx®

Unsere live aus dem Studio gesendeten Fortbildungen sind aufwendig produzierte Schulungsfilme. Hinter jeder medixx® Fortbildung steht ein Stab von Fachredakteuren, der das medizinische Thema in enger Zusammenarbeit mit den jeweiligen Experten, Auftraggebern und unserem wissenschaftlichen Beirat zuvor aufbereitet, den Sendeablauf entwickelt sowie die multimedialen Zusatzelemente vorproduziert. Gesendet aus unserem zentralen Studio, kann diese Fortbildung an beliebig vielen Orten zeitgleich empfangen werden.

Die Fortbildungssendungen bei medixx® bestehen aus zwei unterschiedlichen Teilen. Im ersten Teil präsentieren zwei Experten in Zusammenarbeit mit einer Moderatorin den jeweiligen Fortbildungscontent. Unterstützt werden die Darstellungen durch verdeutlichende Filmeinspielungen, 3D-Animationen, Charts etc. Auf diesen etwa einstündigen Teil folgt eine rückkanalgestützte interaktive Diskussion mit zuschauenden Ärzten zu speziellen Fragen und Kommentaren zum Thema. Auch dieser Programmteil beläuft sich auf ca. eine Stunde.

Kongressreport

Die medixx® Berichterstattung direkt von großen Kongressen stellt eine Sonderform unserer Satellitenfortbildung dar. Jeweils am letzten Kongresstag werden die Highlights des jeweiligen Kongresses mit Ausschnitten aus Vorträgen und Diskussionen, Interviews mit internationalen Kapazitäten sowie Filmeinspielungen, 3D-Animationen, Charts etc. zur Verdeutlichung der Inhalte präsentiert. Unabhängig vom Kongressort können auch diese Fortbildungssendungen live in beliebig vielen Orten Deutschlands ausgestrahlt werden. Auch durch diese Fortbildungsspecials führen in der Regel zwei Experten und eine Moderatorin, die in der anschließenden Diskussion dem Arzt in der Praxis, Klinik oder Zuhause Rede und Antwort stehen.

Regionale Fortbildungsevents

Auch Veranstaltungen direkt vor Ort können mit allen zuvor dargestellten Medien zur Verdeutlichung der Inhalte verknüpft werden. Dabei kann der Ablauf ähnlich einer satellitengestützten Fortbildung gestaltet werden oder der Präsentation von Kasuistiken mit multimedialen Zusatzelementen folgen oder die Mischung von beidem sein. Die interaktive Publikumsbeteiligung wird auch bei jeder regionalen medixx® Veranstaltung integriert, die wir hierbei über TED-Systeme, PC- oder Internetapplikationen realisieren.

Vor allem ein flexibler, modularer Aufbau, der jede Kombination multimedialer Darstellungen mit interaktiven Elementen zum optimalen Transport der Inhalte ermöglicht, ist heute Grundvoraussetzung für eine innovative medizinische Fortbildung. Denn nur interessant vermittelte Information hinterlässt einen wirklich bleibenden Eindruck.

Fußnoten

1 P.T. Sawicki, „Qualität und Struktur der ärztlichen Fortbildung" ; R. Harvey, „Dreaming during scientific papers"
2 z.B. J.P. Hasenbrook, „Multi-Media-Mania. Reflexionen zu Aspekten neuer Medien"

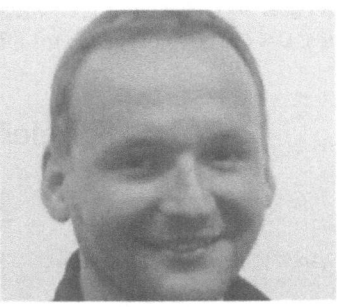

Dr. med. **Oliver Giebler** *studierte bis 1994 Humanmedizin an der FU Berlin. Aufbauend auf seiner bereits seit der Kindheit bestehenden Leidenschaft für Fotografie und Film, ließ er sich schon während des Studiums zum Kameramann ausbilden. Parallel studierte er Publizistik und absolvierte diverse Fortbildungsseminare für Journalisten. Nach langjähriger medizinjournalistischer Tätigkeit gründete Dr. Giebler 1997 als geschäftsführender Gesellschafter die Ultramarin Film- und Fernsehproduktion GmbH, die sich auf Grund seiner humanmedizinischen Ausbildung primär auf die Bereiche Wissenschaft, Medizin und Gesundheit konzentriert. Dabei geht es sowohl um die Entwicklung und Produktion von TV-Formaten für diverse Sendeanstalten sowie die Co-Produktion der ZDF Sendung „Gesundheit" aber auch um Informations- und Imagefilme für Pharmaunternehmen. Dies führte ihn dazu, sich intensiver mit der Optimierung ärztlicher Fortbildung auseinanderzusetzen. So entstand die Grundlage für medixx, ein neues multimediales Fortbildungskonzept für Mediziner, das seit 1999 erfolgreich produziert wird. Dr. Giebler realisiert damit die Idee, medizinische Fortbildung in Form von multimedialem Edutainment effektiv und spannend zu gestalten.*

E-Mail: *giebler@ultramarin-film.de*

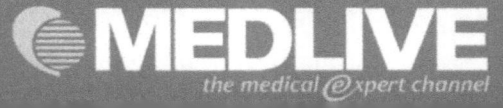

Via medici online ist ein Portal für Medizinstudenten, das alles Wissenswerte rund um das Studium bietet. Das Angebot konzentriert sich auf hochwertige Fachinformationen und garantiert durch den Thieme-Verlagshintergrund eine hohe Qualität. Das Portal integriert zunehmend E-Learning-Angebote, die die medienspezifischen Vorteile des Internets nutzen. 90 Prozent der Medizinstudenten haben heute einen Internetanschluss, wovon zwei Drittel wöchentlich mindestens ein- bis zweimal ins Netz klicken. Gesucht werden von ihnen meist konkrete Informationen.

Diese finden sie im Online-Portal Via medici online. Auf den inzwischen weit über 1000 Seiten finden Studienanfänger, Vorkliniker und Kliniker gebündelte Informationen rund um das Medizinstudium, die Aus- und Weiterbildung, die Promotion oder das Studium im Ausland. Daneben können sich die Nutzer aber auch über aktuelle Entwicklungen in der Medizin informieren oder im Lehrbuch-Shop einkaufen. Das Online-Angebot von Via medici soll so ausgebaut werden, dass die Adresse www.thie-

Digitaler Content für die Aus- und Fortbildung
– Einsatzorte im Internet

Die ganze Welt des Medizinstudiums – Via medici online entwickelt sich zum virtuellen Studienberater.
*Ein Beitrag von **Sigrid Lesch**.*

me.de/viamedici fester Bestandteil der Favoriten-Leiste jedes medizinstudentischen Rechners wird. Wesentliches Merkmal des Via-medici-Angebots ist die starke Vernetzung zwischen Print- und Online-Angebot.

Ein 1995 gestartetes Magazin für junge Medizinerinnen und Mediziner - Via medici - hatte sein Angebot 1997 bereits um einen jährlichen Kongress erweitert. Durch Via online werden Printprodukt und Kongress nun noch durch eine permanent zugreifbare Informationsebene, die Internet-Plattform für Medizinstudenten, ausgebaut.

Lokales Angebot

Das Internet-Angebot besteht aus einer zentralen und einer lokalen Informationsebene. Die fundierten Fachinformationen zu Studium, Weiterbildung und Beruf wählt der Verlag aus und bereitet sie auf. Sie stehen neben Informationen, die sich direkt auf die einzelnen deutschsprachigen Universitätsstädte mit medizinischen Fakultäten beziehen. Diese regionalen Inhalte tragen sogenannte „Lokalredakteure" zusammen. Dahinter verbergen sich Medizinstudenten und -studentinnen, die der Verlag engagiert hat. Ihre Aufgabe ist es, regelmäßig und aktuell für Via medici online Wissenswertes aus den Fakultäten für die Kommilitonen zu recherchieren und darüber zu berichten. Sie sind von Kiel bis München aktiv, um Antworten auf die Fragen zu geben, die sich jeder Medizinstudent an seinem Studienort stellt: Welcher Prof hält besonders gute Vorlesungen? Welche Bücher sollte man unbedingt nutzen? Oder: Wo gibt es die besten Skripten?

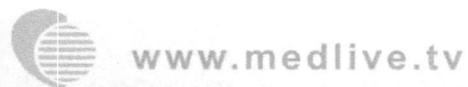
www.medlive.tv

Fachinformationen und Lernangebote

Zu einem Highlight der Via-medici-online-Seiten hat sich das Angebot „Examen online" entwickelt, dass der Verlag den Studenten derzeit kostenlos zur Verfügung stellt. Mit diesem Angebot ergänzt Thieme seine „Schwarze Reihe". In deren gedruckten Fachbänden erscheinen jedes Jahr die gesammelten Prüfungen der letzten 12 Jahre nach Prüfungsfächern geordnet, mit Lösungen und Kommentaren versehen – nur die jeweils letzte Prüfung fehlt. Die gibt es aktuell online! Auch hier wieder die Verknüpfung zwischen Print und Online.

Zunehmend fragen die Studenten auch mediengerechte E-Learning-Angebote nach. Dem trägt das Portal über verschiedene Angebote Rechnung. Auch hier achten wir wieder auf die Vernetzung Print – online:

Beispiel 1: Der EKG-Trainer
Auf der Basis eines vorhandenen Lehrbuchs hat der Verlag einen interaktiven EKG-Kurs entwickelt. Jede Woche erscheint ein neues Kapitel mit Lerntext und Fallbeschreibung und gegebenenfalls Herztönen. Das EKG kann der Student am Bildschirm ausmessen und auswerten. Es ist geplant, diesen Kurs zukünftig komplett in einem geschlossenen Bereich gegen eine Nutzungsgebühr anzubieten.

Beispiel 2: Spickzettel
Ebenfalls auf der Basis vorhandener Buchwerke stellt das Portal Lernhilfen in Form von Spickzetteln bereit. Sie können online, per Ausdruck und als Download-Datei für PDAs genutzt werden.

Beispiel 3: Animationen
Animationen sind wichtige Hilfsmittel bei der Visualisierung komplexer Sachverhalte. Seit kurzem enthält Via medici zum Thema Physiologie in einem Exklusiv-Bereich des Portals, der nur Abonnenten der Zeitschrift zugänglich ist, solche Medien vor. Obwohl die Übertragungsraten angesichts der heutigen Bandbreiten noch recht niedrig sind, ist die Akzeptanz dieses Angebots bei der Zielgruppe ausgesprochen hoch. Bei allen Animationen wird immer auch auf ein entsprechendes Lehrbuch-

Abb. 1: Der EKG-Trainer

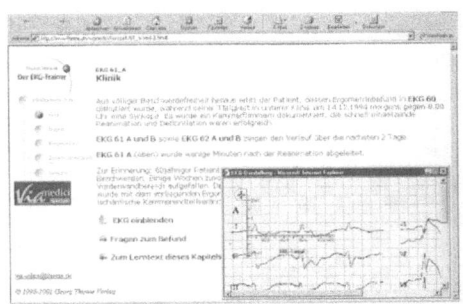

Abb. 2: Spickzettel

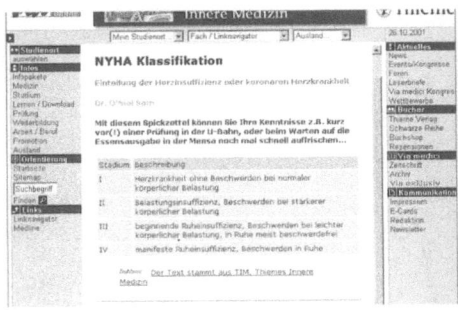

Abb. 3: Animationen

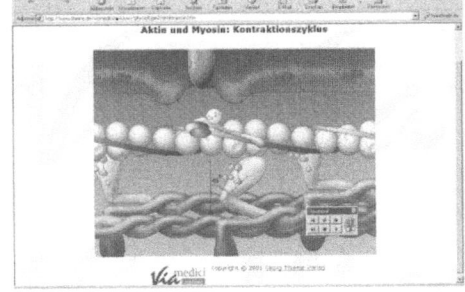

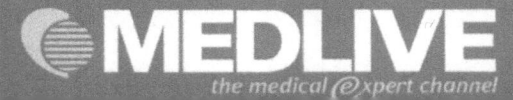

kapitel verwiesen, in dem tiefergehende Informationen angerufen werden können.

Via medici online steht im Angebot der Thieme-Verlagsgruppe nicht isoliert, sondern nutzt die anderen vorhandenen Online-Angebote über Verlinkungen:

Abb. 1: e-Mediquiz

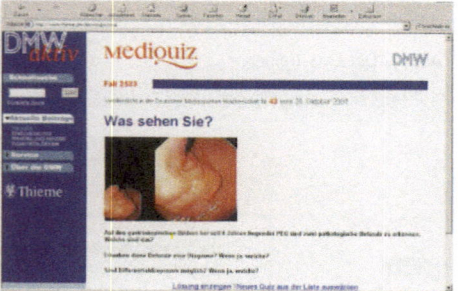

Beispiel 4: e-Mediquiz
Das Mediquiz der DMW ist eine ständige Rubrik in dieser Zeitschrift seit 1972. Im Jahr 1996 wurde das Konzept erneuert; zahlreiche der insgesamt über 2400 Fälle stehen inzwischen online. Dazu kommt seit dem 1.Oktober 1998 ein Mediquiz, das es so nur in unserem Internet-Angebot gibt, es enthält eine Bildfolge einer echokardiographischen Untersuchung. Das Angebot wird kontinuierlich ausgebaut.

Akzeptanz bei den Nutzern

Das Via-medici-Portal ist bei der Zielgruppe der Medizinstudenten inzwischen als wichtige Plattform etabliert. Positiv bewerten die Studenten insbesondere den umfassenden Ansatz, der sich zum einen in dem Motto „Die ganze Welt des Medizinstudiums" niederschlägt, aber auch in der Vernetzung von Print, Online und Veranstaltungen. Dieser Multichannel-Ansatz nutzt die Vorteile des jeweiligen Mediums optimal. Hohe Akzeptanz findet bei den Studenten im Internet der hohe Vernetzungsgrad. Eine Animation verknüpft mit einem Lehrbuchkapitel, ein Spickzettel verknüpft mit einem aktuellen Zeitschriftenartikel oder eine Falldarstellung, bei der z.B. physiologische Grundlagen im Video erscheinen, sind jeweils mehr als die Summe der Teile und erhöhen die Wahrscheinlichkeit des Lernerfolges.

Die Nutzerzahlen und Pageimpressions bei Via medici sind stark steigend. Auch wenn Via medici online auf den Aspekt der Kundenbindung focussiert, sind wir gerade dabei, kostenpflichtige Bereiche einzurichten. Wir gehen davon aus, dass die Werthaftigkeit der Inhalte, die wir dort bieten, den Kunden zunehmend bewusst werden, so dass sie bereit sein werden, auch dafür zu zahlen.

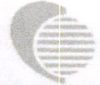

E-Learning endet im Thieme Verlag aber nicht bei den Studenten. Im Bereich der Fortbildung spielt das Thema ebenfalls eine zunehmende Rolle. Dennoch: Auch wenn es schon zahlreiche Modellversuche für CME-Angebote auf elektronischen Medien gibt, nutzen die Mediziner im Augenblick vor allem Printpublikationen für den Erwerb von Fortbildungspunkten. In verschiedenen Zeitschriften des Thieme-Verlags erscheinen deshalb regelmäßig Beiträge, die unter die zertifizierte Fortbildung fallen. Als Beispiel sei hier die oben schon erwähnte Deutsche Medizinische Wochenschrift (DMW) genannt. Die Beiträge stellen neue Ergebnisse und Standards in Diagnostik und Therapie relevant und praxisnah dar. Es sind jeweils konkrete Fälle enthalten sowie ein Quiz zur Selbstkontrolle. Diese Beiträge gibt es aber nicht nur in Printform, sondern sie können innerhalb des digitalen Zeitschriftenangebotes www.thieme-connect.de heruntergeladen werden.

Ein umfangreiches digitales Angebot in Richtung von interaktiven zertifizierten Kursen befindet sich in der Planung. Hierbei legt der Verlag die gleichen inhaltlichen und didaktischen Qualitätskriterien an wie im Print und nutzt die medienspezifischen Vorteile.

Sigrid Lesch *wurde am 17.01.1958 in Berlin geboren. Nach dem Abitur 1976 studierte sie Biologie und Sport für Lehramt an Gymnasien an der TH Darmstadt. Nach dem 2. Staatsexamen im Frühjahr 1986 ging Frau Lesch zum Beilstein-Institut für organischchemische Literatur und übernahm in der Abteilung, die eine Faktendatenbank aufbaute, den Bereich der Produktinformation. 1989 wechselte sie ins FWU Institut für Film und Bild in Wissenschaft und Unterricht nach München. Dort baute sie zunächst als pädagogisch-wissenschaftliche Referentin in der Geschäftsleitung, dann als Programmbereichsleiterin Informationstechnische und Berufliche Bildung den Bereich Elektronische Medien auf.*
1994 übernahm Sigrid Lesch im Georg Thieme Verlag Stuttgart die Programmplanung Elektronische Medien. Seit 1998 führt sie diesen Bereich als Stabsabteilung in der Holding der Thieme Verlagsgruppe. Sie ist damit verantwortlich für die E-Business-Aktivitäten der Verlagsgruppe, d. h. im Einzelnen; Strategieentwicklung, Betreuung der Marketing-orientierten Websites der Gruppe, Umsetzung der medienneutralen Datenhaltung auch im Buchbereich, Contentsyndikation, Aufbau eines Medizinstudenten-Portals u. v. m. sowie die Koordination der dezentralen Online-Projekte der Verlagsgruppe.

E-Mail: *sigrid.lesch@thieme.de*

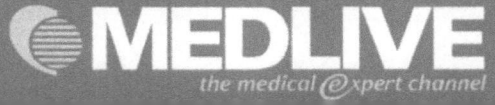

Ob die Behandlung eines Patienten erfolgreich ist, hängt nicht nur von der richtigen Diagnose und Therapiewahl der Ärzte ab. Ebenso wichtig ist, dass die Patienten über die Krankheit informiert sind, dass sie die Therapieanweisungen des Arztes einhalten ("Compliance") und dass Symptomatik und Befindlichkeit laufend beobachtet werden ("Monitoring"). Vor allem bei chronischen Erkrankungen wie Hypertonie, Asthma oder Diabetes trägt die Compliance entscheidend zur Vermeidung von Folgeerkrankungen bei.

Viele Krankenkassen experimentieren bereits seit Jahren mit strukturierten Behandlungsprogrammen („Disease-Management-Programmen") im Rahmen von Modellprojekten und Strukturverträgen, insbesondere im Bereich Diabetes. Dabei stehen die Zusammenarbeit und Vernetzung von Ärzten, Krankenhäusern, Pflegediensten und Rehabilitationseinrichtungen im Vordergrund, weiterhin die Definition entsprechender Diagnose- und Therapierichtlinien.

Individuelle Patienteninformation und –betreuung

mit moderner Kommunikationstechnologie

Mit Mobiltelefon und Internet werden heute Patienten direkt in Behandlungsprozesse eingebunden.
*Ein Beitrag von **Charlotte Herrlinger.***

Gesetzliche Änderungen in Vorbereitung

Mit der Gesundheitsreform 2000 hat auch die Bundesregierung ihre Anstrengungen intensiviert, die Interessen der Patientinnen und Patienten in den Mittelpunkt zu stellen und Qualität und Wirtschaftlichkeit der Gesundheitsversorgung zu steigern. Dazu gehören verbesserte Informationen, eine Stärkung der Patientenrechte und mehr Mitsprache der Patienten, damit sie effektiver als bisher in Behandlungsprozesse und Entscheidungen einbezogen werden. Hintergrund ist die weiterhin angespannte Finanzlage der gesetzlichen Krankenversicherung.

Disease-Management-Programme sollen bereits in naher Zukunft die Verbindung von Qualität und Wirtschaftlichkeit sicherstellen. Man geht davon aus, dass sich mit Disease Management die Lebensqualität von chronisch kranken Menschen verbessern sowie Folgeschäden verhindern oder zumindest verzögern lassen. Neben der Verbesserung der Gesundheit soll damit gleichzeitig Beitragssatzstabilität erreicht werden. Die Krankenkassen, die Disease-Management-Programme für ihre chronisch kranken Mitglieder anbieten, sollen zukünftig mehr Geld aus dem Risikostrukturausgleich bekommen.

Um sich im Wettbewerb zu behaupten, ist es jetzt für alle Krankenkassen entscheidend, ihren Mitgliedern schnell qualitätsgesicherte Programme anzubieten. Für einen einheitlichen Qualitätsstandard von Disease-Management-Programmen ist das Bundesversicherungsamt zuständig, das jedes Programm prüfen und akkreditieren muss. Da die Teilnahme freiwillig ist, müssen die Programme kundenfreundlich sein, um eine möglichst hohe Akzeptanz bei den Versicherten zu erreichen. Es darf auf keinen Fall

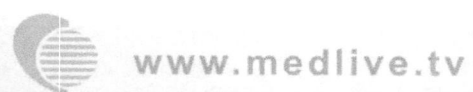

Druck durch die Krankenkassen auf die Versicherten ausgeübt werden, sich an Disease-Management-Programmen zu beteiligen.

Unklar ist bei diesen Programmen, wer die zentrale Rolle bei Steuerung und Monitoring der Patienten übernimmt, und wer den Patienten rund um die Uhr als Ansprechpartner zur Verfügung steht: der Hausarzt, die Krankenkassen selbst, Kompetenzzentren oder auch Call Center werden hier diskutiert. Sicher ist, dass, unabhängig davon, wer in diesem Szenario die Hauptrolle übernimmt, die Kosten steigen werden, je intensiver der Patient betreut wird, da alle o.g. Möglichkeiten personalintensiv sind. Was also durch verbesserte Behandlung eingespart werden kann, wird, zumindest teilweise, für die Durchführung des Disease-Management-Programmes wieder ausgegeben werden müssen. Fraglich bleibt außerdem, inwieweit sich durch diese Institutionen die regelmäßige Erinnerung des Patienten an Medikamenteneinnahmen und die Abfrage der Befindlichkeit überhaupt realisieren lassen.

Patienten im Mittelpunkt mit SMS, WAP und Internet

Ein innovative Lösung für die geschilderte Problematik bietet der Einsatz moderner Kommunikationstechnologien. Folgendes Betreuungsmodell wurde von der Münchner Nets AG bereits erfolgreich umgesetzt: Patienten werden per Short Message Service („SMS") regelmäßig daran erinnert, ihre Medikamente einzunehmen und den Blutglukosespiegel zu messen. Die Patienten geben die Werte direkt per Wireless Application Protocol („WAP") auf dem WAP-Browser ihres Mobiltelefons ein. Ein zentraler Computer speichert und analysiert die Daten und warnt bei Nichteinhaltung von Grenzwerten die Patienten und den behandelnden Arzt durch den Versand einer E-Mail oder einer SMS. Über das Internet hat der Arzt Zugriff auf zeitnahe Auswertungen der aktuellen physiologischen Daten seiner Patienten.

Dabei wird ein Teil des strukturierten Behandlungsprogramms auf elektronische Medien übertragen. Die Nets-Plattform („Nets Dialog Fabrik™") übernimmt die regelmäßige Information, Erinnerung und Befragung des Patienten, speichert die eingehenden Daten, wertet sie aus und benachrichtigt bei bestimmten vorab definierten Ereignissen oder Messwerten den Patienten, den Arzt oder das Call Center. Der Zugriff auf die gespeicherten Daten und Auswertungen erfolgt über das Internet. Die Patienten können den Kommunikationskanal frei wählen und sämtliche Endgeräte nutzen, mit denen sie heute schon täglichen Umgang haben: Mobiltelefon, PC und Personal Digital Assistant („PDA"). In der Bundesrepublik Deutschland nutzen mittlerweils ca. 55 Millionen Menschen das Mobiltelefon und ca. 25 Millionen das Internet. Auch aus medizinischen Messgeräten, wie z.B. Peak Flow Meter und Glukometer, können Daten in Zukunft direkt übertragen werden.

Durch die Nets-Plattform werden die Kosten für Disease-Management-Programme kalkulierbar. Die regelmäßigen Informationen, Erinnerungen und Abfragen an den Patienten werden automatisiert abgewickelt. Ein persönlicher Patienten-Kontakt, z.B. zum Arzt oder Kompetenzzentrum, wird nur bei drohender Verschlimmerung der Erkrankung initiiert. Damit ist eine intensive Betreuung des Patienten ohne großen Personalaufwand kostengünstig möglich. Da sich die Motivation, Compliance und Überwachung der Patienten deutlich verbessert, dürfte sich zumindest ein Teil der Krankenhausaufenthalte und Folgeerkrankungen vermeiden lassen. Andererseits entsteht durch den Einsatz der Kommunika-

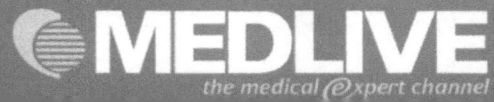

tionstechnologie kaum Zusatzaufwand, denn die Endgeräte sind entweder schon beim Patienten vorhanden oder aufgrund der großen Verbreitung kostengünstig verfügbar.

Hohe Akzeptanz bei Patienten

Auf der Nets Dialog Fabrik™ können Patienteninformations- und betreuungsprogramme unterschiedlichster Art sehr kurzfristig konfiguriert, getestet und in Betrieb genommen werden. Dabei stehen folgende Leistungsmerkmale im Vordergrund:

- Strukturierte Dialoge können mit dem Patienten jederzeit und überall geführt werden.
- Der Patient kann zu jedem Zeitpunkt frei wählen, welches Gerät er zur Kommunikation nutzen möchte: das Mobiltelefon, den PDA, den PC oder medizinische Geräte.
- Auch komplexe Dialoge werden automatisiert abgewickelt. Sie sind individualisiert auf die Situation des einzelnen Patienten zugeschnitten und täglich 24 Stunden verfügbar.
- Die Dialoge sind auf sehr hohe Patientenzahlen skalierbar und dadurch auch bei sehr umfangreichen Patientenzahlen kostengünstig verfügbar.
- Im Hinblick auf Datenschutz und Datensicherheit gewährleistet die Nets Dialog Fabrik™ höchste Standards durch spezielle Systeme (Single Sign-on Authentifizierungs- und Autorisierungsmodelle, SSL-Verschlüsselung und Checkpoint Firewalls). Bei der Nutzung der Plattform wird streng nach den gesetzlichen Vorschriften verfahren.

In mehreren Projekten wurde die Leistungsfähigkeit der Nets Technologie bereits unter Beweis gestellt. Die Akzeptanz bei Patienten und anderen Zielgruppen ist dabei sehr hoch. So konnte durch die regelmäßige Erinnerung von Patienten an die Medikamenteneinnahme und an die Eingabe von Daten die Compliance der Patienten erheblich gesteigert werden. Insbesondere durch den Echtzeit-Zugriff auf die physiologischen Daten der Patienten konnten die zuständigen Ärzte frühzeitig Abweichungen vom Beobachtungsprotokoll erkennen und sofort intervenieren. Auch die Patienten fühlten sich durch die Erinnerungen, Abfragen und Rückmeldungen zu ihrem Gesundheitszustand sehr gut in den Behandlungsprozess eingebunden. Die SMS-Erinnerungen und WAP-Dialoge wurden von den Beteiligten überwiegend sehr positiv beurteilt.

Von der Information zur Betreuung

Für die unterschiedlichen Bedürfnisse und Zielgruppen im Gesundheitswesen, vom gesunden Versicherten bis hin zum chronisch kranken Patienten, sind unterschiedlichste Informationsdienste und Betreuungsprogramme denkbar: Während auf der einen Seite die Aufklärung und Verhütung einer Ersterkrankung im Vordergrund steht, ist das Ziel auf der anderen Seite die Patientenbetreuung und Verhinderung einer Verschlimmerung der Erkrankung.

Das Spektrum reicht von einfachen Informationsdiensten wie z.B. Pollenflug-Informationen, Aufklärung über Krankheitsbilder, anstehenden Impfterminen und Vorsorgeuntersuchungen, Untersuchungen des kindlichen Entwicklungsstatus sowie einer kontinuierlichen Beurteilung des Herz-/Kreislauf- oder Diabetes-Risikos bis hin zu komplexen Disease Management-Programmen für Herz- und Kreislauferkrankungen, Asthma, Diabetes, Schlaganfall, Depressionen etc.

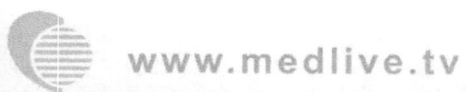

Mit der Nets Dialog Fabrik™ ist schon heute eine Techno-
logieplattform im Einsatz, die die technischen Voraussetzungen für einfache Informationsdienste bis hin zu den
komplexen Disease-Management-Programmen bietet.
Dabei werden die jetzt verfügbaren Telekommunikations-
und Internetstandards genutzt. Mit zukünftigen Übertra-
gungstechnologien (Bluetooth) und höheren Datenüber-
tragungsraten (GPRS/UMTS) werden die heutigen Möglichkeiten und der Stellenwert moderner Kommunikationstechnologie im täglichen Leben von Versicherten und
Patienten noch weiter zunehmen. Innovative Leistungserbringer und Versicherer bereiten sich schon heute darauf vor und nutzen für die schnelle Entwicklung, Erpro-
bung und Inbetriebnahme eigener Anwendungen für die
Patienteninformation und Patientenbetreuung die Nets
Dialog Fabrik™.

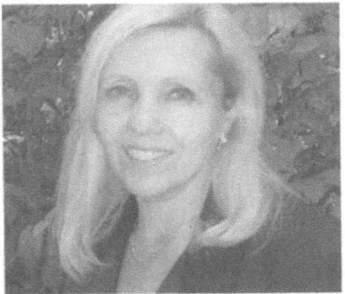

*Nach dem Studium der Medizin und
Psychologie absolvierte Dr. **Charlotte
Herrlinger** die Facharztausbildung in
Anästhesie und Intensivmedizin und erhielt
die Ermächtigung als Fachärztin für
Anästhesie. Von 1984 bis 1997 war sie in
der Pharmazeutischen Industrie bei
Heumann Pharma/Searle, Nürnberg, und
Synthélabo, Puchheim bei München, in den
Bereichen Marketing, Medizinisch-
Wissenschaftliche Information und Klinische
Forschung tätig und zuletzt als Medical
Director Clinical Research für die Planung,
Durchführung und Auswertung nationaler
und internationaler Klinischer Studien der
Phasen I bis IV verantwortlich. Von 1998 bis
1999 leitete Dr. Charlotte Herrlinger die
Klinik eines internationalen Auftrags-
forschungsinstituts. Anschließend war sie
am Dr. Margarete Fischer-Bosch-Institut für
Klinische Pharmakologie (Forschungsbereich
des Robert-Bosch-Krankenhauses) in
Stuttgart Leiterin des Funktionsbereichs
Klinische Prüfungen. Dort beendete Frau Dr.
Herrlinger ihre Weiterbildung zum Facharzt
für Klinische Pharmakologie, die sie mit der
Facharztprüfung abschloss.
Seit Juli 2001 leitet sie als Geschäftsführerin
die Nets Healthcare GmbH, ein
Tochterunternehmen der Nets AG.*

E-Mail: *Charlotte.Herrlinger@nets-ag.de*

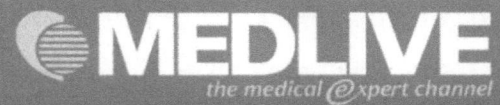

Die Bundeszahnärztekammer erlaubt die offizielle Ausweisung eines Tätigkeitsschwerpunktes, der durch die Teilnahme an einer von der jeweiligen Fachgesellschaft anerkannten strukturierten fachlichen Fortbildung erworben werden kann. Diese Möglichkeit der Fortbildung ist freiwillig. Zahnärztliches Spezialwissen soll vertieft, Qualität und Kompetenz gesichert werden. Auch die Erlangung eines gewissen Wettbewerbsvorteils spielt natürlich eine Rolle. Strukturierte Fortbildung heißt in diesem Zusammenhang, dass ein 70-140 Stunden umfassendes Curriculum erfolgreich absolviert werden muss. Diese Fortbildung wird von der Akademie für Praxis und Wissenschaft (APW) der Deutschen Gesellschaft für Zahn-, Mund- und Kieferheilkunde (DGZMK) zu verschiedenen Spezialgebieten der Zahnheilkunde, zum Beispiel zu den Themen Parodontologie oder Implantologie, in Form von Wochenendkursen angeboten. Als konsequente Weiterentwicklung des Konzeptes der curricularen zertifizierten Fortbildung hat die APW zusammen mit dem Berliner Multimedia-Spezialisten MEDLIVE die International Online Academy of Dentistry and Oral Medicine (IOA) ins Leben gerufen. Ziel war es,

Strukturierte Fortbildung für Zahnärzte ab 2002 auch online

*Die International Online Academy of Dentistry and Oral Medicine (IOA),
eine gemeinsame Fortbildungseinrichtung der Deutschen Gesellschaft für Zahn-, Mund- und
Kieferheilkunde / Akademie für Praxis und Wissenschaft und MEDLIVE .
Ein Beitrag von **Bernhard Fuchs.***

das digitale Fernsehen und Internet als eine interaktive und mehrsprachige E-Learning Plattform zur Unterstützung der strukturierten und zertifizierbaren fachlichen Qualifizierung zu nutzen.

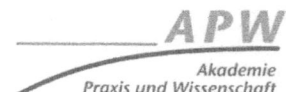

Die APW basiert daher zukünftig auf zwei Säulen:

- Präsenzakademie mit Seminaren und Studiengruppen, Demonstrationen, Arbeitskursen, Supervision und Lernerfolgskontrolle.
- IOA (International Online Academy of Dentistry and Oral Medicine) zur interaktiven Informationsvermittlung auf nationaler und internationaler Ebene mit Hilfe zeitgerechter, elektronischer Medien (interaktives digitales Fernsehen und Internet).

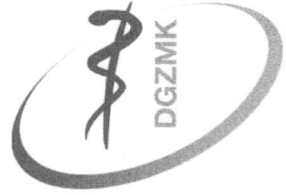

Die redaktionelle Gestaltung der Inhalte für die IOA wird – in Abstimmung mit der APW – von MEDLIVE übernommen. MEDLIVE, ein Unternehmen der internationalen Quintessenz Verlagsgruppe, bietet innovative, interaktive Fortbildungsprogramme für das Gesundheitswesen via Fernsehen und Internet. Die wissenschaftliche Richtlinienkompetenz obliegt der APW. Der erste zertifizierbare curriculare IOA-Kurs zum Themenschwerpunkt Implantologie wird im Jahr 2002 angeboten. Die inhaltliche und organisatorische Durchführung dieses für die gesamte Medizin beispielhaften und zukunftsorientierten Konzeptes ist nachfolgend skizziert.

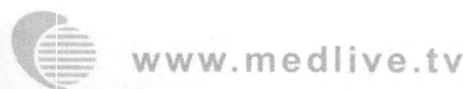

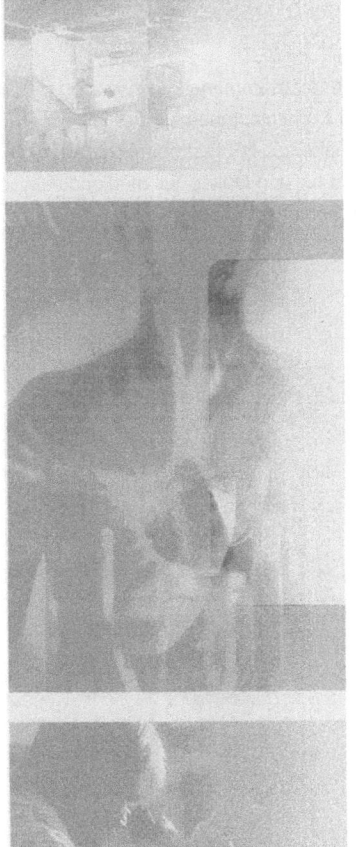
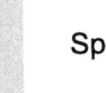

Strukturierte fachliche Fortbildung über Neue Medien

Ziel der IOA/APW-Kurse ist die strukturierte fachliche Fortbildung für niedergelassene Zahnärzte in Spezialgebieten der Zahnmedizin nach den Maßstäben und Vorgaben der APW in Zusammenarbeit mit jeweils zuständigen Fachgesellschaften unter Schirmherrschaft der Deutschen Gesellschaft für Zahn-, Mund- und Kieferheilkunde. Mit dem erfolgreichen Absolvieren des aus Online- und Präsenzteil bestehenden Kurses wird ein entsprechendes APW-Zertifikat und die Möglichkeit zur APW-Mitgliedschaft erworben.

Grundlage für die Durchführung der IOA-/APW-Kurse sind die in Zusammenarbeit zwischen der APW und den jeweils zuständigen Fachgesellschaften entwickelten Curricula. Innerhalb des jeweiligen Curriculums werden alle multimediafähigen theoretischen Inhalte, die bei herkömmlichen Kursen in Form von Frontalunterricht vermittelt werden, identifiziert und für den Online-Teil mediendidaktisch aufbereitet. In der folgenden Abbildung ist dieses Konzept schematisch dargestellt.

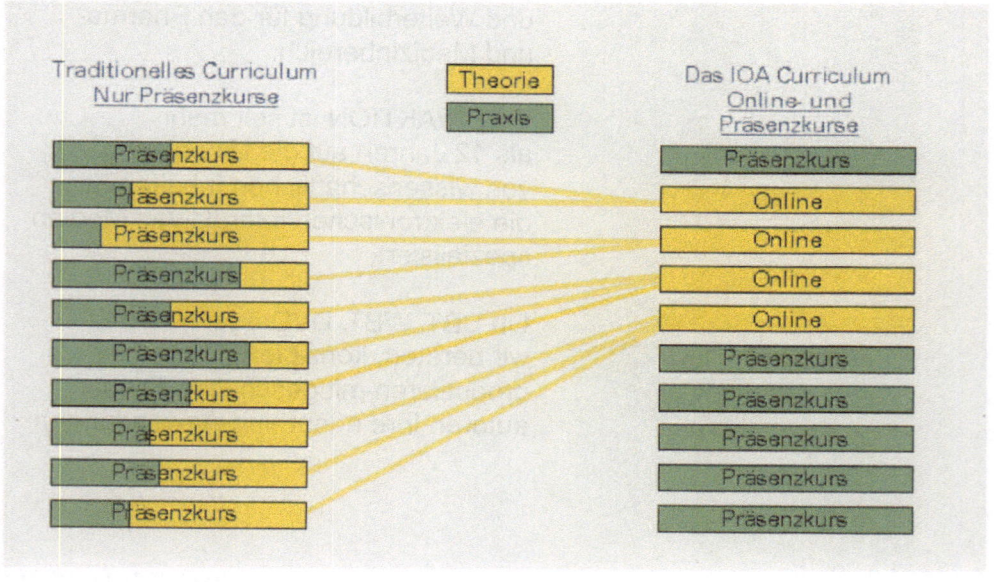

Abb. 2: Präsenzakademie und Internationale Online Academy – Konzept zur curricularen Fortbildung

Gestaltung des Online-Teils (IOA)

Für die Ausführung und Gestaltung des Online-Teils ist MEDLIVE verantwortlich. Die wissenschaftliche Richtlinienkompetenz liegt bei der APW.

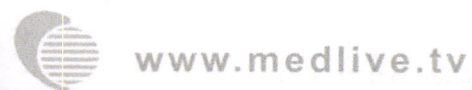

Technik

Internetgestützte Lernverfahren sind momentan am besten für textintensiven Lehrstoff und einfache Grafiken geeignet (Literaturrecherchen, juristische Abhandlungen, Computersoftware, Praxismanagementverfahren, schriftliche Testverfahren). Für qualitativ hochwertige Film- und Live-Übertragungen ist die Verwendung digitaler Fernsehtechnik besser geeignet. Dies gilt umso mehr, wenn über das interaktive Fernsehen die besonderen Vorteile des Internets mit genutzt werden können. Der IOA-Kurs wird daher wie das übrige MEDLIVE Programm als digitales Fernsehprogramm über Satellit ausgestrahlt. Der Teilnehmer benötigt zum Empfang der Sendung einen handelsüblichen Fernseher, eine digitale SAT-Antenne sowie eine angepasste Set-Top-Box zum Empfang und eine Smart Card bzw. Zugangskarte zur Entschlüsselung des Signals. Die Installation der Empfangstechnik beim Teilnehmer vor Ort wird durch die Kooperation mit einem technischen Dienstleister gewährleistet.

Die IOA-Sendungen werden live jeweils samstags ausgestrahlt und können entweder mit der Set-Top-Box oder einem Videorecorder aufgezeichnet und archiviert werden. Sie stehen dem Kursteilnehmer daher zur Wiederholung von Inhalten jederzeit und beliebig oft zur Verfügung. Die (inter-)aktive Beteiligung des Teilnehmers ist unmittelbar während der Live-Sendung und über E-Mail, Internet und Telefon auch noch nach der Sendung möglich.

Das Medium Internet („MEDLIVE Online") wird von Beginn an genutzt, um unterstützend Hintergrundwissen zu den einzelnen Curriculum-Abschnitten wie Zeitschriftenartikel oder Produkthinweise bereit zu stellen und eine Überprüfung des gelernten Wissens auch außerhalb der Sendezeiten zu ermöglichen.

Organisation

Eine Sendung im Rahmen des IOA-Curriculums von MEDLIVE wird 2 bis 3 Stunden dauern. Je nach Themenschwerpunkt erfolgt eine unterschiedliche Aufbereitung der Inhalte, was sich auch im Aufbau der einzelnen Sendung niederschlägt (z.B. graphische Darstellung mittels 3D-Simulation, Live-Operationen oder die Live-Moderation vorproduzierter Inhalte).

Ermöglicht die gewählte Technik ein interaktives Eingreifen des Teilnehmers in den Sendeablauf, werden die Teilnehmer an entsprechender Stelle – abhängig von der Struktur der einzelnen Sendung – aktiv befragt. Im weiteren Sendeverlauf kann dann vom Moderator unmittelbar auf das Ergebnis der Befragung eingegangen werden.

Ausgewählte Referenten der Präsenzakademie unterrichten im Online-Teil die Theorie zu ihrem jeweiligen späteren Praxisteil. Die Moderation übernehmen die Referenten immer im Wechsel. Der jeweilige Moderator ist live im Studio präsent. Da er für die spätere Präsenzakademie persönlich sehr gut mit dem Unterrichtsstoff vertraut ist, kann er auch im theoretischen Online-Teil optimal darauf eingehen. Dies funktioniert natürlich nur bis zu einer gewissen Teilnehmerzahl, darüber hinaus sind parallel verschiedene Referenten für den Präsenzteil einzusetzen.

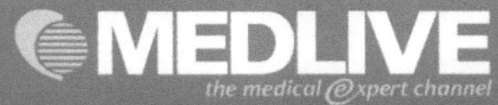

Im europäischen Kontext könnten zukünftig gegebenenfalls fremdsprachliche Referenten den Präsenzteil für das ansonsten inhaltsgleiche Curriculum unterrichten. Das bestehende Curriculum ist ein konsensfähiger Ausgangspunkt und wird im Online-Teil durch internationale Autoren und ihre Beiträge qualitativ ergänzt.

Um eine internationale Exportfähigkeit der Module zu erreichen und das Konzept europaweit zu etablieren, wurde das Consortium of National Coordinators (CNC) eingerichtet.

Gestaltung des Präsenzteils

Organisation

Um allen Teilnehmern einen optimalen Einstieg in den Umgang mit dem neuen Medium des digitalen Satelliten-Fernsehens (Medienkompetenz) zu bieten, um Ängste und falsche Erwartungen abzubauen und eine effiziente Nutzung für die Fortbildung sicherzustellen, ist geplant, das Curriculum mit einer Präsenzveranstaltung zu beginnen. Ziel dieser Veranstaltung ist es, die Teilnehmer in die Funktionsweise und Vorteile der verwendeten Technik einzuweisen.

Didaktik

Die Präsenzteile bestehen im Wesentlichen aus praktischen Übungen und einer kurzen theoretischen Wiederholung des Inhaltes aus den entsprechenden Online Kursen, soweit es für die praktischen Übungen notwendig ist.

Die Gestaltung der Präsenzteile und Ernennung von Referenten erfolgt nach den Vorgaben der wissenschaftlichen Fachgesellschaften und der APW. Idealerweise ist der jeweilige Referent bereits an der Produktion und Ausstrahlung des entsprechenden Online-Teils beteiligt. Von MEDLIVE wird zur Unterstützung der Referenten Präsentationsmaterial (z.B. Folien, PowerPoint-Präsentationen, Animationen) zur Verfügung gestellt, wodurch eine optische und inhaltliche Wiedererkennung des in den Online-Teilen abgehandelten Stoffes gewährleistet wird. Darüber hinaus dient dies der Qualitätssicherung bei wechselnden Referenten.

Wie können Zahnärzte an diesem neuen Fortbildungsangebot teilnehmen?

Für die Teilnahme an der IOA ist die Buchung des sogenannten MEDLIVE Master-Abonnements erforderlich. Der Teilnehmer erhält hierbei das normale wöchentliche MEDLIVE Fortbildungsprogramm (siehe entsprechender Artikel in diesem Buch) und den Online-Teil eines IOA / APW-Curriculums. Da im Jahre 2002 mit dem Curriculum Implantologie begonnen wird, kann der Teilnehmer zu Beginn nur dieses Curriculum buchen, ab 2003 wird sukzessive eine Auswahl verschiedener Curricula angeboten. In einem Kalenderjahr kann jeweils höchstens eine zertifizierte Qualifikation in der IOA / APW erlangt werden. Im Online-Teil erfolgen zahlreiche Hinweise und Vorankündigungen auf den Präsenzteil, so dass die Teilnehmer für die APW-Präsenzkurse motiviert sind.

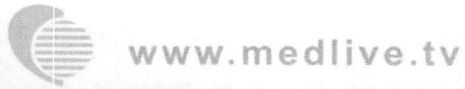

www.medlive.tv

Die kontinuierliche Teilnahme am MEDLIVE Programm, auch über die Erlangung des gewünschten Fortbildungsschwerpunktes hinaus, festigt das erlangte Wissen, zeigt aktuelle Zusammenhänge auf und dient dem Erhalt der APW-Mitgliedschaft. Regelmäßig werden im MEDLIVE Programm besonders hochwertige und mit dem APW / IOA-Symbol gekennzeichnete Beiträge ausgestrahlt, die als Continuum für die erreichte Qualifikation und die APW-Mitgliedschaft anerkannt werden. Durch die regelmäßige Teilnahme am MEDLIVE Fortbildungsprogramm kann ein APW-Mitglied die Hälfte der jährlich benötigten „Credit Points" (Fortbildungspunkte) für den Erhalt der Mitgliedschaft nachweisen. Die andere Hälfte der Punkte ist durch den Besuch von Präsenzveranstaltungen wie beispielsweise die APW-Frühjahrstagung nachzuweisen.

Betreuung & Erfolgskontrolle & Zertifizierung

Durch die Interaktivität der IOA ist gewährleistet, dass die Teilnehmer direkt während der Sendung Fragen an den jeweiligen Moderator oder Referenten richten können. Die Fragen treffen als E-Mail, Fax oder per Telefon im Studio ein und werden nach redaktioneller Bearbeitung in die Sendung eingeflochten. Die jeweiligen Telefonnummern und Kontaktadressen werden den Teilnehmern einige Tage vor der Sendung schriftlich mitgeteilt. Am Tag der Fernsehsendung haben die Teilnehmer noch bis zu vier Stunden nach der Sendung die Möglichkeit, per E-Mail Fragen an den Referenten zu richten, die möglichst zeitnah beantwortet werden.

Der Lernerfolg kann direkt nach einer Sendung durch die Bereitstellung von Selbstkontrollaufgaben überprüft werden. Diese Fragebögen enthalten Verständnisfragen zu Inhalten der jeweiligen Sendung und dienen der besseren inhaltlichen Vorbereitung auf den entsprechenden Präsenz-Kurstag. Die Erstellung des Fragebogens erfolgt in enger Kooperation mit den Referenten. Die Fragebögen dienen der reinen Selbstkontrolle und müssen nicht eingesendet werden.

Die Erteilung eines Abschlusszertifikates setzt die erfolgreiche Teilnahme am Online- und Präsenzmodul eines Curriculums voraus. Deshalb erfolgt am Ende der Kursserie eine Lernerfolgskontrolle in Form von Supervision bzw. Falldemonstration und Abschlusskolloquium, organisiert von der APW in Zusammenarbeit mit den Fachgesellschaften. Das IOA/APW-Zertifikat wird dem Teilnehmer während einer Abschlussveranstaltung überreicht. Es ist gemäß den Richtlinien der Zahnärztekammern ausweisungsfähig (Beschluss des DGZMK Vorstandes vom 26.09.00).

Blick in die Zukunft

Es ist der erklärte Wille der beteiligten Partner, ein internationales Netzwerk für die strukturierte Fortbildung zu schaffen und die IOA Module exportfähig zu gestalten. Für ausländische Teilnehmer sollte der Online-Teil des Curriculums eine in sich logische und sinnvolle Fortbildungseinheit darstellen. Sie kann dazu anregen, sich näher mit dem Thema zu befassen und den Präsenzteil in Deutschland anzuschließen, auch wenn dies primär vom Teilnehmer nicht geplant war. Bei ausreichender Teilnehmerzahl könnte entweder ein englischsprachiger Präsenzteil von der APW oder in Landessprache von Kooperationsinstituten in den jeweiligen Ländern angeboten werden. Unterstützung hierzu erfolgt

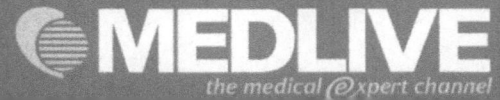

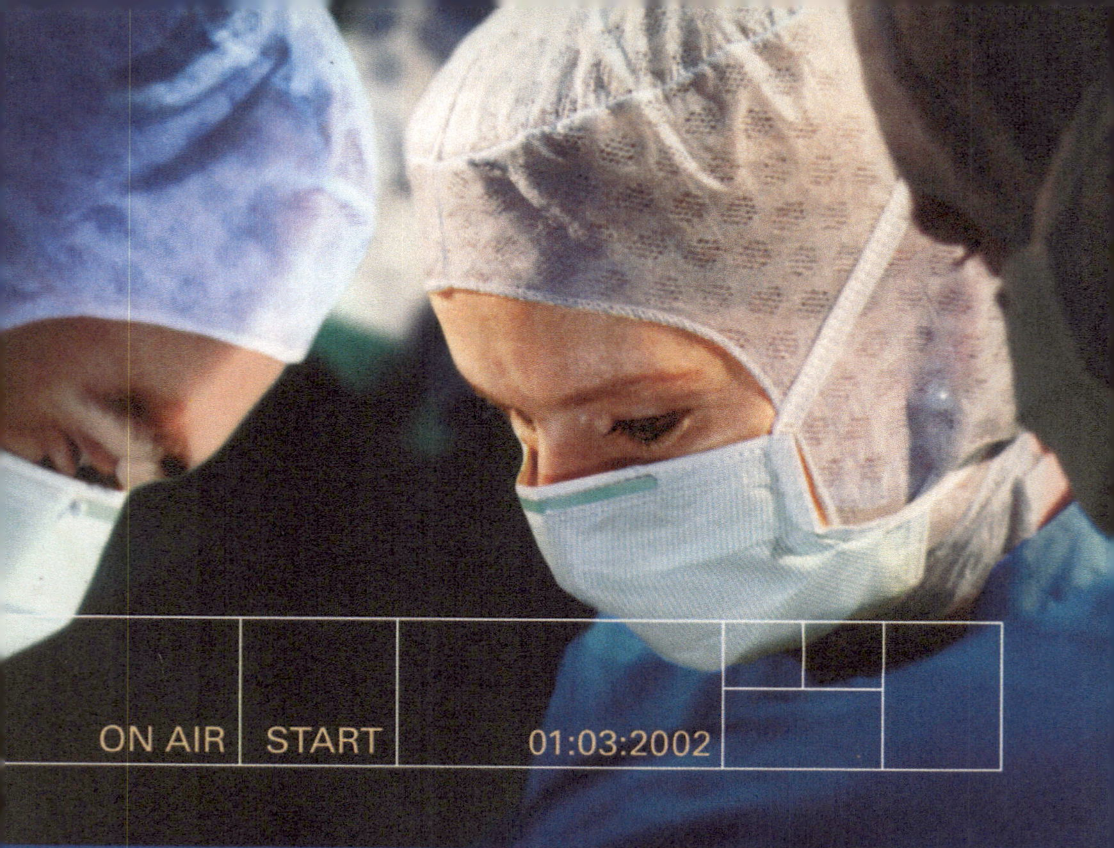

ON AIR | **START** 01:03:2002

Die erste Arztserie, von der Sie wirklich etwas lernen können...

Mit MEDLIVE präsentiert Ihnen die internationale Quintessenz Verlagsgruppe Ihren eigenen interaktiven, digitalen TV-Fortbildungskanal mit den Besten Ihres Faches aus aller Welt. Anfang 2002 wird europaweit und zweisprachig ausgestrahlt - deutsch und englisch.

MEDLIVE TV bietet Ihnen Live-Operationen, News und Expertenrunden aus der Welt der Zahnmedizin und Zahntechnik. Qualitätsgesicherte Informationen via Pay TV - aktuell und bequem nach Hause oder in die Praxis.

Die International Online Academy (IOA) ist eine Kooperation der DGZMK und APW mit MEDLIVE und bietet zusammen mit den Präsenzkursen zertifizierte Fortbildung mit dem Master-Abonnement.

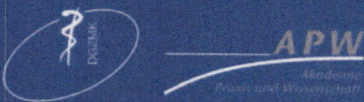

Ein neues Kapitel wissenschaftlicher Fortbildung spannend, praxisnah und live.

MEDLIVE - your Dental TV

Info unter www.medlive.tv oder
ABO-Service-Hotline 030-83 200-444

MEDLIVE GmbH, Fabeckstr. 60-62, D-14195 Berlin

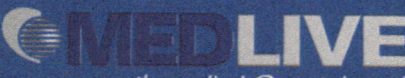

the medical expert channel

durch das Consortium of National Coordinators (CNC), in dem auch die DGZMK vertreten ist. Im CNC wie auch in anderen internationalen Initiativen zur Weiterentwicklung der zahnmedizinischen Aus-, Fort- und Weiterbildung („DentEd Evolves") wird das Ergebnis der vorliegenden konzeptionellen Überlegungen als ein europäisches Fort-bildungsmodell eingebracht.

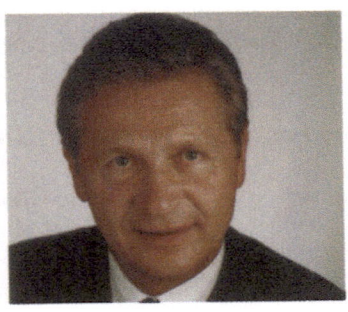

*Dr. med. dent. **Bernhard Fuchs** ist Vorsitzender des Direktoriums der Akademie Praxis und Wissenschaft (APW) in der DGZMK.*

Geboren 1943
Zahnmedizinstudium in Würzburg und Tübingen
Praxisgründung 1971 in Leonberg
Intensive, kontinuierliche postuniversitäre Fortbildung auf allen Gebieten der Zahn-, Mund- und Kieferheilkunde
Seit 1976 Mitglied der Akademie Praxis und Wissenschaft
Mitglied der Deutschen Gesellschaft für Zahn-, Mund- und Kieferheilkunde (DGZMK)
Mitglied der Deutschen Gesellschaft für Parodontologie (DGP)
Mitglied der Deutschen Gesellschaft für Implantologie (DGI)
Mitglied des Gnathologischen Arbeitskreises Stuttgart e.V. (GAK)
1988-1995 Vorsitzender des GAK
1988-1995 Fortbildungsreferent der Bezirks-Zahnärztekammer Stuttgart
Seit 1995 Vorsitzender des Direktoriums der Akademie Praxis und Wissenschaft
Seit 1996 Mitglied des Vorstandes der DGZMK

E-Mail: *Bernhard.Fuchs@t-online.de*

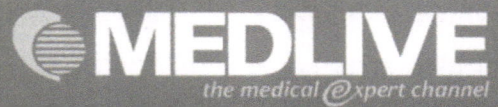

Content – vom Allerweltsbegriff zur Qualitäts-Dienstleistung

Content – einer der meist strapazierten Begriffe der E-Business-Gemeinde – strebt einer begrifflichen Differenzierung und Erneuerung zu. Dieser vor zwei Jahren noch kaum genutzte Terminus hat heute Einzug in nahezu jeden Bereich der Kundenkommunikation gehalten. Content ist dargestellter Inhalt, d.h., Informationen über Text, Daten, Bilder und Ton, gleich welcher Qualität. Der Qualitätsbegriff selbst ist allerdings vom eigentlichen Content gelöst.

Und hier genau trennt sich die Spreu vom Weizen: Content und Qualität ist ein zusammenhängendes Thema, auf welches in der Vergangenheit viel zuwenig geachtet wurde. Content wurde bisher weitgehend mit hoher Informationsmenge gleichgesetzt, aktualisierbar und verfügbar zu jeder Zeit. Die Qualität der Inhalte blieb damit auf der Strecke. Ein Umstand der gerade im Gesundheitswesen und der

Gratwanderung - Content zwischen Commodity und Premium

Nur wenige beherrschen das Content-Geschäft im Gesundheitswesen wirklich.
*Ein Beitrag von **Michael Brucksch**.*

Medizin, wo es auf eine hohe Qualität der Information ankommt, allzu häufig auftritt und mittlerweile einen Trend skizziert, der zunimmt. Der Markt wird mit Inhalten, die eine verminderte oder schlechte Qualität aufweisen, d.h. nicht valide, unvollständig, teilweise oder ganz falsch oder einfach veraltet und nicht mehr aktuell sind, förmlich überschwemmt.

Der Grund liegt in dem noch unzureichenden Vorhandensein von Qualitätsrichtlinien.

Verständlicherweise pflanzt sich dieser Umstand gerade im Internet fort. Die Qualitätsunterschiede der Inhalte auf Pharma-, Medizin- und Gesundheits-Sites sind dementsprechend hoch. Zwar finden heute Begrifflichkeiten wie Commodity Content, Value Content, Premium Content, Content Streams u. a. – vornehmlich durch die Anbieter von Content plaziert – in der Weblandschaft vermehrt Anwendung, keiner der Begriffe sagt jedoch wirklich etwas über die Qualität der Inhalte aus. Auch die existierenden Zertifizierungen, mit denen Webinhalte versehen werden, können allenfalls als Anfangsversuch gewertet werden, die Qualität der Inhalte zu erhöhen, sind jedoch keinesfalls Garant für qualitativ hochwertige und vor allem richtige Inhalte.

Struktureller Aufbau und die Darstellung des Content werden heute im Allgemeinen als Context bezeichnet. Die eigentliche Qualitätsdimension der Inhalte wird durch diese strukturelle Aufbereitung und Darstellung maßgeblich unterstützt. Content ist entsprechend eng mit Context verknüpft. Und genau hier scheidet sich die Spreu zum zweiten Male vom Weizen. Guter Content alleine genügt nicht, um ein befriedigendes Ergebnis im Web zu erreichen. Erst die logische Abfolge der Darstellung, der sinnvolle strukturelle Aufbau der Inhalte, führt zu einem abgerundeten kundenorientierten Gesamtbild. Bedingt durch den hohen Aufwand, medizinische Inhalte strukturell gut darzustellen, liegen die Qualitätsniveaus beim Context noch viel weiter auseinander als beim reinen Content.

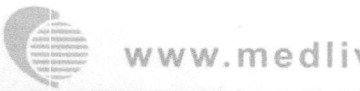

Contentanbieter zwischen „Wollen" und „Können"

Medizinischer Content und die contextuelle Aufbereitung wird heute angeboten wie Sand am Meer. Bis zur Jahreshälfte 2001 erhofften sich viele Anbieter das große Geschäft mit dem Vertrieb von Inhalten. Jede Website, jede multimediale CD benötigt Inhalte, und diese galt es, zu generieren, anzubieten und zu vertreiben. In keiner Branche tummelten sich so viele Content-Provider und Syndizierer wie auf dem Gesundheitsmarkt. Jeder erhoffte sich das schnelle und große Geschäft mit medizinischen und gesundheitlichen Inhalten. Allen voran die spezialisierten Webagenturen, gefolgt von den großen Gesundheitsportalen und auf das Thema Gesundheit spezialisierten Syndizierern.

Interessanterweise zogen die medizinischen Fachverlage und die klassischen Nachrichtenagenturen, die die geforderten hochqualitativen Inhalte bereits im Hause hatten, sehr verhalten und überlegt nach. Es stellte sich allerdings nach anfänglichen Verkaufserfolgen der Content-Provider allzu schnell heraus, dass sich mit dem Verkauf von Content kein nachhaltiges und tragfähiges Geschäftsmodell im Bereich Gesundheit entwickeln lässt. Für Informationen im Netz bezahlt keiner und wird in Zukunft auch keiner bezahlen. Der einzige, der bezahlt, ist derjenige „Kunde", der ein Portal bzw. eine Site betreibt oder eine andere multimediale Form der Informationsweitergabe wählt und den Content benötigt, um Traffic auf seine Adresse zu ziehen oder sein Kommunikationsmedium zu gestalten. Dieser „Kunde" hat heute eine große Auswahl und viele Möglichkeiten Content einzukaufen und den Preis entsprechend zu verhandeln. In Folge wird Content – insbesondere Commodity Content im Gesundheitsbereich – derzeit nahezu verramscht: Inhalte werden zu Schlussverkaufspreisen angeboten. Entsprechend lässt damit auch die Qualität von Content und Context nach bzw. ist überhaupt nicht mehr gewährleistet.

Premium Content als Ziel

Eine Ausnahme bildet zumeist nur das, was heute unter wirklichem Premium-Content verstanden wird: Hochspezifische und hochaktuelle Fachinformation und Inhalte für den Laien und den Fachmann, kontextuell gut aufbereitet und nach Möglichkeit in personalisierter Form dem Nutzer zur Verfügung gestellt. Premium-Content zeichnet sich demnach durch hohe Validität, Zielgruppenspezifizierung und Aktualität aus. In der Regel wird er durch medizinische Fachredaktionen erstellt, die aus dem klassischen Verlagsbereich oder dem Nachrichtengeschäft kommen und Ihre Tätigkeit „von der Picke auf" erlernt haben. Diese Fachredaktionen nutzen heute verstärkt den zusätzlichen Absatzkanal „Web", um ihre fachredaktionelle Arbeit an den „Nutzer" resp. den „Kunden" zu bringen. Moderne Formate wie XML stellen dabei die typische und zukunftsweisende Lieferform der Inhalte dar und ermöglichen eine umfassende und integrierte Nachrichten- und Content-Logistik. Content-Management-Systeme können damit automatisiert im Dialog zwischen Content-Lieferant und Content-Mittler (Website-Betreiber) betrieben werden.

Mit solchen Premium-Content-Angeboten wird sich auch langfristig Geld im Web verdienen lassen, zumal immer mehr etablierte Gesundheits-, Krankenversicherungs- und Pharma-Sites aus Differenzierungsgründen vom breiten Commodity Content auf den hochspezifischen personalisierten Premium Content umsteigen und damit einen Relaunch ihres Angebotes durchführen.

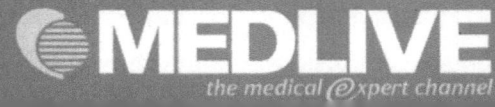

Die professionelle medizinische Fachredaktion selbst ist ein wichtiger Indikator in der Diskussion um die Qualität von Gesundheits- resp. medizinischen Inhalten. Für die Auswahl von Content für das eigene Info- oder Fachportal, die Unternehmens- oder Produktwebsites oder die multimediale Einzellösung gilt es, klare Anforderungen an das redaktionelle Fachpersonal des Content-Anbieters zu stellen.

Grundsätzlich besteht eine Fachredaktion aus Fachredakteuren. Diese können zwar aus unterschiedlichen Wissensgebieten kommen, aber – und dies ist allen gemeinsam – sie verfügen in der Regel alle über eine fachjournalistische oder fachredaktionelle Ausbildung. Die meisten der heutigen Content-Anbieter im Gesundheitswesen greifen jedoch auf Ärzte oder medizinisches Personal zurück, welches auf freiberuflicher Basis, quasi neben Praxis- und Klinikalltag oder Vollzeit, in einer Online-Redaktion dem Abenteuer Internet mit mehr oder weniger Enthusiasmus frönen. Ärzte sind Ärzte und in der Regel keine gelernten Fachredakteure. Die Qualität der Inhalte fällt dann entsprechend aus. Für den Käufer, der seine Website oder seine multimediale Lösung mit „Alleinstellungsmerkmalen" ausstatten will, hat dies mitunter fatale Konsequenzen. Er versinkt mit seinem Webangebot günstigstenfalls im Mittelmaß oder geht in der Masse ganz unter und hat dafür viel Geld investiert: Commodity zum Premium-Preis.

Bunte Mischung - Contentangebote heute

Weit über 75 % der angebotenen Gesundheitsinhalte im Netz oder auf multimedialen Medien (CD, DVD, Video) sind Commodity Inhalte bzw. Produkte: Lexikalische Übersichten, mehr oder weniger detaillierte Fachinformation und weiterführendes Wissen aus angrenzenden Gesundheits-Bereichen. Medizinischer Commodity Content ist heute zumeist Schlagworttext und verknüpfte Stichwörter mit entsprechender Verlinkung zum Fachwissen. Dies gilt für medizinisches Basiswissen genauso wie für Expertenwissen. Dieses Wissen wird in Datenbanken und Content-Management-Systemen angeboten und lässt sich quasi von der Stange kaufen. Bei diesen Contentdatenbanken tritt allerdings immer häufiger ein Problem auf: Solche Contentdatenbanken werden aus Kostengründen nicht mehr aktualisiert, veralten, enthalten Fehler und bieten für den Nutzer keinen Mehrwert mehr. Sie stehen einfach nur noch im Web zur Verfügung, damit ein Websiteanbieter Inhalte anbieten kann. Webpräsenz auf Kosten der Contentqualität ist die Folge, mit der offensichtlichen Gefahr, dass der Website-Anbieter an Glaubwürdigkeit verlieren und entsprechend Marktchancen verspielen kann.

Weniger als 20 % der medizinischen Inhalte im Web sind echte Premium-Inhalte, d. h. hochspezifische, hochaktuelle, personalisierte und vor allem valide Fachinformation für den Laien und den Fachmann. Dieser Content bietet in der Regel einen echten Mehrwert für den Nutzer und dient nicht nur dem „Seitenfüllen" oder dem „Mitmachen" eines Webtrends.

Umgang mit Health Care Trends und Content

Welche Trends lassen sich jedoch nun in der Verwendung von Content auf Gesundheits- resp. Medizin- oder Pharma-Sites erkennen und welche Erfahrungen lassen sich daraus ableiten? Die Tage der einfachen weitgehend statischen Darstellung von Inhalten im Web sind trotz aller Verlautbarungen noch lange nicht gezählt. Eine Vielzahl der Sites zeigen Update-Angaben, die häufig mehr als 6 Monate zurückliegen. Die sich derzeit bemerkbare Webträgheit im Gesundheitswesen wird diesen Trend

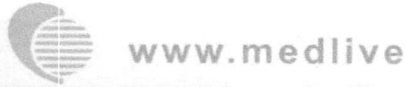

Schwimmen, Yoga oder Arzt?

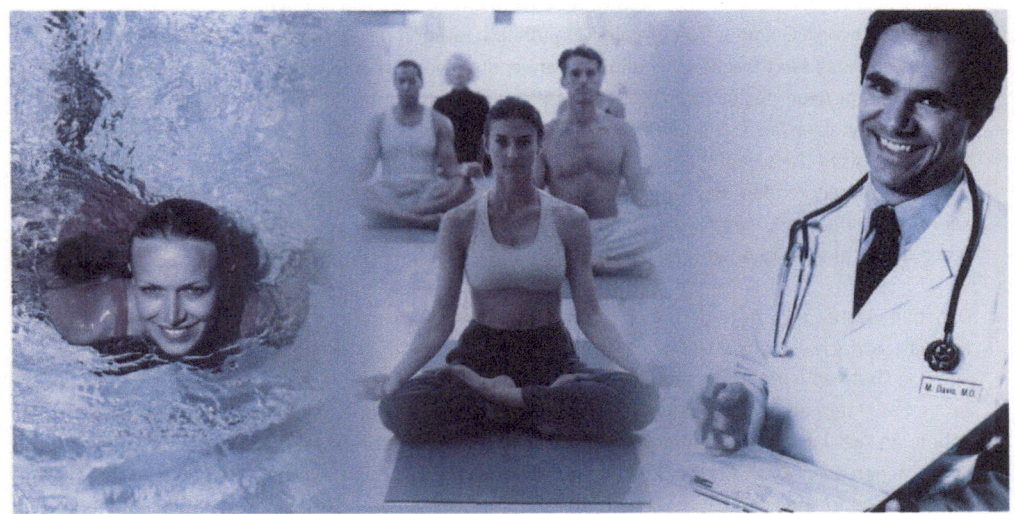

www.bsmo.de

Medizin und Gesundheit im Internet: Anklicken - informiert sein!

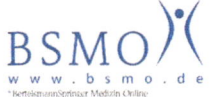
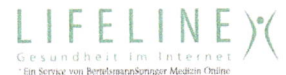
code01 (berlin)

auch nicht groß verändern. Eher werden die knapper werdenden Budgets die Websitebetreiber dazu anhalten, noch zurückhaltender und noch kostensensitiver bei der Contentauswahl vorzugehen.

Andererseits bringen jedoch neue Trends, deren aufkommende Etablierung (Disease Management Konzepte, Second Opinion, Compliance Monitoring u. a.) und der stark erhöhte Wettbewerbsdruck im Gesundheits-Markt frischen Wind in die Verwendung von Content und Context. „E-Detailing" als Sammelbegriff neuer technologische Lösungsplattformen macht die Runde: Die detaillierte, hochaktualisierte benutzerspezifische Bedienung des einzelnen Kunden mit Content wird nahezu vollautomatisiert ermöglicht. Dies geht einher mit einer sorgfältigen Vorbereitung des Kunden auf das Produkt und die dazugehörenden und unterstützenden Inhalte. Technische Möglichkeiten lassen bereits heute kaum Wünsche offen. Vereinzelt wird auch die gesamte Palette der zur Verfügung stehenden technischen Möglichkeiten genutzt (Videostreaming, ASP, Telekonferenzen, Dating, moderierte Foren u. a.).

Daneben wachsen die Anforderungen des medizinischen Laien und des Fachmannes an evidenzbasierte hochspezifische Inhalte ständig. Der Anbieter von Content im Web begibt sich damit automatisch auf eine Gratwanderung zwischen Patienten resp. Laien-Aufklärung und Arztinformation. Ein pharmazeutisches Unternehmen steht so grundsätzlich vor der Fragestellung, wie richte ich die Contentangebote an Arzt und Patient optimal aufeinander aus. Die Verknüpfung von Content und Produkt resp. angebotenen Services an Arzt und Patient muss direkt oder indirekt hergestellt werden. Gleichzeitig soll das Angebot jedoch auch ein Differenzierungsmerkmal gegenüber der mitstreitenden Konkurrenz sein. Es gilt, den Patienten maximal zu binden bzw. auf die eigenen Produkte zu fokussieren, ohne sich zu sehr und zu direkt in den Verantwortungsbereich des Arztes einzumischen.

Ein Arzt soll als Verschreiber gebunden werden, indem ihm neben der Produktinformation echter contentbasierter Mehrwert übers Netz geboten wird. Was allerdings Mehrwert ist, darüber streiten sich die Gelehrten. Contentangebote müssen sich jedoch auf jeden Fall direkt in den ärztlichen Alltag integrieren lassen, sollen sie erfolgreich genutzt werden. Und genau dies tun über 95 % der Angebote an den Arzt nicht und werden darüber hinaus auch noch entsprechend wenig genutzt. Die Minderheit der Ärzte in Europa nutzen das Web täglich mehr als 20 Minuten, um therapeutische Inhalte zu recherchieren, Fachportale zu nutzen oder sich über Arzneimittelnebenwirkungen zu informieren. Dies kann sich ändern, wenn ASP-Lösungen unter Wahrung aller Sicherheitsaspekte die Integration von Content-Plattformen in die Praxissoftware gewährleisten.

Patienten und Patientengruppen treiben die Entwicklung von Content-Lösungen derzeit direkt und indirekt voran, indem sie als sogenannte special interest group hochspezifische, indikationsfokussierte und individualisierte Inhalte benötigen, fordern und wählen. Insbesondere bei chronischen Erkrankungen und bei Akuterkrankungen, die den Alltag des Patienten stark beeinflussen, sind solche individualisierten Inhalte gefragt. Hinzu kommt – bedingt durch die jüngsten Arzneimittelskandale und die breite Berichterstattung darüber – ein steigender Vertrauensmangel des Patienten in Arzt und medikamentöse Therapie. Der Patient möchte verstärkt eine zweite Meinung, eine Erklärung oder eine Handlungsanweisung im Umgang mit der Diagnose resp. der Erkrankung. Er erhofft sich dadurch eine erhöhte Sicherheit seiner Behandlung. Und genau hierfür benötigt er den spezifischen, gültigen und hochaktuellen Content.

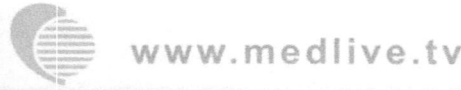

www.medlive.tv

Da diese Sachverhalte bei den meisten Verantwortlichen
nur ungenügende Berücksichtigung fanden und noch finden, kam und kommt es zu beträchtlichen Fehlinvesti-
tionen in Contentangebote. Stellt man hier eine Kosten-
Nutzen-Schätzung an, so wurden im letzten Jahr alleine
in Deutschland weit über 500 Mio. DM förmlich und
weitgehend nutzlos in medizinische und pharmazeutische
Webpräsenz versenkt.

Um dies in Zukunft zu vermeiden, müssen sich die Site-
und Portalbetreiber wieder auf strategische und planeri-
sche Arbeit fokussieren und ein umfassendes Konzept
über Kommunikations- und Marketingziele ihrer Webauftritte erstellen. Auf Basis dieser Arbeit ist eine genaue
Ausschreibung an die Anbieter von Contentleistung zu
formulieren. Auf diese Weise begibt man sich nicht zu
exorbitanten Preisen in die Hände von Webdienstleistern
und Agenturen, die den gestiegenen Ansprüchen des
Marktes nicht mehr genügen. Das derzeit andauernde
„Shake Out" und die sich zuspitzende finanzielle Situation bei den Anbietern von webbasierter Gesundheits-
leistung erleichtert eine vernünftige und günstige Preis-
findung darüber hinaus. Gleichzeitig steigt die Notwendigkeit, wieder mehr E-Health- und Content-Kompeten-
zen im eigenen Unternehmen zu etablieren.

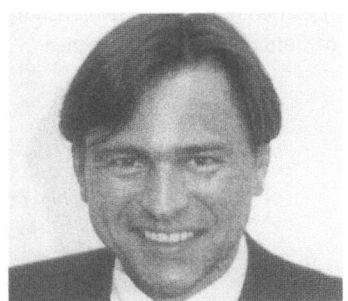

*Dr. **Michael M. Brucksch** ist Partner bei
Arthur D. Little International, Inc.
Er gehört seit 1993 der Health Care
Practice an und leitet das Global e-Health
Competence Center, das im Laufe der
letzten 3 Jahre über 70 e-Health-Projekte
weltweit erfolgreich be-arbeitet hat.
Vor seinem Eintritt bei Arthur D. Little war
er 9 Jahre bei verschiedenen inter-nationa-
len Unternehmen der Gesundheitsindustrie
und der Beratung in strategischen und
operativen Funktionen. Seit 1993 ist Dr.
Brucksch als Berater bei Arthur D. Little
schwerpunkmäßig mit Fragen der Strategie
und Reorganisation, Markt- und Unterneh-
mensbewertung, Informations-Manage-
ment und Marketing von Unternehmen der
Gesundheitsindustrie beschäftigt.*

E-Mail: *brucksch.m@adlittle.com*

Ähnlich wie früher der Gesundheits-Ratgeber bei Muttern im Bücherschrank stehen heutzutage Gesundheitsportale im Web dem Patienten mit Rat und Tat zur Seite. Hier findet der Verbraucher Ernährungstipps, Ratschläge zur Behandlung kleiner Wehwehchen oder Hintergrundinformationen zu ernsthaften Erkrankungen wie Diabetes, Rheuma, Schlaganfall oder Krebs. Zwar ist der Internet-Handel mit apotheken- und rezeptpflichtigen Medikamenten in Deutschland noch verboten, auch kann das Internet den Arztbesuch nicht ersetzen, doch als Nutzen sorgen eine Fülle von Gesundheitstests für eine Sondierung der Risikofaktoren. Das Internet erklärt fast alle Krankheiten, kennt viele Medikamente und weiß Rat, wenn der Beipackzettel verschwunden ist und man nicht mehr weiß, wofür oder wogegen das Medikament nun helfen soll. Auf den zahlreichen Gesundheitsportalen kann sich der Verbraucher vor dem Arztbesuch in Fachartikeln informieren, um später gezielte Fragen zu stellen. Er kann Experten befragen – inzwischen meist gegen einen geringen Obolus – oder unendgeldlich mit Leid geprüften Betroffenen sprechen.

Bittere Pille

Im E-Business hinkt die deutsche Pharmabranche anderen Branchen weit hinterher,
doch nun sollen die Aktivitäten besonders im Business-to-Business
mit Ärzten und Apothekern intensiviert werden.
*Ein Beitrag von **Angelika Eckert**.*

Die Pharmabranche legt auf dieses Business-to-Consumer-Geschäft allerdings keinen besonderen Fokus, denn bisher sind kaum tragfähige Geschäftsmodelle in Sicht. Denn solange der Patient in Deutschland seine Medikamente nicht direkt per E-Commerce im Internet kaufen kann, sprechen Pharma-Unternehmen in erster Linie Ärzte und Apotheker an. Die Betreiber von Patienten-Portalen sind daher meist Töchter von Verbänden, Internet-Portalen oder Fachverlagen.

Gesundheitsportale für Verbraucher

Gesundheitsportale im Internet erfreuen sich immer größerer Beliebtheit: Allein in den letzten 12 Monaten hat sich die Reichweite von Webseiten rund um Medizin und Wohlbefinden von 4,3 auf 8,7 Prozent aller deutschen Surfer verdoppelt. Das ergab die aktuelle, monatlich erscheinende Studie zur digitalen Mediennutzung von Jupiter MMXI. In der Gunst der Nutzer steht der Untersuchung zufolge das Gesundheitsnetz Almeda.de ganz oben: 2,2 Prozent greifen auf die Online-Services des Münchner Anbieters zurück. Auf Platz zwei und drei liegen die Bertelsmann-Tochter Lifeline.de (1,7 Prozent) und das Internet-Angebot der gleichnamigen Zeitschrift Fitforfun.de mit 1,6 Prozent.

Bereits im September 2000 hat das Hamburger Forschungs- und Beratungsunternehmens Media Transfer mit Hilfe von 120 Internet-Nutzern aus dem Online-Panel die Internet-Auftritte von sechs deutschen Gesundheitsportalen für die Zeitung Horizont bewertet. Als Sieger ging die Website Net doktor aus der Untersuchung hervor. Trotz der Themenvielfalt bleibe sie übersichtlich, nicht zuletzt wegen der guten Suchfunktion. Auf Platz zwei landete das Angebot G-Netz, dessen Stärken in der ansprechenden und übersichtlichen Gestaltung sowie in der soliden Technik lägen. Minuspunkte gibt

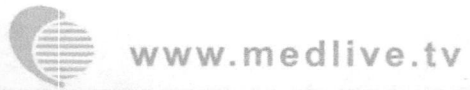
www.medlive.tv

es bei der Interaktivität: Es fehlten beispielsweise Diskussionsforen, auch ärztlichen Rat gibt es nur gegen Aufpreis. Einen rundum soliden Auftritt hat Planet medica, dessen großes Infoangebot überzeugt. Abstriche gibt es bei Farbwahl, Schriftgröße und den auffällig langen Ladezeiten. Das Portal Forvita rangierte bei der Umfrage noch auf Platz vier, ist allerdings inzwischen seit rund einem halben Jahr vom Netz. Yavivo rief bei den Testern ein gespaltenes Echo hervor und bekam Platz fünf. Die Gestaltung der Website sei zwar insgesamt ansprechend, aber die Verwendung von Comics und Pop-ups wirke unprofessionell. Auf der Startseite verliere der User zudem leicht den Überblick. Auf dem sechsten und letzten Platz rangierte der Gesundheitsscout24. Die überladene Seitengestaltung erschwere die Navigation und auch inhaltlich konnte die Site nicht überzeugen. Größtes Manko aber seien die auffallend vielen technischen Mängel, beispielsweise beim Seitenaufbau.

Außer diesen sechs von Horizont ausgewählten Portalen hat der Verbraucher allerdings die Qual der Wahl zwischen Hunderten mehr oder weniger brauchbaren Sites. Hier eine kleine Auswahl: Almeda ist ein informatives und umfangreiches Angebot rund um Medizin, Gesundheit und Wellness, mit Forum und Chat. Leider ist die Arztsuche nicht aktuell – Mediziner gibt es nicht mehr, Telefonnummern stimmen nicht. Das Portal Bertelsmann Springer Medizin verweist auf die zwei Angebote Lifeline und Multimedica. Lifeline bietet besonders zum Thema Diabetes fundierte Informationen. Als Service bietet die Site eine Deutschlandkarte mit Biowetter, Chats und Foren zu verschiedenen Themen. Tagesaktuelle News erhält der User über den Bertelsmann-Dienst Multimedica. Surfmed weist ein besonders großes redaktionelles Angebot auf. Für 50 Mark Clubbeitrag im Jahr gibt es innerhalb von 48 Stunden Auskunft vom Experten und verschiedene Ernährungs- und Gesundheitspläne. Highlight der Website Meine Gesundheit ist eine Medikamenten-Suchmaschine, die alle verfügbaren Packungsgrößen und Preise auflistet.

Sehr ausführliche, informative Texte finden Patienten auf Gesundheit.de. Verwirrend: Die tagesaktuellen News sind allerdings an einer Position angebracht, wo der User

Abb. 1: www.docmorris.com

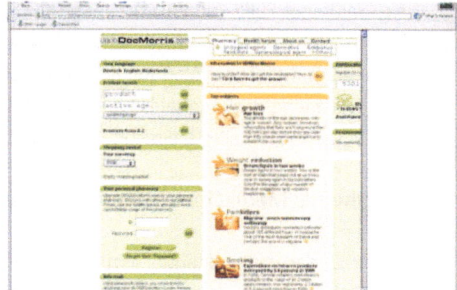

Abb. 2: www.g-netz.de

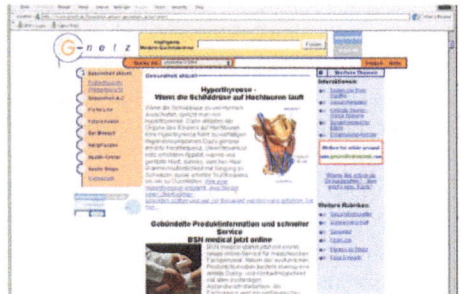

Abb. 3: wwww.planetmedica.de

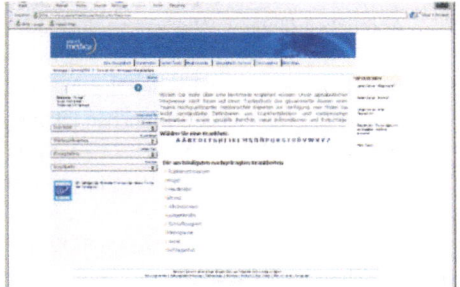

Abb. 4: wwww.yavivo.de

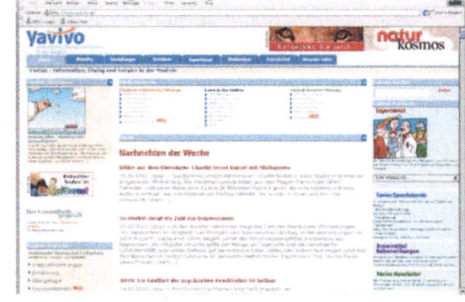

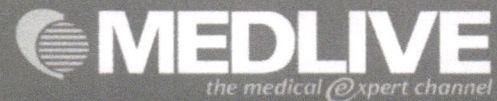

gewohnheitsmäßig die Navigationsleiste vermutet. Besucher der Website von Gesundheit.com sehen sich mit einer Fülle von Informationen und News konfrontiert, die sich mehr oder weniger ungeordnet auf der Homepage tummeln. Inhaltlich bietet die Site kaum Neuigkeiten und informiert mit Binsenweisheiten. Medicine Worldwide liefert umfassende Informationen zu verschiedenen Krankheitsbildern und weist eine große inhaltliche Tiefe auf. Der User findet täglich aktualisierte News aus Forschung und Wissenschaft sowie ein Top-Thema des Monats, das sich mit medizinischen Fragen beschäftigt.

Reizthema: Medikamentenvertrieb im Web

Bisher ist der Versandhandel von apotheken- und rezeptpflichtigen Arzneimitteln hierzulande verboten. Deswegen ist die niederländische Versand-Apotheke „Doc Morris", die Medikamente bei gleicher Qualität im Schnitt um 20 Prozent preiswerter als deutsche Apotheken anbietet, bei Apothekern wie der Pharmaindustrie ein ständiges Reizthema. Die Emotionen sind inzwischen hochgekocht: Die Bundesvereinigung Deutscher Apothekenverbände (ABDA) spricht sich generell gegen den Versandhandel von Arzneimitteln aus und liegt im Rechtsstreit mit der niederländischen Apotheke. Der Fall ist nun an den Europäischen Gerichtshof gegangen, der letztlich prüfen muss, ob deutsches Recht gegen europäisches Recht verstößt. Nach europäischem Recht ist der Arzneimittel-Versandhandel zulässig.

Ungeachtet aller Rechtsstreitigkeiten fordert die Siemens-Betriebskrankenkasse, mit 600 000 Mitgliedern die viertgrößte in Deutschland, ihre Mitglieder auf, teure Medikament lieber in ausländischen Web-Apotheken zu kaufen. „Viele Versicherte kommen auf uns zu und fragen nach alternativen Versorgungswegen. Da wäre es doch ein schlechter Service, wenn wir sie einfach abweisen würden", begründet Wehrberger, Vorstandsvorsitzender der Siemens-Betriebskrankenkasse, im Magazin E-Market den Schritt. Das Argument der mangelnden Beratung zieht bei ihm nicht, in den stationären Apotheken fände in Wirklichkeit doch auch kaum Beratung statt.

Dieses Verhalten stieß bei der Pharmaindustrie auf heftige Gegenwehr. Gegen eine einstweilige Verfügung des Landgerichts München I, konnte sich das Unternehmen erfolgreich zur Wehr setzen. Nun liegt die Klage beim Sozialgericht – bis zum Urteil wird wohl einige Zeit ins Land gehen. Bis dahin habe der Gesetzgeber den Weg für die Online-Apotheken freigemacht, hofft Wehrberger.

Inzwischen springen auch andere BKKs auf den Zug, ihnen ist die Beitragsstabilität wichtiger. Die Betriebskrankenkasse der Stadt Hamburg fordert ihre 8500 Mitglieder ebenfalls auf, bei Doc Morris einzukaufen. In einem Schreiben weist sie ihre Mitglieder darauf hin, dass diese ebenfalls Geld sparen, denn eine Zuzahlung bei rezeptpflichtigen Medikamenten sei in den Niederlanden nicht üblich. So spare jeder Verbraucher spürbar mit. Für Dr. Reinhard Hampft, Geschäftsführer der Apothekenkammer, ist die BKK-Offerte schlicht ein „Skandal, ein Aufruf zum Rechtsbruch." Die deutschen Apotheker sind sauer über die, ihrer Meinung nach, unlautere Konkurrenz aus Holland und blasen zur Gegenoffensive. Mit einem eigenen Gesundheitsportal will der ABDA dem ungeliebten Konkurrenten aus Holland entgegentreten. „Aponet ist unsere Antwort auf das E-Commerce", sagte ABDA-Präsident Hans-Günter Friese. Mit dem Gesundheitsportal hätten die Apotheker den Vorwurf der Technikfeindlichkeit endgültig widerlegt. Der Kunde erhalte damit die Möglichkeit, Arzneimittel in einer Apotheke seiner Wahl online vorzubestellen, sagte Friese, um diese dann zur persönlichen Abholung bereit legen zu lassen. Das so genannte „Pick-up-Konzept" war erfolgreich, innerhalb von drei Wochen haben sich

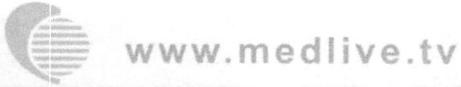

4850 der rund 21 500 deutschen Apotheken an dem Gesundheitsportal beteiligt.

Ginge es nach der Kölner Agentur Antwerpes AG, würden schnell viel mehr Apotheken im Netz präsent sein. Auf der Website Apo-Go bietet das Unternehmen einen kostenlosen Service an, mit dem Pharmazeutiker mit acht Mausklicks zur eigenen Homepage im Internet kommen können. Dabei können die Apotheker einzelne Grundmodule wie Texte, Logos und Bilder kombinieren, um eine individuelle Website zu gestalten. Ein Shopsystem lässt sich ebenfalls einbinden.

Auch bayerische Apotheker machen mit der Gründung des Vereins „Apotheker im Internet e.V." jetzt Nägel mit Köpfen. Ziel ist es, Apotheker bei der Nutzung des Internets zu unterstützen sowie ein Portal für Apotheken-Homepages und eine Informationsplattform für Kunden aufzubauen. Zweck des Vereins ist „die Förderung des öffentlichen Gesundheitswesens durch Nutzbarmachung der Möglichkeiten des Internets für die allgemeine Arzneimittelversorgung". Demnächst wollen die Betreiber Gesundheits- und Arzneimittelinformationen sowie Links zu einzelnen Apotheken anbieten. Der Arzneimittelvertrieb ist laut Satzung aber selbstverständlich ausgeschlossen.

Für den E-Commerce wollen sich auch die Hersteller von so genannten Selbstmedikations-Produkten, die im Bundesfachverband der Arzneimittelhersteller (BAH) organisiert sind, nicht so recht erwärmen. Auf der Website Arzneimittel-Scout bieten sie lediglich Informationen zu den verschiedenen Krankheitsbereichen. Bisher sind rund 400 Anbieter dort zu finden, der BAH möchte jedoch auch die vielen kleinen Anbieter begeistern, die noch nicht über eine eigene Site verfügen. Dennoch besteht das Kundenbedürfnis in Web-Apotheken einzukaufen. Laut neueren Marktstudien können sich 20 Prozent der Verbraucher vorstellen, Medikamente über das Internet zu bestellen. Tatsächlich tut dies aber erst ein Prozent. Hier bieten neben dem Portal Apotheke.de beispielsweise die Online-Apotheke des Walmarkt oder die Apotheke Lenningen ein reichhaltiges Angebot von rezept- und apothekenfreien Mitteln wie Kondome, Schwanger-

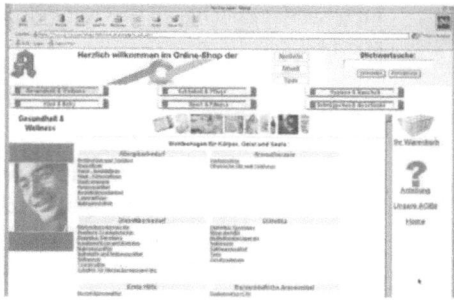

Abb. 1: wwww.walmart-apotheke.de

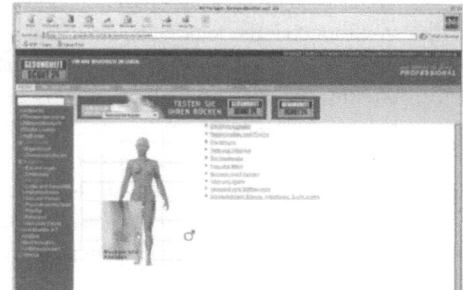

Abb. 2: www.gesundheitsscout24.de

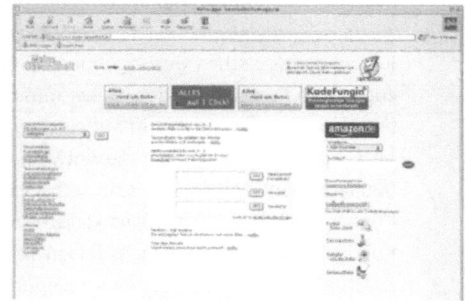

Abb. 3: wwww.meine-gesundheit.de

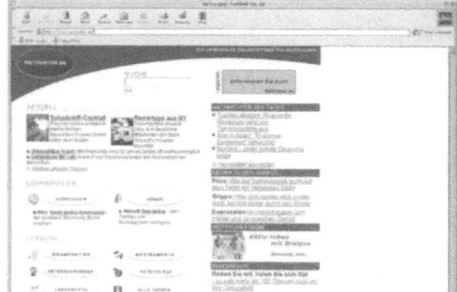

Abb. 4: www.netdoktor.de

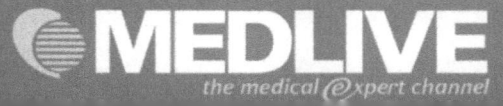

schaftstest, Viagra oder Inkontinenz-Bedarf zum Bestellen. Gefion.de führt eine große Produktpalette für gesundes Abnehmen. Und Naturmedizin führen Naturlink oder die Tiergarten-Apotheke in Konstanz.

Der Arzt im Visier

Die Pharmaindustrie konzentriert ihre Online-Aktivitäten hauptsächlich auf die 220 000 Ärzte, denn letztlich entscheiden diese, welches verschreibungspflichtige Medikament sie ihren Patienten verordnen. Bisher besorgten Pharma-Vertreter das Marketing vor Ort und es ist kein Geheimnis, dass immer nach einem solchen Besuch die Verschreibungsrate dieses Präparats sprunghaft ansteigt. Daher haben die Hersteller großes Interesse an größtmöglicher Nähe zum Mediziner.

Während in den USA bereits an Methoden gearbeitet wird, die Ärzte per E-Mail, Newsletter oder gar Webcam über das Internet zu erreichen, steckt das elektronische Marketing der deutschen Pharmaindustrie noch in den Kinderschuhen. Fraglich ist auch, ob die Klientel bereits in genügendem Maße erreicht wird. Denn in Deutschland sind zwar rund 67 Prozent der Ärzte im Internet, doch nur zehn Prozent nutzen es regelmäßig als Informationsquelle, so die Ergebnisse des Marktforschungsinstituts TNS Emnid. Eine Untersuchung der Boston Consulting Group (BCG) ergab, dass Websites, die sich an Ärzte wenden, vor allem auf eine einfache Nutzbarkeit des Angebots achten sollten. Denn während diese Zielgruppe ein großes Interesse an Gesundheitsangeboten im Netz bekundet, schreckt sie der Aufwand für das Erlernen des Umgangs mit dem neuen Medium noch ab.

Mit dem Internet-Portal Doc-Check will die Kölner Internet-Agentur Antwerpes Ärzte und die Pharmaindustrie im Internet zusammenführen. Doc-Check soll dabei als Kommunikationsplattform für den Austausch von Informationen, Produkten und Dienstleistungen fungieren. Aufgrund besonderer Regelungen der deutschen Gesetzgebung, dürfen bestimmte medizinische Inhalte nur einem Fachpublikum zugänglich gemacht werden. Daher müssen sich Benutzer registrieren und bei jedem Besuch autorisieren, dann erhalten sie Zugriff auf ein Angebot, das mehr als 170 Seiten der Pharmawelt zusammenfasst – eigene Inhalte bringt die Antwerpes AG nicht ein. Das Portal verfügt derzeit über mehr als 35 000 registrierte Nutzer und ist in sechs Sprachen verfügbar. Darüber hinaus bieten die Kölner ihren Kunden die Möglichkeit, online klinische Studien oder Marktforschungen durchzuführen. Auf der Kundenliste des Unternehmens finden sich unter anderen Bayer, Novartis, Glaxo SmithKline und Pfizer. Zusätzlich bietet Doc-Check dem Fachpublikum über den Marktplatz „MediMall" auch Praxisbedarf und medizinische Produkte an. Denn wie in anderen Branchen auch, liegt in der elektronischen Beschaffung großes Kosteneinsparungs-Potenzial. Laut BCG würden die Mediziner Geräte und Zubehör im Netz kaufen, wenn die Einsparungen über 10 Prozent lägen.

Anhand der von der Technischen Fachhochschule Berlin durchgeführten Untersuchungen und Befragungen in Krankenhäusern erläuterte Prof. Dr. Erhard Brandt die möglichen Kostensenkungspotentiale durch E-Commerce-Lösungen. Ein klassischer Bestellvorgang im Krankenhaus dauerte nach den durchgeführten Studien rund 210 Minuten. Die Vollkosten pro Beschaffungsvorgang bei Stapelprodukten (Commodities, C-Artikel) würden bei rund 386 Mark liegen. Bei Investitionsgütern seien diese Kosten noch erheblich höher. Nach vorsichtigen Schätzungen lassen sich laut Prof. Brandt 40 Prozent der Kosten durch E-Procurement einsparen.

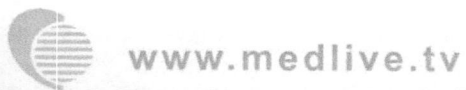
www.medlive.tv

Ein durch die Lufthansa Systems AS bereits realisiertes E-Procurement-Projekt bei einem Unternehmen mit bundesweit über 100 Pflegeeinrichtungen diente als Beispiel für erste Erfolge. Ein Bestellvorgang habe in diesen Einrichtungen im Durchschnitt 104 Minuten gedauert und rund 150 Mark gekostet. Nach der Einführung einer E-Procurement-Lösung seien die Bearbeitungszeit auf 23 Minuten und die Kosten auf rund 34 Mark reduziert worden.

Eine weitere Quelle für Krankenhausbedarf ist der Marktplatz Global Healthcare Exchange, an dem weltweit rund 100 Partner aus den Bereichen Pharma, Medizinbedarf und –technik teilnehmen. Gegründet wurde er von Unternehmen Johnson & Johnson, GE Medical Systems, Baxter International Inc., Abbott Laboratories and Medtronic Inc. Inzwischen gehören auch Becton, Dickinson and Co., Boston Scientific Corporation, C.R. Bard, Guidant Corporation, Siemens Medical Solutions and Tyco International dazu.

Hinter der Plattform Pharmaplace AG steht der Bundesverband der Pharmazeutischen Industrie (BPI) Service GmbH, neun Pharmunternehmen sowie der Internet-Dienstleister On.Valco und das Technologieunternehmen Healy Hudson. Pharmaplace AG ist eine Buying Plattform für die pharmazeutische Industrie in Europa. Als Schnittstelle zwischen der pharmazeutischen Industrie und einer breiten Auswahl an Zulieferern, Beratern und Dienstleistern fungiert auch das Business-to-Business-Portal Pharmabizz. Etwa 300 Unternehmen und Institutionen rund um den Pharma- und Gesundheitsmarkt sind auf dem Portal vertreten. Zielgruppe sind Entscheider aus Geschäftsleitung, Marketing/Vertrieb und PR, Marktforschung, Personalwesen/Fortbildung sowie Forschung und Entwicklung. Deutlich schneller und preiswerter sollen sie künftig an relevante Informationen und geeignete Partner gelangen. Initiator und Betreiber des Portals ist die Datapharm Netsystems AG.

Abb. 1: www.apotheke.de

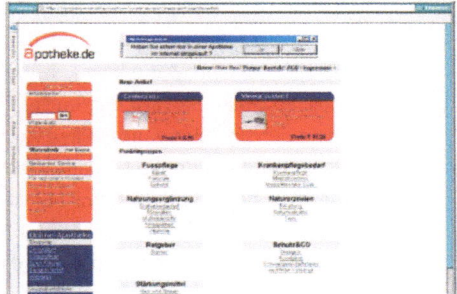

Abb. 2: www.deutschlandmed.de

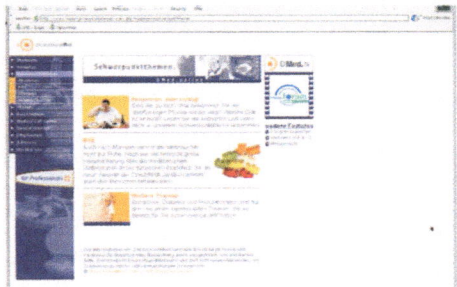

Abb. 3: www.gesundheit.com

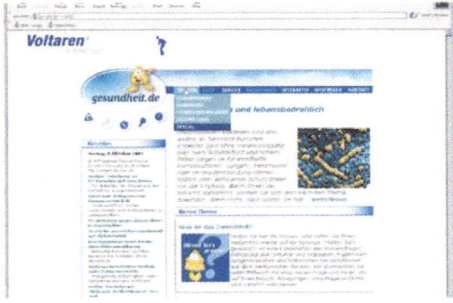

Abb. 4:www.medicine-worldwide.de

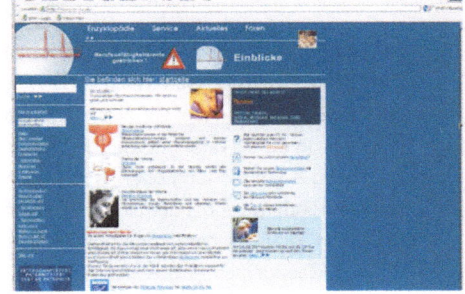

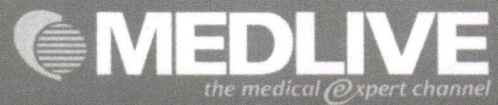

Potenziale bleiben ungenutzt

Die deutschen Pharmaunternehmen haben das Internet als modernes Kommunikationsmedium und Marketinginstrument zwar erkannt, schöpfen die Potenziale des neuen Mediums aber nur ungenügend aus. So lautet das Fazit der Studie „Pharma 2000", die von ProfNet Institut für Internet-Marketing durchgeführt wurde. Diese Aussage trifft auch im Jahr 2001 noch zu. Laut Angaben der Studie „Patient Relationship Management – Die Rolle des Patienten in der Life-Sciences-Industrie" der Unternehmensberatung Cap Gemini Ernst & Young, sind Hauptzielgruppen des derzeitigen Life-Sciences-Marketings zu 71 Prozent Ärzte und zu 77 Prozent Kliniken. Für das Jahr 2003 gehen die Marketingfachleute davon aus, dass die direkte Ansprache der Patienten eine ebenso wichtige Rolle einnehmen wird. „Während sich die Hersteller bei frei verkäuflichen Medikamenten bereits seit längerem mit Werbung direkt an die Verbraucher wenden, ist dies bei verschreibungspflichtigen Produkten, Diagnostika und anderen Medizinprodukten eine neue Herausforderung", beschreibt Dr. Rolf Baden-hoop, Vice President Cap Gemini Ernst & Young, die Entwicklung. Für die Unternehmen bedeutet dies, dass sie neben ihrem oftmals bestehenden Customer-Relationship-Management mit Ärzten und Vertriebspartnern, ein Patienten-Beziehungsmanagement (PRM) einführen müssen.

Die Hersteller setzen dazu vor allem auf Informationen über das Internet. Zukünftig wollen rund 90 Prozent diese Form der Patientenansprache nutzen, während es heute lediglich die Hälfte sind. Neben der reinen Information sind dann auch E-Commerce Aktivitäten für einzelne Produktbereiche geplant. Darüber hinaus werden zunehmend Call Center und Direct-Mailings für den Kontakt zum Endverbraucher genutzt. Aber auch klassische Werbung sowie Broschüren finden weiterhin ihren Platz im Bemühen um den Kunden.

Für die meisten Unternehmen stellt das Beziehungsmanagement zu den Patienten eine fundamentale Neuausrichtung ihrer Unternehmensstrategie dar. Betrachten heute rund 33 Prozent der Unternehmen das PRM als Teil ihrer Strategie, sehen dies 83 Prozent der Befragten in drei Jahren als integralen Bestandteil. Die Zielgruppe Patient wird von den Unternehmen als „Schlüssel zum Erfolg" erkannt. Die Vernachlässigung des E-Business wird langfristig zu einer massiven Beeinträchtigung der Wettbewerbsfähigkeit der Unternehmen führen. Dies ergab eine weitere Studie, die Cap Gemini Ernst & Young in Kooperation mit der französischen Hochschule INSEAD durchführte. Rund 30 Prozent der Pharma-Unternehmen liegen heute nach eigener Einschätzung bei der Entwicklung von E-Business-Initiativen hinter ihren Konkurrenten. 41 Prozent bezeichnen ihr Engagement als Durchschnitt und lediglich 21 Prozent als überdurchschnittlich. Ganze acht Prozent betrachten die eigenen E-Business-Aktivitäten als führend.

Nahezu die Hälfte (48 Prozent) der Befragten waren der Ansicht, dass sie sich durch E-Business einen Vorsprung sichern können. Nach Einschätzung von 68 Prozent der Pharma-Unternehmen werden die Internet-Potenziale dabei vor allem den Marketing- und Vertriebsbereich beeinflussen – beispielsweise in Form von eCRM oder internet-gestützter klinischer Tests. Die Veränderungen in den Bereichen Forschung & Entwicklung oder Supply Chain schätzen die Befragten als deutlich geringer ein. Die größten Hindernisse bei der Einführung von E-Business im eigenen Unternehmen sehen ein Drittel der befragten Top-Manager in den notwendigen kulturellen Veränderungen im Unternehmen und in den Change Management-Prozessen. Auch die Probleme bei der Messung des Return-on-Investment wer-

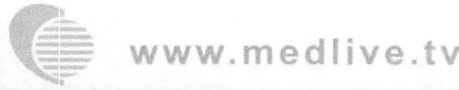

den von 25 Prozent als Hürde bei der effektiven Umsetzung der E-Aktivitäten genannt. „Die Herausforderungen liegen weniger im technologischen Bereich als in der Aufgabe, den Wechsel in das E-Business-Zeitalter zu managen", so Badenhoop. Gewinner würden die Unternehmen sein, die bei der Umstellung schrittweise vorgehen und dennoch den erforderlichen Pioniergeist aufbringen.

Patienten

www.almeda.de
www.apotheke.de
www.apotheke-lenningen.de
www.arzneimittel-scout.de
www.docmorris.com
www.fitforfun.de
www.gefion.de
www.gesundheit.de
www.gesundheit.com
www.gesundheitscout24.de
www.g-netz.de
www.lifeline.de
www.naturlink.ch
www.m-ww.de
www.meine-gesundheit.de
www.multimedica.de
www.netdoktor.de
www.planetmedica.de
www.surfmed.de
www.tiergarten-apotheke.de
www.walmart-apotheke.de
www.yavivo.de

Fachpublikum

www.apo-go.de
www.aponet.de
www.apotheker-im-internet.com
www.abda.d
www.doc-check.de
www.ghx.com
www.pharmabizz.de
www.pharmaplace.de

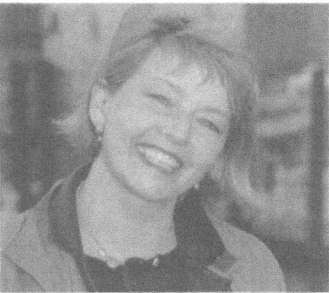

Angelika Eckert *löchert seit 1994 als freie Journalistin Geschäftsführer, Vorstandsvorsitzende und PR-Verantwortliche der new media-Branche mit unbequemen Fragen, steht ständig unter Zeitdruck und will alles und sofort.*
Dem Internet verschrieben, widmet sie sich für Screen Business Online, Die Woche, W & V, Handelsblatt, Computerwoche Spezial, E-Market und andere vor allem dem Thema E-Businesss und Aus- und Weiterbildung. Seit 1998 berät die Fachjournalistin zudem die Unternehmensberatung CSC Ploenzke AG.

E-Mail:
angelika_eckert@yahoo.com

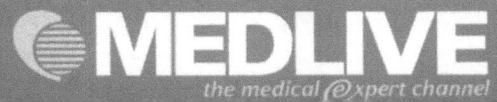

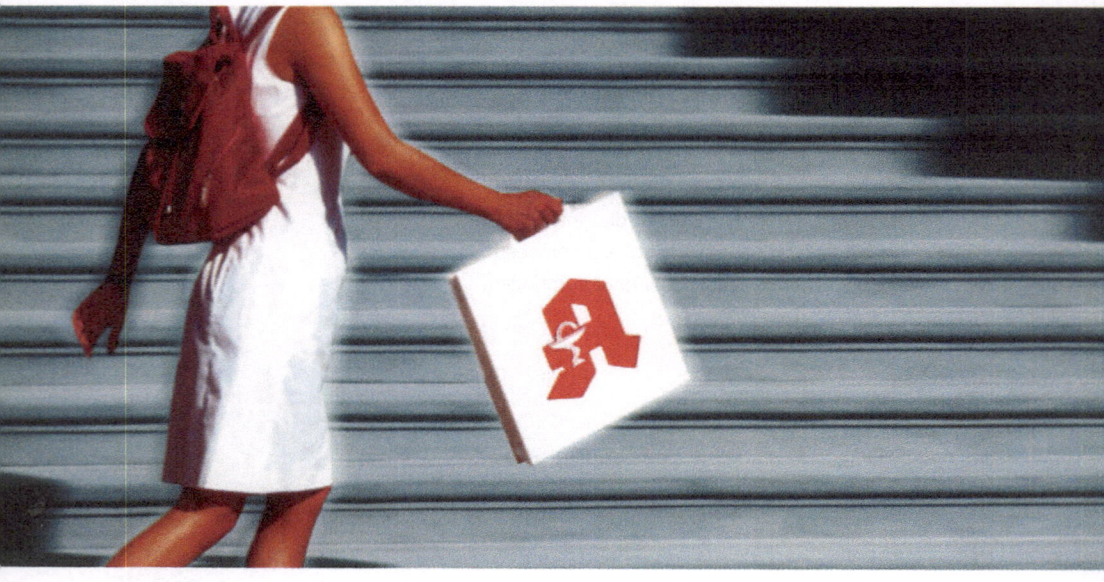
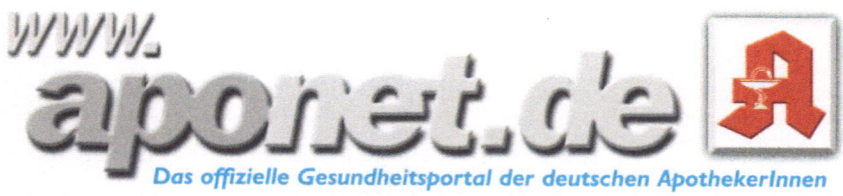

Das Apothekenportal aponet.de startet in einer Zeit, in der das Thema Internet und Arzneimittel aus-gesprochen kontrovers diskutiert wird. Besondere Aufmerksamkeit hat die gerichtliche Auseinander-setzung des Deutschen Apothekerverbandes mit der Internetapotheke 0800DocMorris.com erzeugt, die von den Medien immer wieder aufgegriffen wurde. Diese gesellschaftliche Diskussion, die vor allem von einigen Krankenkassen und ordoliberalen Journalisten forciert wurde, machte auch vor dem politischen Berlin nicht halt. Handlungsbedarf wurde formuliert. Von der ehemaligen Gesundheits-ministerin Andrea Fischer noch flächendeckend, von ihrer Nachfolgerin Ulla Schmitt nun in Richtung eines regionalen oder lokalen E-Commerce, der keine Rosinenpickerei à la DocMorris zulassen dürfe. Dabei geht es den Protagonisten ausserhalb der Politik – sieht man einmal von DocMorris selbst ab – eigentlich nicht um das Thema Internet oder E-Commerce. Den Kassenvertretern, die sich heute so vehement dafür einsetzen, ist ausschließlich daran gelegen, endlich den Versandhandel mit Arznei-mitteln hoffähig zu machen, den sie bereits seit Jahren propagieren. Und dies wiederum ausschließ-lich, um - koste es was es wolle – vermeintliche Kosteneinsparungen zu erzielen.

Apotheken verstärken ihre Internetpräsenz

Information, Interaktion, Transaktion – das zeichnet www.aponet.de, das offizielle Gesundheitsportal der deutschen ApothekerInnen, aus. Nur zwei Monate nach dem offiziellen Start Ende Juli haben sich schon mehr als 6000 Apotheken für ihre Teilnahme am Vorbestellsystem von aponet.de entschieden. Im ersten Monat verzeichnete das Portal mehr als 100.000 Visits und rund 880.000 Seitenaufrufe.
*Ein Beirag von **Elmar Esser** .*

aponet.de wird dazu beitragen, Wahrhaftigkeit in diese Diskussion zu bringen. Denn mit dem Portal haben die Apotheker nun eine Möglichkeit vorgelegt, wie das Internet auch im Rahmen der Arznei-mittelversorgung verantwortungsvoll genutzt werden kann, ohne die Risiken des Versandhandels in Kauf nehmen zu müssen. Wer zusätzlich – oder eigentlich ausschließlich - den Versandhandel will, muss dies nun auch deutlich sagen. Es ist an der Zeit, dass diese Themenkomplexe deutlich und für jeden Verbraucher erkennbar voneinander getrennt werden.

Der Auftritt von aponet.de

Wer heute erfolgreiche Internetauftritte gestalten will, muss gleich eine Vielzahl von Bedingungen beachten, damit die Homepage nicht nur den Herausgebern gefällt, sondern auch vom User ange-nommen wird. Hier hat sich in den letzten Jahren ein erheblicher Wandel vollzogen. Flash-Animati-onen, komplizierter Seitenaufbaut oder knallbunte Designs mögen noch vor einigen Jahren die User begeistert haben. Heute stehen andere Qualitäten im Vordergrund: Schneller Seitenaufbau, gute Les-barkeit, übersichtliches Layout und vor allem qualifizierte Inhalte (Content) sind die Anforderungen, die der User an seine bevorzugten Websites stellt. Dies ist wohl auch eine Folge des sich wandelnden demographischen Spektrums der Internetnutzer. Das World Wide Web ist längst keine Domain von „Freaks" oder jungen Leuten mehr. Immer mehr Berufstätige, aber auch ältere Menschen nutzen ver-stärkt dieses Medium mit seiner 24-stündigen Verfügbarkeit an Informationen jedweder Art.

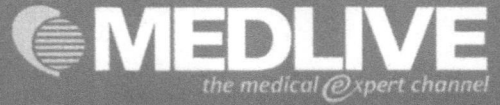

aponet.de greift in seiner Gestaltung und in seinem Content-Aufbau diese gewandelten Bedürfnisse auf. Das Portal kommt nicht aufgeregt oder gar hektisch daher. Es verzichtet auf knallige Farben und ist klar strukturiert. Das Design lehnt sich ein wenig an den Stil der 50er Jahre an, der gerade jetzt seine Renaissance erfährt. Er ist also hochaktuell, ohne modisch und damit anfällig für vorschnelle Veralterungen zu sein. Die Farbwelt von aponet.de ist von weichen Tönen geprägt, die Bildwelt stellt den Menschen - also den eigentlichen Adressaten des Portals - in den Mittelpunkt. Dabei wurde darauf geachtet, keine Fotomodell-Typen zu zeigen, sondern Menschen, denen man Tag für Tag auch im alltäglichen Leben begegnet. So wie die Apothekenkunden eben sind.

Diese Orientierung am Menschen spiegelt sich auch in den Inhalten von aponet.de wider. Bei der Zusammenstellung des Contents standen der Wunsch und die Erwartungshaltung der Nutzer im Vordergrund. Die ABDA konnte dabei auf Erkenntnisse einer repräsentativen Bevölkerungsumfrage zurückgreifen, die sie Mitte vergangenen Jahres vom renommierten Marktforschungsunternehmen I+G Gesundheitsforschung, einer gemeinsamen Tochter der Gesellschaft für Konsumforschung (GFK) und Infratest, hat durchführen lassen.

Der Content

Täglich wechselnde aktuelle Nachrichten mit verbraucherrelevanten Themen sind eine der Stärken von aponet.de. Und das umfasst nicht nur die Welt der Meldungen. Auch die aktuellen Fernsehsendungen rund um das Thema Gesundheit werden im Portal angekündigt - täglich aktualisiert. So weiß der aponet-Nutzer auch ohne Programmzeitschrift, welche Sendungen für ihn sehenswert sind. Darüber hinaus steht jeden Tag ein aktueller Gesundheitstipp zur Verfügung. Und dass zu einem Apothekerportal rund um die Uhr Informationen zum Thema Reise, Impfung oder Ernährung gehören, ist für aponet.de selbstverständlich.

Als exklusiven Service bietet aponet.de ein Heilpflanzenlexikon. Hier finden sich alle positiv monographierten 170 Heilpflanzen – produktneutral wie das gesamte Portal – versteht sich, . Denn bei aponet.de findet Werbung nicht statt. Das offizielle Portal der deutschen ApothekerInnen ist damit wohl auch das unabhängigste. Hier zählt nur und ausschließlich der pharmazeutische Sachverstand.

Die weiteren Themen des Portals in der Übersicht: der aponet-Terminkalender, der auf alle wichtigen Gesundheitstermine in Deutschland hinweist. Und natürlich Informationen über Arzneimittelsicherheit oder andere Gesundheitsthemen. Ergänzt wird diese Mischung immer wieder durch Tipps zur Selbstmedikation. Die Apotheken nehmen auch im Internet die Beratung ihrer Kunden ernst.

Ins Netz mit aponet.de – der Apothekenservice

aponet.de bietet den Apotheken zahlreiche Möglichkeiten, das Internet besser zu nutzen. Bereits zum Start war jede deutsche öffentliche Apotheke mit ihren Basisdaten im Apothekenfinder eingestellt. Online oder per Faxanmeldung kann sie dort Telefon- und Faxnummer sowie eventuelle Email- oder Homepage-Adressen hinzufügen. Weitere Möglichkeiten bestehen darin, in einer Visitenkarte, die sich bei jedem Anklicken der Apotheke aus dem Finder heraus öffnet, die Services der Apotheke sowie die

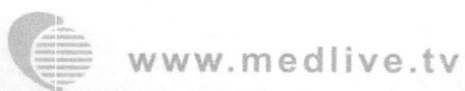

gesprochenen Fremdsprachen zu publizieren. Ein Service, den bereits fast 7000 Apotheken genutzt haben.

Während diese Web-Visitenkarte auch bei anderen Portalen Standard ist, bietet aponet.de mit der Möglichkeit, sich eine Portalhomepage zu erstellen, einen besonderen Nutzen für die Apotheken. Sie können damit die Vorteile einer Internetpräsenz nutzen, ohne regelmäßig komplizierten Pflegeaufwand leisten zu müssen. In nur wenigen Schritten ist es auch für den technisch Ungeübten möglich, sich diese Portalhomepage bei aponet.de zu „bauen". Wählen kann man dort zwischen den drei Design-Varianten „Classic", „Future" oder „Nature". Neben dem Apothekenteam und den Öffnungszeiten können in diese Homepage auch Datenbankanwendungen des Portals integriert werden. So kann beispielsweise der Zuzahlungsrechner oder sogar das Vorbestellsystem von aponet.de Bestandteil der eigenen Homepage werden. Und zu den Apothekenservices werden dem Nutzer automatisch zusätzliche redaktionelle Informationen angeboten, die über aponet.de zur Verfügung gestellt werden. Bis jetzt haben sich rund 2500 Apotheken für diese Homepage entschieden, sind also dank aponet.de nun auch selbst im Internet präsent.

Diese Portalhomepage kann natürlich auch direkt über das Internet angesteuert werden. Und es besteht die Möglichkeit, sie mit dem eigenen Domainnamen der Apotheke zu verknüpfen. Hat die Apotheke bislang keine eigene Internetadresse und ist ihr die von aponet.de automatisch erstellte Adresse aus dem Apothekennamen und der Postleitzahl zu kompliziert, wird ein weiterer Service angeboten. Im Auftrag der Apotheke kann der Provider, die DGN Service GmbH, eine zusätzliche, griffigere Internetadresse (URL) beantragen und diese dann mit der Homepage verknüpfen.

Das Bestellsystem

Ein Kernservice von aponet.de ist das Vorbestellsystem für Arzneimittel. Dieses bietet – wie das gesamte Portal – die Verknüpfung des Online-Auftritts mit der Arznei-mittelsicherheit und der Beratungskompetenz der öffentlichen Apotheken. Damit Missbrauch eingeschränkt wird,

Abb. 1: www.abda.de

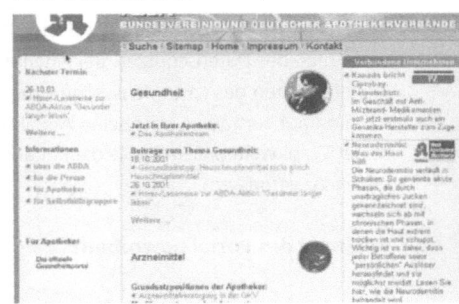

Abb. 2: Suchen bei www.abda.de

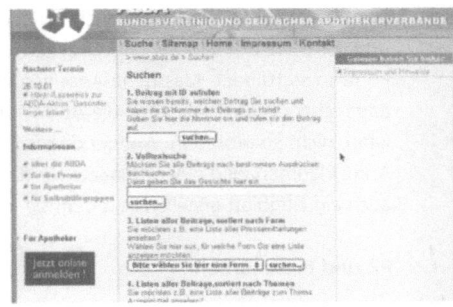

Abb. 3: www.aponet.de

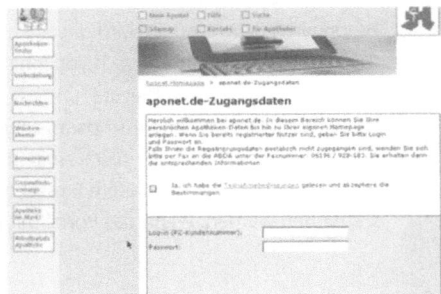

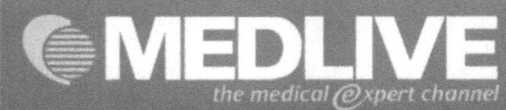

kann das Bestellsystem nur von Internet-Usern genutzt werden, die sich vorab oder während des Bestellvorgangs personalisiert haben. Der in das System integrierte Artikelstamm vermeidet Fehlbestellungen und dient vor allem der späteren Erweiterungsfähigkeit von aponet.de um umfangreiche Arzneimittelinformationen. Preise sucht der Nutzer dagegen in aponet.de vergeblich. Denn das offizielle Gesundheitsportal der deutschen ApothekerInnen nimmt nicht nur die Arzneimittelsicherheit, sondern auch die deutschen Gesetze – und hier insbesondere das Heilmittelwerbegesetz – sehr ernst. Und dass das Vorbestellsystem von aponet.de keinen Versandhandel auslöst, ist wohl eine Selbstverständlichkeit. Während der Internutzer seine Bestellung grundsätzlich online abgibt, kann die Apotheke wählen, wie sie davon erfährt: über Email oder Fax.

Unabhängig davon, für welchen Übertragungsweg die Apotheke sich entscheidet, wird es aber auf keinen Fall zu Speicherungen der Bestelldaten bei aponet.de kommen. Das ist primär aber nicht nur eine Frage des Datenschutzes. Bei einem Portal der Apotheken gehört das auch zu den Selbstverständlichkeiten des vertrauensvollen Umgangs zwischen Patient und Heilberufler. Der Internetnutzer kann darauf vertrauen, dass seine Angaben nur dazu aufgenommen werden, um sie an die Apotheke seiner Wahl weiterzuleiten. Sie dienen ausschließlich dem Zweck, die Beratung in der Apotheke noch weiter zu verbessern.

Wie wird das Portal beworben?

aponet.de ist zwar bereits erfolgreich gestartet, nun kommt es aber darauf an, das Portal auch weiterhin als Adresse bekannt zu halten. Hierfür wurde ein Marketingmix entwickelt, der nunmehr anläuft. Hierbei steht natürlich primär das Internet selbst im Fokus, damit der User, wenn er die Services der Apotheken sucht, tatsächlich auch bei aponet.de landet. Darüber hinaus setzt aponet.de aber auch und vor allem auf strategische Allianzen, indem gegenseitige Verlinkung mit anderen bekannten Portalen stattfindet. Klassische Anzeigen werden zwar auch geschaltet, der Mediateppich kann aber angesichts des Budgets, dass die ABDA für aponet.de ja nur aus Beitragsmitteln zur Verfügung stellen kann, nicht so groß sein. Aponet.de setzt daher auf die Mithilfe der Apotheken, die alle mit den Anmeldeunterlagen eigene Plakate für das Portal erhalten haben. Zusätzlich können sie sich online auch ein Flugblatt erstellen, mit dem sie ihre Kunden auf ihren neuen Online-Service hinweisen.

PR und Pressearbeit

Wesentliches Standbein für die Bewerbung des Portals werden aber auch in Zukunft die PR und die Pressearbeit sein, die neben der ABDA auch die Kammern und Verbände in Angriff nehmen. Einen besonderen Schwerpunkt wird dabei die Online-PR einnehmen die vielfach auch über die sogenannte "Content-Syndication" (Tausch von Inhalten mit anderen Online-Anbietern) abläuft. Bereits jetzt haben sich viele Online-Dienste, unter anderem auch Internetausgaben großer Zeitungen, bei der ABDA gemeldet, die Interesse daran zeigten, einzelne Inhalte des Portals auf ihren Homepages zu integrieren. Die Gespräche hierzu sind im Gange und werden zeitnah zu Ergebnissen führen. Darüber hinaus sind bereits jetzt weitere Pressekonferenzen und Gespräche geplant, die vor allem immer dann stattfinden werden, wenn das Portal mit neuen Services angereichert wird.

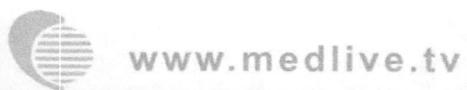
www.medlive.tv

Ausblick

aponet.de ist erfolgreich gestartet. Das Portal ging mit einer Startauflage von über 500 Beiträgen und Artikeln ins Rennen. Die Redaktion arbeitet daran, weitere Services und Informationen zur Verfügung zu stellen. Dies betrifft natürlich primär den inhaltlichen Kernbereich des Portals: die Arzneimittelinformationen.

Besonderes Augenmerk wird aber auch auf den Ausbau der Apothekerseiten auf aponet.de gelegt. Das Portal auch für die Apothekerinnen und Apotheker zu einer On-line-Community zu machen, in der man sich informieren oder aber einfach auch nur austauschen kann, wird eines der nächsten Ziele sein.

Für den Kunden attraktiv, für jede Apotheke offen, werbefrei und ohne eigene kommerzielle Interessen: apo-net.de hat vier Wochen nach seinem Start bereits ein fast flächendeckendes Angebot an Apotheken, die sich für das Vorbestellsystem ent-schieden haben. Es wird umso lebendiger und auch interessanter, je mehr Apotheken sich daran beteiligen. Hierfür zu werben, werden alle Gelegenheiten genutzt.

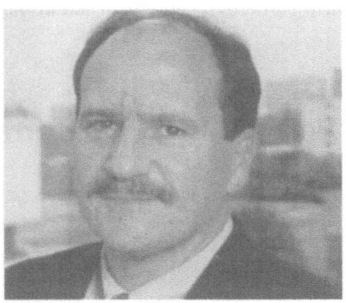

Elmar Esser (43) studierte Anglistik, Germanistik und Geschichte in Aachen und Bonn. Nach freier Mitarbeit für diverse Tageszeitungen und den Westdeutschen Rundfunk Köln war er Pressereferent der Ärztekammer Nordrhein und Chefredakteur des Rheinischen Ärzteblattes. Seit 1993 ist er Pressesprecher der ABDA - Bundesvereinigung Deutscher Apothekerverbände und Leiter Kommunikation und Öffentlichkeitsarbeit des Dachverbandes der deutschen Apotheker.

E-Mail: ElmarEsser@aol.com

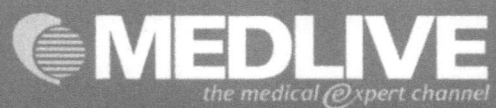

Bereits heute werden 11 Milliarden Mark des Bruttoinlandproduktes in Deutschland für Gesundheit – sei es Vorsorge, sei es Behandlung – ausgegeben. In einem der wachstumsstärksten (Internet-)Märkte bündelt BertelsmannSpringer Medizin Online (BSMO) Inhalte und Webdienstleistungen zum Thema Medizin, Gesundheit und Wellness. Das Angebot von BSMO richtet sich gleichzeitig ein auf das wachsenden Gesundheitsbewusstsein und den enormen Informationsbedarf der gesundheitsinteressierten Verbraucher bzw. Patienten auf der einen, wie auch auf den steigenden Anspruch des schnellen und dabei hochqualifizierten Informations- und Erfahrungsaustausch der Medizin- und Pharma-Experten aus Wissenschaft und Praxis auf der anderen Seite. BSMO ist dabei Full-Service-Provider, das heißt, neben den beiden interaktiven Online-Informationsdiensten www.LIFELINE.de und www.multimedica.de werden Websites im Auftrag von Verbänden, Branchenpartnern und Industrieunternehmen entwickelt und betreut. Zusätzlich unterstützt BSMO mit seinen qualitativ hoch-

Von der Info-Plattform zum Full-Service-Provider im Internet

*Medizinische Fachkompetenz und Online-Know-How aus einer Hand: Mit der Gründung von BertelsmannSpringer Medizin Online (**www.bsmo.de**) reagiert der renommierte Fachverlag auf die gesteigerten Bedürnisse des weiterhin stark umkämpften Marktes. Ein Beitrag von **Christoph Max vom Hagen**.*

wertigen Inhalten als wichtiger Fachthemen-Contentpartner eine Vielzahl großer Internet-Portale wie beispielsweise Microsoft msn, AOL, RTL, Lycos.

Unter der Adresse www.bsmo.de können Ärzte und Patienten zahlreiche medizinische Online-Verlagsangebote von BertelsmannSpringer zentral erreichen. Das neue Internetportal verlinkt und integriert Inhalte und Service-Angebote der bisher isolierten Web-Angebote der Verlage Ärzte Zeitung, Springer, Steinkopff, Urban & Vogel sowie der Onlinedienste multimedica und LIFELINE. Damit entsteht das größte deutschsprachige Angebot medizinischer Fach- und Gesundheitsinformationen unter einem Dach. Das neue Kompaktangebot, das Inhalte aus dem Print- und Onlineprogramm der medizinischen Fachverlage zusammenführt, setzt auf die bestehenden Onlinedienste LIFELINE und multimedica auf. Die beiden Dienste sind im Zuge der strategischen Neuausrichtung des Internet-Engagements der Fachverlagsgruppe unter der neuen Gesellschaft BertelsmannSpringer Medizin Online zusammengefasst worden. Ziel des neu aufgestellten Angebotes ist es, die medizinische Fachkompetenz der Verlagsgruppe zu bündeln und ganzheitliche Informationen aus einer Hand zu bieten. „Mit der Gründung von BSMO und der Bündelung der Internet-Angebote gelingt es uns, Ärzte und Patienten von einer Plattform aus noch gezielter und bedarfsorientierter anzusprechen. Durch die neue vernetzte Struktur können wir nicht nur eine breitere Themenpalette anbieten. Wir stellen außerdem mehr interaktive Serviceangebote für die berufliche Praxis zur Verfügung", erklärt Dr. Jörg Zorn, Geschäftsführer BertelsmannSpringer Medizin Online. „Gleichzeitig wird BSMO zunehmend Full-Service-Provider für Bau und Pflege von Kunden-Websites."

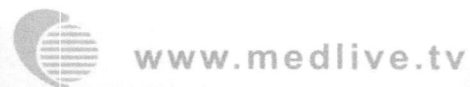

Attraktive Vorteile bieten sich auch für Werbekunden, da die Marketingbotschaften an wesentlich größere Zielgruppen kommuniziert werden können. „Auf die neue Geschäftsidee haben wir viel positive Resonanz von Seiten unserer Partner wie Berufsverbänden, aber auch von Seiten der Pharmaindustrie-Kunden bekommen. Und auch unsere aktuellen Umsatzzahlen sprechen für das Konzept", so Dr. Jörg Zorn. BSMO mit dem publikumsorientierten, freizugänglichen Onlinedienst LIFELINE und dem geschlossenen, abonnementpflichtigen Onlinedienst multimedica ist mit mehr als sechs Millionen Page Impressions und rund 100.000 registrierten Nutzern einer der marktbestimmenden Player im Gesundheitswesen.

Abb. 1: www.lifeline.de

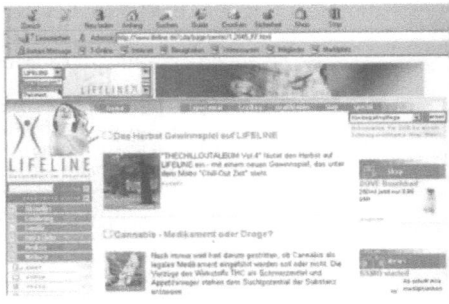

Die Gründung von BSMO spricht für Kontinuität und den starken Glauben der Unternehmensmutter an die Erfolgsfähigkeit des Business-Konzeptes. Die aktuelle Entwicklung bestätigt das Vertrauen. Zudem sind mit dem BSMO-Launch neue Aktivitäten hinzugekommen, insbesondere die Komplett-Betreuung externer Websites, beispielsweise von Pharmaunternehmen. Zorn weiter: „multimedica und LIFELINE werden wie bisher viele und bald noch viel mehr User auf Profi- und Konsumentenseite durch exzellente Angebote binden. Gute Zielgruppenabdeckung und hoher Traffic generieren wiederum eine große Community, die insbesondere für unsere Kunden aus der Pharmaindustrie bedeutend ist. So können wir auch beim Aufbau externer Plattformen über unsere eigenen Plattformen multimedica und LIFELINE Besucher auf die Kunden-Sites aufmerksam machen und hinüberleiten."

Abb. 2: www.multimedica.de

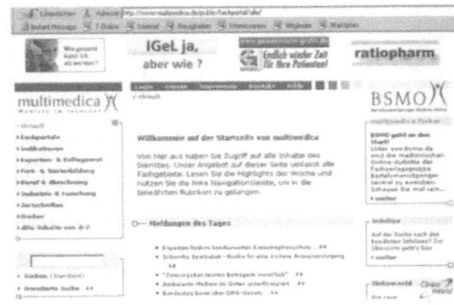

Die beiden Unternehmungen LIFELINE und multimedica wurden aber nicht nur in einer gemeinsamen Firma zusammengeführt, was die Kunden und Geschäftspartner, die durchweg an beiden Zielgruppen interessiert sind, sowieso fordern. Das eigentlich Neue ist, dass auch die übrigen Online-Aktivitäten der medizinischen Verlage von BertelsmannSpringer über die BSMO-Portale angeboten werden. Damit werden zum Beispiel nicht mehr zahlreiche unterschiedliche Dermatologie-Plattformen innerhalb BertelsmannSpringers präsentiert, sondern nur mehr eine große. So wird www.dermatologie.de, das große Dermatologie-Portal von Urban & Vogel, mit der-

Abb. 3: www.bsmo.de

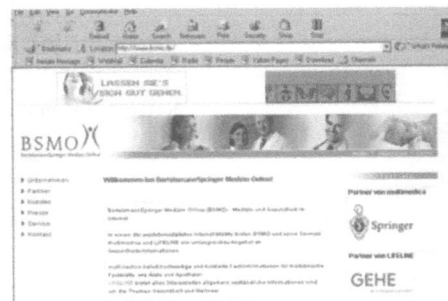

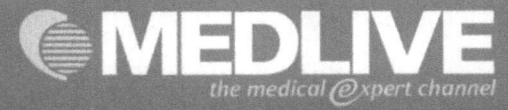

zeit über 1,2 Millionen Page-Impressions, bei multimedica als eines von neun verschiedenen Fachportalen integriert. Der Vorteil: Aus knapp einem Dutzend Einzelplattformen wird ein großer potenter Marktplatz entwickelt, der mehr Zielgruppe auf einer Plattform vereint und damit weit mehr Reichweite sowie Content-Breite und -Tiefe bieten kann als andere.

Im selben Zug stellt das Verlags- und Zeitschriften-Branding weiterhin einen wesentlichen Marketing-Aspekt dar. „Wir verstehen BSMO als ein umfassendes und reichweitenstarkes Frontend, während das Content-spezifische Verlagsbranding erhalten bleibt", erläutert Zorn, „dafür stehen wir mit unserem Namen und in der neuen Funktion als Tochtergesellschaft aller BertelsmannSpringer-Verlage." Das wichtigste aber sei, dass durch die Zusammenführung aller Online-Aktivitäten ein insgesamt noch interessanteres Angebot zu generieren möglich ist.

Markt- und Kunden-orientierte Angebote generieren, ist die eine Seite der Garantie für den wirtschaftlichen Erfolg eines Unternehmens der „New Economy"; Umsatzgenerierung die andere - und hier zeigt sich, dass in der „New Economy" die selben ökonomischen Gesetzmäßigkeiten gelten wie in der „Old Economy". Bei multimedica und LIFELINE, jetzt BSMO, wurde das schon immer beherzigt: Das Ergebnis ist bei multimedica und LIFELINE bereits ein zweistelliger Millionen-Umsatz. Nach aktueller Einschätzung werden in 2002 15- bis 20-prozentige Umsatz- und Gewinnzuwächse erreicht; auch der break even, geplant für Ende 2002, wird voraussichtlich deutlich früher erreicht. LIFELINE ist der Gesundheits- und Wellnessberater im Internet für Gesundheitsinteressierte und Patienten. LIFELINEs Community schätzt die unterhaltsame und informative Darstellung der Inhalte und natürlich den kostenfreien Zugang. Auf www.LIFELINE.de finden besonders die aktuellen Berichte und Specials, Recherche-Tools - wie Healthfinder oder Ärztesuche - sowie interaktive Tests und Expertenräte, in denen Useranfragen binnen längstens 48 Stunden von Experten beantwortet werden, großen Zuspruch bei den Nutzern.

Patienten

www.almeda.de
www.apotheke.de
www.apotheke-lenningen.de
www.arzneimittel-scout.de
www.docmorris.com
www.fitforfun.de
www.gefion.de
www.gesundheit.de
www.gesundheit.com
www.gesundheitscout24.de
www.g-netz.de
www.lifeline.de
www.naturlink.ch
www.m-ww.de
www.meine-gesundheit.de
www.multimedica.de
www.netdoktor.de
www.planetmedica.de
www.surfmed.de
www.tiergarten-apotheke.de
www.walmart-apotheke.de
Yavivo: www.yavivo.de

Fachpublikum

www.apo-go.de
www.aponet.de
www.apotheker-im-internet.com
www.abda.d
www.doc-check.de
www.ghx.com
www.pharmabizz.de
www.pharmaplace.de

BertelsmannSpringer

www.bsmo.de
www.LIFELINE.de
www.multimedica.de
www.diabetes-world.net

multimedica - einer der führenden medizinischen Online-Dienste für Professionals, das heißt, für Ärzte und Apotheker - vereinigt die fachliche und Onlinekompetenz BertelsmannSpringers. www.multimedica.de ist ein abonnementpflichtiger Dienst, der durch ein Passwort nur medizinischen Fachkreisen zugänglich ist. Auch Ärzte des LIFELINE Expertenrates nutzen diesen Dienst, um sich mit Kollegen auszutauschen. Schon dieses Beispiel zeigt, wie die Bündelung beider Dienste unter einem Dach die intensive Nutzung interner Synergien erlaubt: Sowohl sehr zum wirtschaftlichen Vorteil des Unternehmens als auch zur qualitativen Vorteil der Inhalte für den einzelnen User. Die Online-Dienste werden technisch und redaktionell von einem hochqualifizierten Team mit über 50 Mitarbeitern gepflegt. Dies garantiert zusätzlich hochwertige, aktuelle Inhalte mit direktem Praxisbezug.

Die zentralen Dachseiten von www.bsmo.de sind seit September 2001 online. Neben den allgemeinen Informationen zum Unternehmen, Kontakt- und Mediadaten werden den Usern und Kunden bewusst allumfassende Marktinformationen auf den Dachseiten angeboten. Die umfassende Informationsdichte und Inhaltstiefe der Website, die erfolgreiche wirtschaftliche Entwicklung angesichts der anhaltenden Marktbereinigungen und die in den zurückliegenden Monaten mehr als behauptete Marktposition auf dem hartumkämpften Sektor zeigen, dass Bertelsmann Springer Medizin Online auf dem besten Wege ist, in naher Zukunft zur ersten Adresse im Internet zu werden, wenn es um Medizin, Gesundheit und Wellness geht.

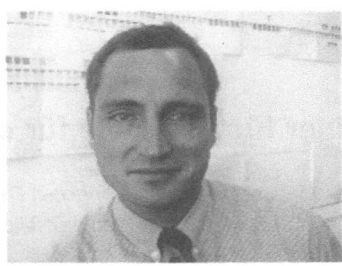

Christoph Max vom Hagen (33) ist Leiter Marketing & Kommunikation. Sein Verantwortungsbereich umfasst Marketing, Public Relations- und Pressearbeit sowie Werbung und Kooperationsmarketing. Hagen verantwortete seit 1. März 2001 den gleichnamigen Bereich beim HOS LIFELINE. Zuvor leitete er beim Branchen-Onlineportal TransportWeb (BertelsmannSpringer) das Marketing. Hagen kam im Dezember 2000 zu BertelsmannSpringer, nachdem er vier Jahre im Bereich Presse- und Öffentlichkeitsarbeit der DaimlerChrysler Services (debis) AG tätig war, zuletzt als Projektleiter Neue Medien. Er hat Geschichts- und Politikwissenschaften in München studiert und anschließend ein Trainee am Institut der Deutschen Wirtschaft in Köln absolviert.

E-Mail: christoph.hagen@bsmo.de

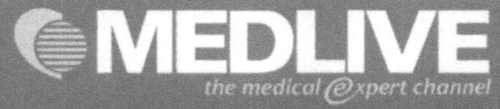

Allgemeine Aspekte

Netzwerke verbreiten sich stetig in allen Bereichen der Gesellschaft. Sie etablieren sich als effiziente und flexible Organisationsform des Informationszeitalters. Viele individuell ausgerichtete Knotenpunkte können zusammenarbeiten und ihre Kompetenz vereinen, ohne dass dabei einzelne ihr Profil völlig aufgeben müssen.

In der Medizin entwickeln sich neue Erkenntnisse häufig in den Randgebieten von Disziplinen. Diese Bereiche sind durch die zunehmende Spezialisierung der Medizin immer weniger sichtbar. Durch die Verbindung zwischen den Disziplinen und zwischen den Institutionen erreicht man die Integration auch der Randgebiete.

Einer für alle – alle für einen. Kompetenznetze in der Medizin

Die Sammlung aller medizinischen Erkenntnisse und Erfahrungen auf gleichartigen Datenbanken für ein spezifisches Krankheitsbild optimiert die Möglichkeit sinnvoller Diagnosen und Therapien.
*Ein Beitrag von **Tim M. Jaeger**.*

Kompetenznetze sind der Zusammenschluss der führenden Einrichtungen von Forschung und Versorgung (entsprechend dem horizontalen und vertikalen Netz) für ein spezifisches Krankheitsbild. Diese Verknüpfung führt zu einer Steigerung der Kompetenz für die Gesamtheit und damit einer Potenzierung des Erkenntnisgewinnes. Kompetenz ist gleich Wissen mal Erfahrung mal Urteilskraft (modif. n. Rat für Forschung, Technologie und Innovation). Expertenwissen wird gebündelt, Forschungsaktivitäten werden koordiniert, Informationen über eine Krankheit schneller und einfacher zugänglich gemacht mit dem Ziel, die Versorgung der Patienten zu verbessern.

Diese Optimierung der Versorgung zeigt sich zum einen in einer verbesserten Diagnostik und Früherkennung, zum anderen in einer verbesserten therapeutischen Versorgung. Die Bündelung der Kompetenzen hat auch für die Medizin insgesamt Vorteile: Die beteiligten Zentren einigen sich auf einheitliche Diagnoseverfahren und eine gleichartige Datenerfassung. Therapierichtlinien werden beschlossen und neue Forschungsergebnisse schnell und aktuell allen Beteiligten im Gesundheitswesen zugänglich gemacht. Forschungsvorhaben werden abgestimmt oder sogar gemeinsam durchgeführt. Zuletzt geben die Daten Aufschluss über die Ökonomie eines Krankheitsbildes. Medizinisch sinnvolle Diagnoseverfahren oder Therapien müssen finanziell unterstützt, die medizinisch sinnlosen dagegen verlassen werden.

Der breite Einsatz von Kompetenznetzen in der Medizin ist zur Zeit noch mehr Vision als Realität. Es gibt bisher neun vom bmb+f (Bundesministerium für Bildung und Forschung) geförderte Kompetenznetze. Die bisher geförderten Netze sind unterschiedlich. Sie reichen vom einfachen Zusammenschluss forschender Einrichtungen mit Subvention von Labortätigkeiten bis zur Errichtung eines komplett elek-

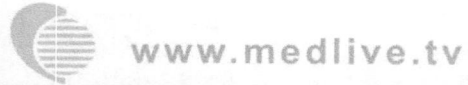

tronisch vernetzten Verbundes mit zentraler Datenbank. In Kompetenznetzen mit zentraler Datenbankstruktur ist die Durchführung von klinischen Studien problemlos möglich, da zum einen die Patientendaten nach datenschutzrechtlichen Richtlinien in pseudonymisierter Form, zum anderen die bereits für die Online-Dateneingabe entwickelten informationstechnologischen Werkzeuge vorliegen. Durch die Akquirierung von klinischen Studien können sich Kompetenznetze von öffentlichen Zuwendungen unabhängig machen und so die Nachhaltigkeit nach Ablauf der Förderperiode gewährleisten.

In Deutschland wird um die bisher geförderten Kompetenznetze eine Infrastruktur errichtet, die den weiteren Ausbau des Konzeptes Kompetenznetz deutlich erkennen lässt. Das bmb+f hat mit der Telematikplattform für medizinische Forschungsnetze (TMF) eine Struktur unterstützt, die Konzepte und Vorgaben für die Kompetenznetze im Einzelnen und deren Vernetzung untereinander entwickelt. Die inzwischen 13 Koordinationszentren für klinische Studien, ebenfalls vom bmb+f gefördert, haben die Aufgabe, durch ihre Nähe zu den Kompetenznetzen die klinischen Studien in diesen Bereichen zu überwachen (Monitoring) und biometrisch zu betreuen.

Diese nationale Initiative des bmb+f wird nun auf europäischer Ebene aufgegriffen. Die Europäische Kommission fördert die Networks of Excellence, die den deutschen Kompetenznetzen entsprechen, im sechsten Forschungs-Rahmenprogramm von 2002 bis 2006. Dass diese Entwicklung in Amerika noch nicht stattgefunden hat, sollte in Deutschland und Europa nicht mit Beunruhigung gesehen werden. Vielmehr stellt dies eine Chance dar, in einer wichtigen Entwicklung eine Vorreiterrolle zu übernehmen.

Informationstechnologische Aspekte

Trotz verschiedener Organisationsformen der Kompetenznetze finden sich, auch aus informationstechnologischer Sicht, Gemeinsamkeiten: Eine ansprechende Website bietet sich als zentrale Schaltstelle im Wissens- und Informationsmanagement an. Die in der Forschung neu gewonnenen Erkenntnisse und relevante Informationen müssen schnell an einer leicht zugänglichen Stelle veröffentlicht werden. Hiermit wird auch die Verbreitung von ungesicherten, verunsichernden und vielleicht falschen Informationen an Patienten vermieden. Somit greifen Arzt und Patient auf dieselben aktuellen und relevanten Informationen (nach jeweiligen Interessen redaktionell bearbeitet) zu.

Durch Content-Management-Systeme können über die Websites vieler Kompetenznetze Ärzte, Patienten und deren Angehörige in speziellen Foren Wissen und Erfahrungen austauschen bzw. konkrete Anfragen an kundige Ansprechpartner richten. Da in Kompetenznetzen führende Zentren und Wissenschaftler arbeiten, finden sich hier qualifizierte Ansprechpartner.

Letztlich dient die Website bei Kompetenznetzen mit internet-basierter Patientendateneingabe auch als Eingabemaske für die Patientendaten durch den Arzt. Diese Form der Patientendateneingabe findet sich bei den elektronisch vernetzten Kompetenznetzen mit zentraler Datenbank. Das angestrebte Prinzip der möglichst kompletten Online-Eingabe (Web-based Data Capture) von Patientendaten bringt die Forderung nach technischer Grundausstattung am Untersuchungs- und Arbeitsplatz mit sich: Für die webbasierte Erfassung genügt ein handelsüblicher PC mit einem Standard-Web-Browser

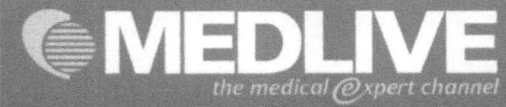

(Internet-Programm, z.B. Netscape Navigator, Microsoft Explorer) und einem Internetanschluss mit Modem. Das elektronische System stellt die Eingabesoftware mittels Application Service Providing (ASP) bereit, d.h. die gesamte Funktionalität findet auf den zentralen Servern statt. Aus diesem Grund müssen die Eingabecomputer bei der Validierung des Systems nicht berücksichtigt werden, es werden zu keinem Zeitpunkt Daten auf peripheren Computern (Clients) gespeichert.

Bei einer Dateneingabe authentisiert sich der Benutzer mit einem Passwort, welches er von einer autorisierten Stelle innerhalb des Kompetenznetzes, z.B. dem Netzwerksekretariat zugeteilt bekommt und fordert daraufhin Formulare über seinen Browser von der Applikation an. Diese ruft die erforderlichen Daten aus der Datenbank ab und generiert das HTML-Formular (electronic case report form, e-CRF), das beim Benutzer im Webbrowser erscheint. Durch Plausibilitätskontrollen wird die Dateneingabe direkt überprüft und somit die Datenqualität deutlich gesteigert. Nach Ausfüllen des Formulars werden die pseudonymisiert eingetragenen Werte über die verschlüsselte Verbindung an die Middleware geschickt, die sie wiederum den richtigen Feldern der Datenbank zuordnet.

> „Der Druck auf das Gesundheitssystem, Telematik einzusetzen, wird stärker.",
> **Dr. Zipperer,** Vorsitzender des Aktionsforum Telematik im Gesundheitswesen (ATG)

Ein Export von pseudonymisierten Daten erfolgt für das statistische Monitoring routinemäßig (z.B. SPSS, SAS Formate). Er ermöglicht Monitoren und Data Managern zeitnahe Einsicht in Informationen z.B. über Stand der Rekrutierung oder Query-Status (Zahl offener und beantworteter Fragen). Zu jedem Zeitpunkt kann nach erfolgter Zustimmung ein Export von allen aktuellen Daten der Datenbank für das Data Management und die Auswertung auch im Rahmen von klinischen Studien vorgenommen werden.

Datensicherheit und Datenschutz sind beides wichtige Komponenten im Bereich der medizinischen Datenerfassung, speziell beim Aufbau von Datenbanken, Registern und Netzwerken. Umfasst die Datensicherheit Unterpunkte wie Schutz vor Datenverlust, Schutz vor unberechtigtem Zugriff und die Datenintegrität, bezieht sich Datenschutz mehr auf die rechtlich relevanten Aspekte der Datenspeicherung und Übertragung.

Der Schutz vor unberechtigtem Zugriff wird durch die o.g. Sicherheits- und Verschlüsselungssysteme gewährleistet, Schutz vor Datenverlust bietet die Speicherung der Daten auf verschiedenen Medien und die tägliche Datensicherung z.B. auf Bandsystemen. Im Bereich Datenintegrität muss gewährleistet sein, dass nur für das Kompetenznetz zertifizierte Personen Zugriff auf das Netz haben. Früh wird dafür in enger Zusammenarbeit mit allen Beteiligten ein Rechtekonzept erarbeitet. In einer solchen Übersicht werden zunächst die zu erwartenden Akteure und Rollen innerhalb des Netzwerks definiert (z.B. Prüfärzte, Teilprojektleiter, Monitore, Data Manager, Beobachter) und dann den Rollen Rechte bei den verschiedenen Vorgängen im elektronischen System zugewiesen (z.B. welche Patientendaten darf ein Prüfarzt ansehen, welche auch ändern?). Nur eine möglichst kleine Zahl von Personen sollte Daten verändern dürfen. Dies ist nötig, um fehlerhaft eingegebene Datensätze online zu ergänzen, zu verbessern oder eventuell Datensätze ganz oder teilweise zu löschen. Mit Hilfe eines Audit Trails können

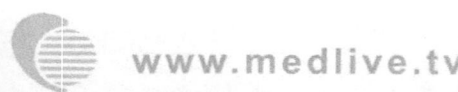

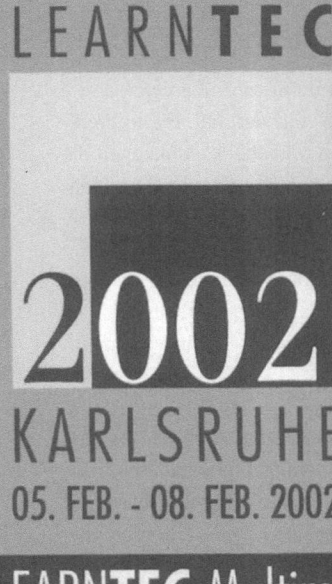

LEARN**TEC**

2002

KARLSRUHE

05. FEB. - 08. FEB. 2002

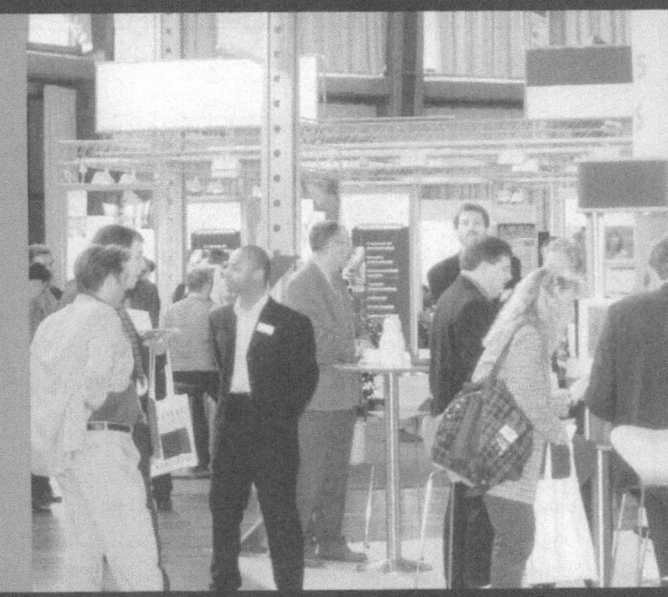

LEARN**TEC** Multimedia-Medizin - Freitag, 8. Februar 2002

Der Kongress

... bietet neueste wissenschaftliche Erkenntnisse, praktische Erfahrungen und Einsatzkonzepte für multimediales Lernen und Computertechnologie in der Medizin. Die Veranstaltung wendet sich an alle, die mit der Erstellung medizinischer computergestützter Instruktions- und Lernsysteme befasst sind (Medizin-Autoren, Mediendidaktiker und Konstrukteure von technischen Plattformen). Ein Schwerpunkt ist der Austausch unter den vom Bundesministerium für Bildung und Forschung BMBF in seinem Programm "Neue Medien in der Bildung" geförderten Medizin-Projekte.

Die Themen

- Medizinische Fachinhalte der Projekte
- Anforderungen und Lösungsbeispiele für technische Plattformen

- Mediendidaktische Anforderungen und Lösungen zur Umsetzung medizinspezifischer Lehr- und Lernkonzepte

Die Fachmesse

... mehr als 250 Aussteller, darunter zahlreiche Hochschulen, präsentieren ihre Produkte und bieten auf rund 20.000 m² den umfassenden Überblick über multimediale Bildungs- und Informationssysteme sowie aktuelle Entwicklungen für das Lernen mit Neuen Medien in Europa.

Der Themenstand Medizin

... des BMBF stellt die Medizin-Projekte im Rahmen des Programms "Neue Medien in der Bildung" vor.

Kongresszentrum Karlsruhe in Zusammenarbeit mit

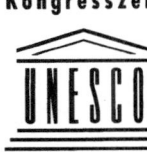

INITI@TIVE **D**²¹

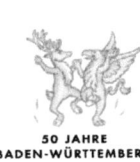

50 JAHRE
BADEN-WÜRTTEMBERG

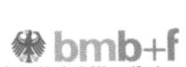

Information: Karlsruher Kongress- und Ausstellungs-GmbH, Tel.: +49 (0)721/3720-0, Fax: +49 (0)721/3720-2149, e-mail: learntec@kka.de, www.learntec.de

jegliche Eingriffe in die Datenbank aufgezeichnet werden. Es kann nicht nur rekonstruiert werden, welche Daten wann verändert wurden, sondern auch wer die Daten wie verändert hat. Dieses Werkzeug ist unabdingbare Voraussetzung für das Führen einer medizinischen Datenbank. Funktionen dieser Art werden auch von der FDA (U.S. Zulassungsbehörde Food and Drug Administration) bzw. der entsprechenden Behörde in Europa (EMEA) gefordert.

Durch die bundesweit mögliche Eingabe von pseudonymisierten Patientendaten müssen die Vorgaben aller Datenschutzbeauftragten der Länder berücksichtigt werden. Hierzu hat sich der Arbeitskreis Wissenschaft der Datenschutzbeauftragten der Länder gebildet, dessen Vorgaben exemplarisch z.B. beim Kompetenznetz Parkinson bereits umgesetzt wurden.

Die Mehrzahl der Kliniken führt inzwischen eigene regionale Patienten- oder Statistikregister. Dabei wird häufig übersehen, welchen Kriterien diese Datenbanken gesetzlich genügen müssen. Die umfangreiche, zugriffssichere Protokollierung, das passwortgeschützte Systemumfeld, die regelbasierte Schreibrechtevergabe oder die Verwendung unveränderbarer Datenträger sind Minimalanforderungen, die meist im klinischen Alltag nicht erfüllt werden. Diese Anforderungen entsprechen aber §10 Abs. 5 und §11 der Musterberufsordnung für Ärzte und dem BGH Urteil vom 21.11.1995.

„Deutschland verfügt über international wettbewerbsfähige Kompetenznetze, in denen Wissenschaft, Bildung und Wirtschaft vorbildlich für Europa zusammenarbeiten."
Bundesforschungsministerin **Edelgard Bulmahn**

Da diese kliniksinternen Datenbanken meist viele und wichtige Daten enthalten, ist es erforderlich, diese bisher eingegebenen Daten in Kompetenznetz-Datenbanken zu übertragen und zu erhalten. Die Einbindung bereits in den Zentren vorhandener Datenbanken ist prinzipiell möglich und gewünscht. Dabei sollte im Sinne der Datenintegrität ein einmaliger Datentransfer angestrebt werden.

Es wird einen Austausch mit anderen Kompetenznetzen geben. Dabei ist zu klären,

- mit welchen Erkrankungsgebieten und daraus folgend Netzwerken Synergien geschaffen werden können,
- ob in diesen Organisationen die Möglichkeit und der Wille für eine solche Kooperation besteht und
- zuletzt über eine technische Analyse, wie ein solcher Austausch zu bewerkstelligen ist.

Über den rein technischen Austausch hinaus muss dann berücksichtigt werden, dass Aspekte der Sicherheit und des Datenschutzes berührt werden, deren Relevanz mit den zuständigen Behörden zu klären ist. Technisch wird es vorteilhaft sein, wenn die kontaktierten Netzwerke eine ähnliche Struktur und vergleichbare Plattformen bezüglich Hard- und Software benutzen, wie dies z.B. beim BrainNet und beim Kompetenznetz Parkinson gegeben ist. Hier ist die Einbindung der Telematikplattform TMF nötig, die unter anderem Regeln für die Zusammenarbeit zwischen Kompetenznetzen erstellen soll.

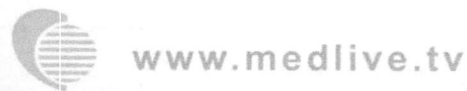

Ein Kompetenznetz ist ein hochwertiges Forschungsinstrument, das Medizin, Biotechnologie, Pharmaindustrie und Informationstechnologie eint und gerade in diesen Bereichen hohe Wirtschaftlichkeit und Qualitätsstandards verspricht. Auch über die Grenzen Deutschlands hinaus.

Weiterführende Websites

europa.eu.int/comm/research/nfp/pdf/networks.pdf
Forschungsförderung von Networks of Excellence im sechsten Rahmenprogramm der Europäischen Union
www.networks-of-excellence.com
Informationen über Kompetenznetzwerke, deren Erstellung und Förderungsmöglichkeiten
www.dlr.de/PT/Gesundheitsforschung/gf_home.htm
Ausschreibungen für Kompetenznetze in Deutschland
www.bmbf.de/index_foerde01.htm
Bundesministerium für Bildung und Forschung
www.cdisc.org
internationale Bestrebungen zur Vereinheitlichung medizinischer Datenformate
www.german-health-research-net.de
Telematikplattform für medizinische Forschungsnetze
www.kompetenznetze.de
Informationen über bisher bestehende Kompetenznetze
www.brainmedia.de/security
Sicherheitskonzepte und Lösungen unter anderem für Kompetenznetze
www.kompetenznetz-parkinson.de
Kompetenznetz Parkinson
www.brain-net.net
Netz zur Verwaltung von Gewebeproben in der Forschung
www.secuTrial.com
System zur Durchführung internetbasierter klinischer Studien

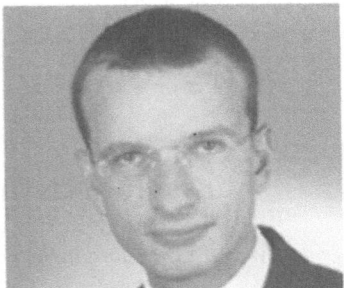

Dr. med. **Tim M. Jaeger**, *Jahrgang 1968, absolvierte das Studium der Humanmedizin in Heidelberg/Mannheim, den USA und Australien. Neben klinischer und wissenschaftlicher Tätigkeit wurde er zum Vorsitzenden einer Organisation europäischer Assistenzärzte gewählt und hat in den Ausschüssen medizinischer Fachgesellschaften besonders den Bereich „Neue Medien in ärztlicher Fort- und Weiterbildung" vertreten. Bis Mitte 2001 war er an der Universitätsklinik Mannheim als Arzt tätig.*
Für seine Projekte im Bereich Telematik/Telemedizin wurde er mehrfach ausgezeichnet (SUN Microsystems Academic Equipment Grant, EAU, DGU).
Heute leitet er die Research & Development Services der interActive Systems, Gesellschaft für interaktive Medien mbH in Marburg/Berlin. In dieser Abteilung werden medizinische Kompetenznetze für Deutschland und Europa entwickelt sowie Lösungen zur Durchführung internetbasierter klinischer Studien angeboten. Sein Engagement schließt die Arbeit in verschiedenen Gremien und Arbeitsgruppen (u.a. CDISC Clinical Data Interchange Standards Consortium und AFGIS Aktionsforum Gesundheitsinformationssysteme) mit ein.

E-Mail: *info@brainMedia.de*

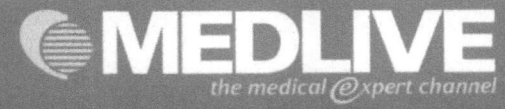

Herr Dr. Ralle, Sie sind Beiratssprecher des Deutschen Multimedia Kongresses, der wichtigsten Veranstaltung für Internet, Digitale Wirtschaft und E-Business in Deutschland. Er wird im April 2002 zum 10. Mal stattfinden. Was ist von den ursprünglichen Zielen, die Sie mit dem Kongress verfolgt haben, noch vorhanden? Wie hat sich der Kongress verändert und wo sehen Sie seine Stärken?

Wir sind 1992 in der Heidelberger Stadthalle angetreten, um u.a. die wichtigen Verlage an einen Tisch zu bringen. Es ging um das Selbstverständnis künftiger Entwicklungen der Verlagspublizistik. Damals zeichnete sich ab, dass die digitale Bearbeitung, Archivierung und Verbreitung von Inhalten große Bedeutung erlangen würde. Und es gab ein neues Medium, dass sich uns zur digitalen Veröffentlichung großer Textmengen mitsamt Grafiken aufdrängte – die CD-ROM. Nicht nur in der wissenschaftlichen Fachinformation, dem Geschäft des wissenschaftlichen Springer-Verlages, der den DMMK initiierte, sondern weit darüber hinaus. Die CD-ROM hat sich inzwischen zum wichtigsten Trägerme-

„Content is King" –
das gilt auch für den Deutschen Multimediakongress

*Ein Interview mit Dr. **Georg Ralle,** Vorsitzender des Beirates des Deutschen Multimediakongresses.*

dium für Offline-Inhalte entwickelt. Jetzt steht ihr Nachfolger, die DVD, am Beginn und ermöglicht es uns, Content in vielfältigen Ausprägungen – vor allem auch hochwertige Animationen und Videomaterial – zu publizieren.

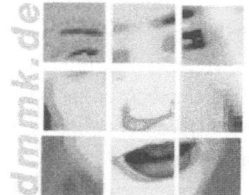

Mit der CD-ROM entstand ein neues mediales Geschäftsfeld, das sich mit der Gestaltung und der Programmierung von Funktionalitäten der digitalen Anwendungen beschäftigte. Dann kam das Internet zu uns, das von einem Kommunikationsinstrument amerikanischer Militärs und Wissenschaftler in wenigen Jahren zu einem Massenmedium wurde. Das Internet ist das Medium des 21. Jahrhunderts.

Rasant entwickelte sich die „New Economy", eine Branche, die sich mit sämtlichen Aktivitäten rund um den digitalen Content beschäftigt – von der Gestaltung und Programmierung von Anwendungen über die Netzdienstleistungen, das Marketing und die Werbung für das und mit dem Web. Und nicht nur das: Das Internet schuf neue Möglichkeiten für die Kommunikation, Organisation und Logistik und wurde zum globalen Handelsplatz. Es revolutionierte die wirtschaftliche Wertschöpfung auf allen Ebenen: Unternehmen rücken näher zum Kunden und sie rücken näher zusammen – sogar wenn sie miteinander im Wettbewerb stehen.

„Content is king" heißt es heute. Genau das ist in den letzten Jahren zum zentralen Thema des DMMK geworden. Wir reden nur noch wenig über Technologien und das Internet ist längst nicht mehr nur ein Medium zur Unternehmenspräsentation.

In den Mittelpunkt des DMMK trat immer mehr die Verbindung und das Zusammenwachsen der tradierten Medien, zu denen man fast schon das Internet rechnen muss, mit den neuen Medienplattformen, zu denen beispielsweise die Mobilkommunikation und der digitale Rundfunk gehören. Wir beschäftigen uns mit den Konzepten und den Konsequenzen, die sich aus der sich abzeichnenden Konvergenz ergeben – im Umgang mit Inhaltsangeboten ebenso wie für die handelnde und die werbetreibende Wirtschaft. Nicht zuletzt hat die Krise der letzten Zeit deutlich gemacht, dass man die Bedürfnisse der Kunden, der Nutzer, aufgreifen und umsetzen muss, um erfolgreich zu sein – eine spät erkannte Wahrheit jeglichen Wirtschaftens.

Integration und Interaktivität werden zu den bestimmenden Faktoren des künftigen Einsatzes von Medien für Information und Handel. Das wird einer der Schwerpunkte des 10. DMMK sein. Die Trends der digitalen Wirtschaft frühzeitig zu erkennen und im Kongress umzusetzen ist die Stärke des DMMK. Unsere Verwurzelung in der Branche, die ihren Ausdruck in der hochkarätigen Besetzung des Beirats und unseres Executive Boards findet, sichert uns ebenso wie die Zusammenarbeit mit den wichtigsten Branchenverbänden, dem Deutschen Multimedia Verband e.V. und dem kommunikationsverband.de diese konzeptionelle und thematische Kompetenz auf Dauer.

Der Kongress wendet sich an die gesamte New-Media-Branche. Ist diese mittlerweile nicht zu heterogen, um allen Bedürfnissen gerecht zu werden? Wie sieht Ihr Konzept dafür aus?

Wir haben immer den Business-to-Business-Bereich fokussiert, weil da die „Musik spielt", die großen Umsätze gemacht werden. Mit populären B2C-Themen hätten wir möglicherweise mehr Schlagzeilen in der Tagespresse gemacht, aber darum geht es uns nicht. Als Kongressveranstalter stellen wir allen, die in der digitalen Wertschöpfung involviert sind, ein Kommunikationsforum zur Verfügung. Ob sie nun Inhalte und Dienstleistungen im Internet anbieten oder ob sie als Dienstleister dafür die Mittel bereitstellen. Gerade diese Klammer sorgt dafür, dass wir breitgefächerten Interessen gerecht werden. Das macht unser erfolgreiches Profil aus. Und nicht zuletzt strahlen die besten und wirksamen Strategien und Technologien von B2B in der einen oder anderen Form auch auf die Services aus, die sich an die Endverbraucher richten.

Unter den ganzen Content-Anbietern im Gesundheitsbereich findet ja gerade eine Auslese statt. Immer mehr Portale werden geschlossen; die dahinter stehenden Business-Modelle waren nicht tragfähig. Wo sehen Sie die Zukunft der Medizin im Internet? Womit kann denn Geld verdient werden?

Durch die Zugehörigkeit zu BertelsmannSpringer bewegen wir uns in einem Umfeld, das klassische und neue Medien optimal verbindet. Aus der Nutzung der Synergie-Effekte durch die zahlreichen Print-Aktivitäten verfügen wir über eine fundierte Nutzerkenntnis. Über unser Portal pflegen wir den Kontakt zu jahrelang mit uns verbundenen Kundengruppen und erschließen gleichzeitig neue Zielgruppen. Um dabei erfolgreich zu sein genügt es natürlich nicht, Inhalte, welcher Art auch immer, einfach ins Netz zu stellen und auf den Erfolg zu warten. Der Arzt oder der Patient wird nicht nur wegen

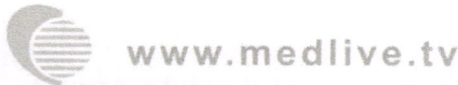
www.medlive.tv

eines speziellen Artikels ins Netz gehen. Die Inhalte müssen vielmehr intelligent und internetspezifisch aufbereitet sein, damit sie für die Zielgruppen einen Mehrwert darstellen. Dazu gehören unter anderem intelligente Suchmaschinen. Ein anderer wichtiger Punkt ist das dynamische profiling, d.h. über ein persönliches Login erhalten die Nutzer fachgruppenspezifische, auf ihre Bedürfnisse zugeschnittene Inhalte.

Über die Inhalte hinaus halten wir interaktive Angebote bereit. Der Nutzer hat Zugriff auf Expertenrat für alle Fachgebiete. Der Interessierte kann online Fragen an ausgewiesene Experten stellen, die binnen kürzester Zeit, innerhalb von 24 Stunden, beantwortet werden. Aber auch E-Learning-Programme und elektronische Verordnungs-Checks zählen zu diesen Mehrwerten, die unbedingt anzubieten sind und offline so ja nicht realisierbar sind.

Über die Portale Lifeline und Multimedica hinaus fungieren wir auch als Full-Service-Agentur. So konzipieren wir zum Beispiel Webangebote für Dritte. Das jüngste Projekt ist eine große Internetplattform für ein Pharmaunternehmen. Diese Plattform ergänzt die Außendienstaktivitäten des Unternehmens und substituiert diese zum Teil auch schon. Diese Dienstleistung trägt zu einem großen Teil unseres wirtschaftlichen Erfolges bei.

Um diesen Erfolgskurs konsequent fortzusetzen arbeiten wir momentan verstärkt an der Aufbereitung und Weiterentwicklung der technischen Applikationen, mit deren Hilfe medizinische Informationen noch nutzerorientierter, attraktiver und kundenspezifischer dargestellt werden können.

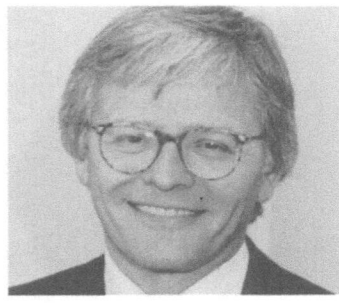

*Dr. **Georg Ralle***
Vorsitzender des Beirats des DMMK

Georg Ralle wurde am 23.06.1950 in Wuppertal-Elberfeld geboren.
1968 Übersiedlung nach Berlin (West);
Studium der Wirtschafts- und Sozialwissenschaften, Germanistik an der Freien Universität Berlin (FU);
Abschluss: M. A. und Dr. phil.

Langjährige Tätigkeiten im Kongress- und Ausstellungsbereich
Geschäftsführer Urban & Vogel und Bereichsleiter Medizin (Professional) bei BertelsmannSpringer

Mitgliedschaften: Industrie- und Handelskammer Berlin (Förderkreis) und kommunikationsverband.de

***E-Mail:** ralle@urban-vogel.de*

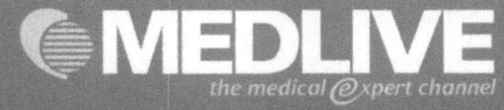

koepfe

Was ich mache:
Ich gucke den ganzen Tag in die Röhre.

Für wen ich arbeite:
Zu 50% für Hans Eichel. Die anderen 50% für unsere
Kunden.

Warum ich das tue, was ich tue:
Das frage ich mich auch oft... ;-)

Meine Lieblings-Website:
www.weihnachtsmann.com

Warum:
Es gibt keine Banner dort.

Beste medizinische site:
www.doccheck.de -
wenn wir sie endlich mal relauncht haben.

3 Ziele für Medizin und Internet:
- Handy mit eingebautem MRT
- Arzneimittelsynthese in der Handtasche.
- Beamen

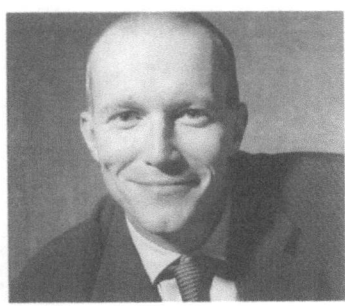

Dr. **Frank Antwerpes**,
CEO der antwerpes ag

geb. 04.12.1960

Ausbildung:
*Studium der Humanmedizin und
Zahnmedizin. Approbation als Arzt,
Promotion zum Dr. med., später
Zweitapprobation als Zahnarzt. Parallel zum
Studium Tätigkeit als freiberuflicher
Texter/Konzeptionierer für Werbeagenturen
und Unternehmen der Pharmaindustrie und
Investitionsgüterbranche.*

Berufliche Stationen:
*1986 Bundesweite Tätigkeit als Freelancer
für Healthcare-Agenturen
1990 Gründung der Antwerpes & Partner
GmbH, Schwerpunkt: Pharma-Marketing
1993 Gründung der Multimedia Division
1995 Gründung der Online Division
1998 Umfirmierung zur Antwerpes &
Partner AG,
Schwerpunkte: Healthcare, B2B
1999 Gründung Doccheck Medical Services
GmbH
2000 Börsengang antwerpes ag*

E-Mail: *frank@antwerpes.de*

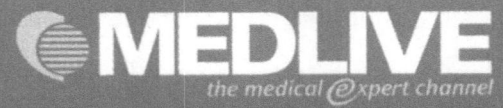

Was ich mache:
Chief Technology Officer bei innovativem
Fortbildungs-TV-Sender

Für wen ich arbeite:
MEDLIVE GmbH

Warum ich das tue, was ich tue:
Interaktives Fernsehen, Web-TV und E-Learning
in der Medizin sind die Themen der Zukunft.

Meine Lieblings-Website:
www.n-tv.de

Warum?
Brandneue Informationen untersetzt mit
Streamingangeboten.

Beste medizinische Site:
www.yavivo.de

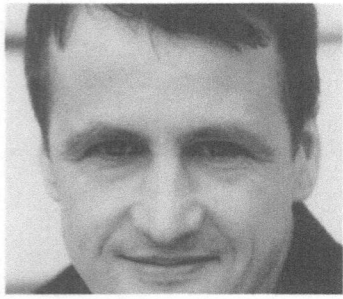

*Dr. -Ing. **Gunter Bellaire***

Jahrgang 1961.

*Studium der Informatik
an der Technischen Universität Berlin.*

*Forschung, Lehre und Publikationen
im Bereich Computer Vision am Institut
für Technische Informatik der TU Berlin.*

*Wissenschaftlicher Mitarbeiter
in der „Surgical Research Unit OP 2000",
Klinikum Charité, Humboldt Universität
zu Berlin.*

*Senior IT Manager
bei der hyperCIS AG, E-Health Geschäftsentwicklung, regionale Medizinnetze und
-portale, Informations- und
Kommunikationssysteme für integrierte
Versorgungsnetze.*

jetzt CTO, MEDLIVE GmbH

E-Mail: *gunter.bellaire@medlive.tv*

3 Ziele für Medizin und Internet:
- Vernetzung von heterogenen Gesundheits-
  unternehmen
- Förderung des mündigen Patienten durch qualitätsgesicherte Information und Kommunikation.
- Standortsbezogene mobile Dienste zur Identifikation
  von Gesundheitsangeboten

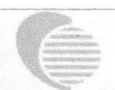

www.medlive.tv

Was ich mache und für wen ich arbeite?
Ich gehöre zum Senior Management Board der MEDLIVE
GmbH, Berlin und bin als Mitglied der Geschäftsleitung
beim Aufbau des ersten ärztlichen TV-Expertenkanals
verantwortlich für die Bereiche „Marketing, Business
Development und europaweiten Vertrieb".

Warum ich das tue, was ich tue?
Es hat mich schon immer gereizt, Dinge zu realisieren
(Card Enabled Network, Tele-Archivierung,
Fortbildungsfernsehen), die es noch nicht gibt...

Meine Lieblings-Website:
www.google.de

Warum?
Weil ich suche, was ich dort finde...

Beste medizinische Site:
www.ipj.quintessenz.de

Warum?
Das Internationale Poster Journal des Quintessenz-
Verlages und der Deutschen Gesellschaft für Zahn-,
Mund- und Kieferheilkunde steht unter dem Slogan
„Scientific Posters for a Worldwide Audience" und bietet
eine Plattform, welche die oftmals verlorengehenden,
wertvollen Inhalte wissenschaftlicher Poster komfortabel
zugänglich macht.

3 Ziele für Medizin und Internet:
- Individuell adaptive Lernumgebungen
- Haptik
- Bandbreite, Bandbreite, Bandbreite;-)

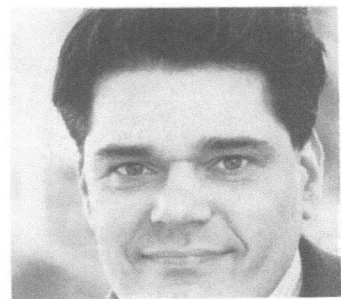

*Dr. med. **Thomas Berger**, Jahrgang 1962,
studierte Medizin an den Universitäten
Düsseldorf, Wien, Haifa und Dundee. Nach
einer 5-jährigen klinischen Tätigkeit in den
Bereichen Allgemein- & Unfallchirurgie,
Neurochirurgie und Orthopädie erfolgte die
gezielte Weiterbildung in den Fachgebieten
„Medizinische Informatik" und „Betriebswirtschaft".*

*Er hat weitere 5 Jahre leitende Manage-
mentpositionen bei Consulting-, IT- und
Telekommunikationsunternehmen des
Gesundheitswesens bekleidet und bewegt
sich seit nunmehr 10 Jahren in den sich zwischen Medizin, Ökonomie und Informationstechnologie aufspannenden Themen-
feldern.*

*1997 folgte er einem Angebot des
ThyssenKrupp-Systemhauses und koordinier-
te als „Leiter Business Development &
Marketing" den Aufbau des
Tochterunternehmens MEDIAGATE Medical
Services GmbH, 1999 umfirmiert zur
ThyssenKrupp Health Care Services GmbH.*

E-Mail: *thomas.berger@medlive.de*

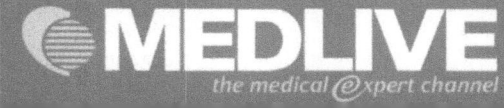

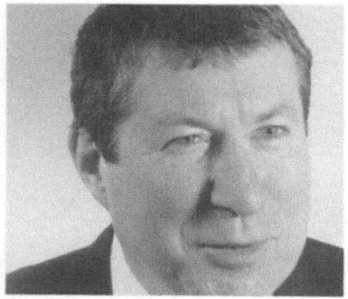

Was ich mache:
Zuständig für Marketing, Verkauf und Verwertung aller inhaltlichen Produkte des Springer-Verlages und den Online-Informationsdienst Link.

Für wen ich arbeite:
Für unsere Kunden.

Warum ich das tue, was ich tue:
Eine berufliche Entwicklung mit großem Interesse für die Sache, die ich begleite. Idealzustand sollte immer sein: dass man nicht mehr weiß, dass man arbeitet.

Meine Lieblings-Website:
www.the-best-of-multimedia.de

Warum?
Weil sie ansprechend und kreativ ist.

Beste medizinische Site:
www.multimedica.de

3 Ziele für Medizin und Internet
- intelligente Verfügbarkeit von relevanten Inhalten
- Nachschlagemöglichkeit
- Weiterbildung, Qualifizierung und Zertifizierung

Arnoud de Kemp *ist seit 1984 als Verlagsdirektor für den Springer-Verlag Berlin Heidelberg tätig. Seit Januar 1998 ist A. de Kemp als Verlagsdirektor Sales/Marketing & Corporate Development zuständig für den weltweiten Verkauf, die Vermarktung und Verwertung der gesamten Springer-Produktion, Forschungs- und Entwicklungsprojekte und E-Commerce. Seit Januar 2001 ist er Mitglied der Geschäftsleitung des Springer-Verlages.*

Sein besonderes Interesse gilt Multimedia und er war der Initiator für den Aufbau des Springer LINK Service.

E-Mail: *dekemp@springer.de*

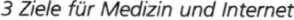

Was ich mache:
Als E-Business-Manager bin ich für die strategisch-kon-
zeptionelle Planung und Entwicklung von Geschäftsabläufen verantwortlich, die mit dem Medium Internet
umgesetzt werden können. Die Suche nach den best-
möglichen Lösungen für unsere Kunden lässt nie einen
Anflug von Routine aufkommen.

Für wen ich arbeite:
GlaxoSmithKline, forschendes Arzneimittelunternehmen,
München – www.gsk.com

Warum ich das tue, was ich tue:
Unser Anspruch ist es, die Lebensqualität von Menschen
zu verbessern, indem wir ihnen ein längeres und gesün-
deres Leben ermöglichen. Als Mediziner ist es mir ein
inneres Bedürfnis, diesen Gedanken in meiner täglichen
Arbeit optimal umzusetzen.

Meine Lieblings-Website:
www.gesichtzeigen.de - die Initiative „Weltoffenes
Deutschland" wendet sich gegen Rassismus und
Fremdenfeindlichkeit....

Warum?
Für Übergriffe gegen ausländische Mitbürger und rechts-
radikales Gedankengut habe ich kein Verständnis und
zeige deshalb Zivilcourage gegen Verfehlungen.

Beste medizinische Site:
www.fit-for-travel.de – bietet verlässliche und stets
aktuelle reisemedizinische Informationen für über 280
Reiseziele.

3 Ziele für Medizin und Internet
- strategische Weiterentwicklung unserer bisherigen
  Kommunikations- u. IT Erfahrungen
- das Internet als hoch interaktives Pull-Medium auf der
  Patienten Seite verstärkt zur Krankheitsaufklärung,
  -prophylaxe und –prävention zu nutzen und für Health
  Care Professionals zur Kanalisierung, Aufbereitung und
  Vermittlung der zunehmenden Wissensflut weiter zu
  optimieren
- Aufzeigen von Mehrwert auf E-Health-Sites zur nach-
  haltigen Kundenbindung

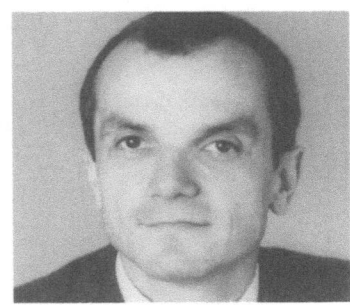

Jochen Drechsel

Jahrgang 1966.

*Hochschulabschluss im Fach Humanmedizin
an der LMU München und Dissertation am
Institut für chirurgische Forschung am
Klinikum Großhadern.*

*Bereits während seines Medizinstudiums
gründete er 1994 die Dienstleistungs-
agentur mediTalk®, zur medizinisch-
pharmazeutischen Vertriebs- u. Produkt-
beratung. Der Schwerpunkt lag zum einen
im Betrieb eines CallCenters zur
Durchführung von Direktmarketingaktionen
und zum anderen in der Entwicklung von
multimedialen CD-ROMs (Roche Lexikon
Medizin, Sobotta Anatomie Atlas),
die bei Urban&Fischer verlegt werden.*

*Sein medizinisches Fachwissen, die mehr-
jährige Qualifikation im Marketing und
Projektmanagement führte Herrn Drechsel
als E-Business-Manager direkt zu
GlaxoSmithKline in München.*

E-Mail: *jochen.drechsel@gsk.com*

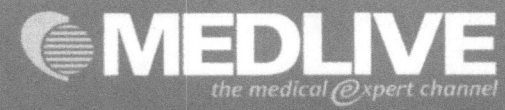

Was ich mache:
Arzt, Geschäftsbereichsleiter New Media; Beratung zu
Konzeption und Betreuung von Internetaktivitäten der
Teilnehmer im Gesundheitsmarkt

Für wen ich arbeite:
Datapharm Netsystems AG

Warum ich das tue, was ich tue:
Freude, mit einem kompetenten und engagierten Team
die Möglichkeiten des Internet für eine zukunftsorien-
tierte und verantwortungsbewußte Weiterentwicklung
des Gesundheitsmarktes auszuloten.

Meine Lieblings-Website:
www.spiegel.de

Warum?
Effizientester "Blick über den beruflichen Tellerrand"
unabhängig von Zeit und Ort

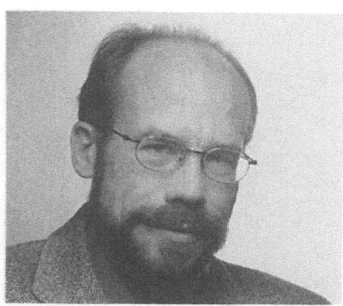

*Jan Ehlert, Jahrgang 1961 studierte
nach einer Rettungsassistentenausbildung
und beruflicher Tätigkeit in
Krankenpflege und Rettungsdienst in den
Jahren 85-92 Medizin an der Freien
Universität Berlin.*

*Nach der Approbation folgte eine mehr-
jährige ärztliche Tätigkeit in Klinik und
Praxis, mit den Schwerpunkten
Anästhesie, Notfallmedizin und Chirurgie.*

*Seit 1995 ist Ehlert zunächst freiberuflich,
dann als Leiter Medizin für die
Datapharm Netsystems AG bzw. als
Consultant für Unternehmen der pharmazeutischen Industrie tätig.
Im August 2001 erfolgte die Übernahme
der Geschäftsbereichsleitung New Media
der Datapharm Gruppe.*

E-Mail: *je@datapharm.de*

Beste medizinische Site:
Bin natürlich befangen! www.hon.ch (Health on the Net
Foundation) - konzentrierter, umfassender Einstieg in
medizinische Recherche mit Engagement in
Qualitätstransparenz

3 Ziele für Medizin und Internet:
- Rasche Verbreitung neuen medizinischen Fachwissens
  und Qualitätssicherung medizinischer Behandlung
- Rationalisierung von Datenerhebung und
  Datenaustausch in der Medizin
- Verantwortungsbewusste Einbindung von Patienten/
  Angehörigen in medizinischer Behandlung

Was ich mache:
Eng mit Krankenkassen, Krankenversicherungen, Krankenhausorganisationen und industriellen Partnern zusammenarbeiten, um effiziente E-Health-Lösungen zu realisieren.

Für wen ich arbeite:
NetDoktor.de Deutschland und MedisNova GmbH

Warum ich das tue, was ich tue:
Internetgestützte Inhalte und Dienstleistungen können Patienten, Ärzten und den weiteren Beteiligten im Gesundheitswesen helfen, besser miteinander zu arbeiten. Wir alle wollen mehr Leistung, bessere Ergebnisse und mehr Service für unsere Gesundheitsausgaben. Dazu möchte ich einen Beitrag leisten. Es motiviert mich zu sehen, dass der Gesundheitsmarkt an Dynamik in diese Richtung gewinnt.

Meine Lieblings-Website:
www.netdoktor.de

Warum?
Nach wie vor unerreicht in Qualität, Tiefe und Aktualität. Gutes Design.

Beste medizinische Seite:
Auch www.netdoktor.de

3 Ziele für Medizin und Internet:
- Evidenzbasierte qualitätsgesicherte Inhalte und Dienste
- zahlende Kunden
- Datenschutz ernst nehmen aber keinen Overkill betreiben.

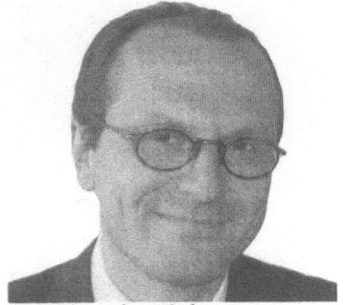

*Dr. med. **Markus Kirchgeorg***

Geschäftsführer der NetDoktor.de GmbH in Deutschland verantwortlich für die Geschäftsentwicklung des größten Europäischen Gesundheitsdienstleisters im Internet.

Darüberhinaus ist er Geschäftsführer der MedisNova GmbH als führender Anbieter von Programmen im integrierten Versorgungsmanagement.

Vorher leitete er die Marketingorganisationen der Siemens AG Medizinische Technik in der Computertomographie in Forchheim/Deutschland und im diagnostischen Ultraschall in Seattle, USA.

Dr. Kirchgeorg ist Arzt und Master of Business Administration (INSEAD).

E-Mail: *markus@kirchgeorg.net*

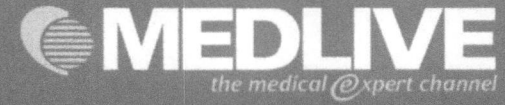

Was ich mache:
Chefredakteur der Online-Redaktion Medizin

Für wen ich arbeite:
Webmotion AG, Krailling

Warum ich das tue, was ich tue:
Die optimale Verbindung von Kreativität, Journalismus und Wissenschaft, immer auf der Höhe der Zeit.

Meine Lieblings-Website:
www.google.de

Warum?
Da findet man, was man sucht!

Beste medizinische Site:
www.medscape.com
Aktuell, hintergründig, hochwertig

3 Ziele für Medizin und Internet
- Endgültige Etablierung des Internets als das zentrale Informationsmedium für Laien und Health Professionals
- Ausweitung der E-Learning-Angebote, insbesondere zur ärztlichen Fort- und Weiterbildung
- intensivere Nutzung elektronischer Kommunikationsformen, auch in der Arzt-Patienten-Beziehung

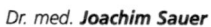

Dr. med. **Joachim Sauer**

Sieben Jahre ärztliche Tätigkeit an Universitätskliniken in München und Essen sowie am Max-Planck-Institut für Psychiatrie in München.

Dr. Joachim Sauer verfügt über Insider-Kenntnisse aus Klinik und Praxis. Hinzu kommt eine fundierte wissenschaftliche Ausbildung und intensive Forschungstätigkeit.

Ist als Chefredakteur der Webmotion AG zuständig für Konzeption und Management von multimedialem Content.

E-Mail: *js@webmotion-ag.com*

Was ich mache:
Als Gründer und Geschäftsführer das Dienstleistungs-
angebot von INNOVACARE nach einer sehr erfolgreichen
Einführungsphase im Gesundheitsmarkt zu etablieren.

Für wen ich arbeite:
INNOVACARE GmbH, ein unabhängiges Unternehmen,
das seit 4 Jahren Informations- und Beratungspro-
gramme für chronisch Kranke, so genannte Disease-
Management-Programme, bundesweit unter Nutzung
modernster Informations- und Kommunikationstechnologien anbietet.

Warum ich das tue, was ich tue:
Weil das Gesundheitswesen vielfältige Möglichkeiten
bietet, durch Innovationen Verbesserungen zu erreichen.

Meine Lieblings-Website:
www.innovacare.de

Warum?
Es gibt immer etwas zu verbessern!

Beste medizinische Site:
Als Informationsportal www.netdoktor.de.

Ziele für Medizin und Internet:
Bessere Erreichung des Konsumenten d.h. Patienten,
Integration aller Beteiligten, Konvergenz der Medien.

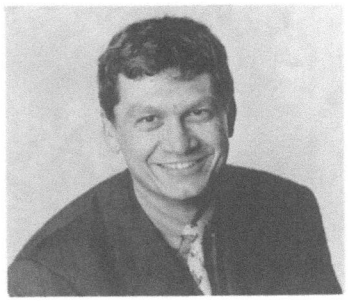

*Dr. **Roman Schenk,** Gründer und
Geschäftsführer der INNOVACARE GmbH,
hat seine ärztliche Ausbildung an der LMU
München und der UF Rio de Janeiro
absolviert. Danach sammelte er Erfahrungen
in der Industrie, wo er in leitender Position
in den Bereichen Forschung und
Entwicklung, Vertrieb und Marketing tätig
war. Zuletzt betreute er für ein
multinationaes Health Care Unternehmen
einen europäischen Geschäftsbereich.*

E-Mail: *roman.schenk@innovacare.de*

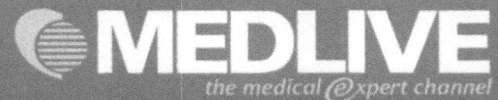

Was ich mache:
1995 begann ich im Bereich Internet & Medizin mit der Konzeption von CD und Internetplattformen. Seit dieser Zeit liegt mein Schwerpunkt in der strategischen Beratung und Konzeption von Internetprojekten für den Pharma- und Gesundheitsmarkt.

Für wen ich arbeite:
DATAPHARM Netsystems AG, Germering/München

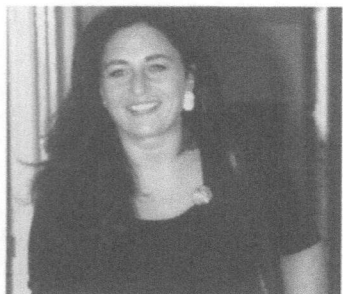

Beatrice Sonntag

7 Jahren Forschungstätigkeit als MTA (zuletzt am Mass. General Hospital, Harvard Medical School, Boston, USA)

Wechsel 1993 in das Agenturgeschäft und zur Datapharm Netsystems AG. Dort in verschiedenen Positionen (Marketing Communications - Key Account/Internet – Consultant E-Marketing) tätig.

Die Mitarbeit an der Erstellung des „Health Online Service" im Auftrag der Burda GmbH war 1995 der Start in der Konzeption und Kundenberatung von med. Internetportalen. Seit dieser Zeit konzipierte sie für namhafte Unternehmen (Gesundheitscout 24, GSK, Pfizer, Novartis, , Ferring Arzneimittel, Mack-Export,) Internetprojekte und E-Business-Strategien

E-Mail: *sonntag1@web.de*

Warum ich das tue, was ich tue:
Freude an der Arbeit lässt das Werk trefflich gestalten. (Aristoteles)

Meine Lieblings-Website:
www.blueprints.de

Warum?
Weil ich 3 mal wöchentlich mit einem informativen und oftmals amüsanten Newsletter erfreut werde. Von Gehirntrainingsaufgaben über philosophische Zitate bis hin zu neuen und alten Fremdwörterbegriffen erweitert dieser Newsletter die Allgemeinbildung, logisches Denken oder zeigt einfach nur auf, das man viele Dinge die man gelernt hat, vielleicht schon wieder vergessen hat...

Beste medizinische Seite:
www.medscape.com

3 Ziele für Medizin und Internet:
- Hochaktuelle, zertifizierte Information & Weiterbildung
- Aufklärung und gesundheitsbewusste Erziehung
- Globale Kommunikationsplattform für Experten und Betroffene

Was ich mache:
Ich bin Geschäftsführer der BertelsmannSpringer Medizin Online GmbH. Hierzu zählen mit "multimedica" und "Lifeline" zwei der größten Internet-Plattformen für Ärzte bzw. Patienten.

Für wen ich arbeite:
BertelsmannSpringer

Warum ich das tue, was ich tue:
Nach einigen Jahren im medizinischen Fachzeitschriften-Markt hat mich vor allem die Möglichkeit gereizt, Geschäftsmodelle aus dem Printbereich auf Online-Plattformen zu übertragen. Nach nunmehr einem Jahr hat der Spaß daran eher noch zugenommen.

Meine Lieblings-Website:
www.chessclub.com

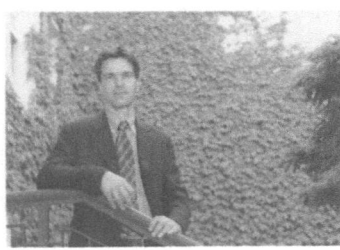

Dr. Jörg Zorn

Nach dem Medizinstudium begann er 1992 beim Verlag MMV in München und hatte dort maßgeblichen Anteil am Ausbau der Facharztzeitschriften.

Warum?
Diese Site ist für Schachspieler phantastisch, da hier auf sehr unterhaltsame Weise Partien mit Spielern aus der ganzen Welt möglich sind, und das zu jeder Tag- und Nachtzeit. Aber auch aus professioneller Sicht die beste Internet-Site, die ich kenne, sowohl technisch als auch in Bezug auf den Kundenservice.

Beste medizinische Site:
www.multimedica.de

3 Ziele für Medizin und Internet:
- Die medizinischen Internet-Angebote müssen noch deutlich besser werden, vor allem was die Nutzerführung angeht. Dann sind sie Motoren der Online-Bereitschaft der Ärzte.
- Keine Investitionsgelder mehr für unseriöse und wirtschaftlich unhaltbare Internet-Portale, deren Betreiber nie zuvor etwas mit Medizin am Hut hatten.
- Zielgruppen-Pooling, ggf. über Partnerschaft von bedeutenden und seriösen Internet-Plattformen. Denn: Wirklich intelligente und spannende Angebote sind teuer und gemeinsam schneller zu realisieren.

Im April 1999 wurde er Verlagsbereichsleiter bei Urban & Vogel und verantwortete 14 Fachzeitschriften in den Themenbereichen Medizin, Zahnmedizin und Pflege.

Er war seit November 2000 Geschäftsführer von multimedica.

Leitet seit 1. Juni 2001 BertelsmannSpringer Medizin Online, einen Zusammenschluss der beiden Online-Dienste multimedica und LIFELINE.

E-Mail: *joerg.zorn@bsmo.de*

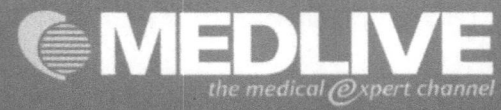

Aufgrund des Erfolges des letztjährigen who is who in multimedia medicine geht es auch hier nun unter neuem Namen „who is who in e-health 2002" in die zweite Runde. Waren es im letzten Jahr ca. 400 Firmenporträts, so sind es dieses Mal knapp 300 New-Media-Unternehmen aus dem Bereich Medizin, die die Gelegenheit genutzt haben, sich kostenfrei mit ihrem Logo einzutragen. Der Rückgang ist vor allem auf die Konsolidierung im Bereich der Content-Anbieter und Syndication-Firmen zurück zu führen. Bei vielen Firmen hat sich nach einen euphorischem Start das Businessmodell als doch nicht tragbar erwiesen und so mussten sie ihre Pforten weder schliessen. Neu hinzugekommen sind vor allem Firmen, die sich mit der Visualisierung von medizinischen Inhalten beschäftigen und Firmen, die technische Plattformen und Lösungen für den Bereich E-Learning anbieten. Auf den folgenden Seiten finden Sie eine Übersicht über Berater, Online-Anbieter, Veranstalter, Verlage sowie Dienstleistungsfirmen, die sich im Umfeld von Neuen Medien und Medizin positioniert haben.

who is who in e-health 2001...

... und wie Sie sich in dem Branchenguide zurechtfinden. Nahezu 300 New-Media-Unternehmen aus dem Bereich Medizin haben sich bei uns eingetragen. Eine Einführung von **Silke A. Böhm** *und* **Steffi Metz**.

Unser Bestreben ist es, den Branchenführer unternehmensbezogen aufzubauen und keine unüberschaubare Personenliste zu erstellen. Sie finden also neben den Firmenadressen ein Profil, das Angaben zur Größe einer Firma, zur Unternehmenstätigkeit, zum Leistungsangebot und zu den entsprechenden Zielgruppen des jeweiligen Unternehmens enthält. Weiterhin werden in vielen Fällen auch Ansprechpartner zum Teil mit Positionsbeschreibung benannt und zur besseren Orientierung Referenzen angegeben.

Das alles soll dabei behilflich sein gezielt suchen zu können ohne im Trüben zu fischen, und somit die Firma zu finden, die den eigenen Anforderungen entspricht, oder zumindest einen weiterführenden Anhaltspunkt zu bekommen.

An dieser Stelle möchten wir uns ausdrücklich bei all denen für ihr Engagement bedanken, die uns für Fragen über und um die New-Media-Medizinszene immer zur Verfügung standen und sich geduldig unseren Belangen widmeten. Von Heidelberg nach München und Berlin beste Grüße und auf eine weiterhin gute Zusammenarbeit!

Doch nun die Navigationshilfe für die nachfolgenden Firmenprofile. Die Einträge sind, wie schon beschrieben, Selbstauskünfte der Unternehmen. Ist ein Unternehmen einmal eingetragen, erhält es ein Passwort mit dem es jederzeit seinen Eintrag online auf den neuesten Stand bringen kann. Die Einträge, die Sie alphabetisch sortiert vorfinden, haben, der Übersichtlichkeit halber und um Ihnen die Nutzung dieses Branchenführers zu erleichtern, ein kleines Piktogramm am Ende jedes Eintrages.

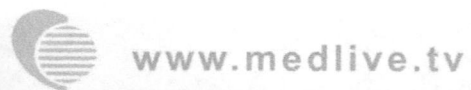

Piktogramme & Kategorien

 Berater

 Online-Anbieter

 Produzenten/ Dienstleister

 Verlage

Die Zeit schlägt uns immer wieder ein Schnippchen, zu schnell wandelt sich die New-Mmedia-Szene, vor allem gerade in diesen Zeiten. Seien Sie uns also nicht böse, wenn der eine oder andere Eintrag in Kürze schon wieder überholt ist, weil die betreffende Firma ihrem Wachstum Tribut zollen musste und umzog, sich kommunikationstechnisch aufrüstete oder sich einem größeren Partner anschloss. Vielmehr freuen wir uns in solchen Fällen über entsprechende Hinweise und Aktualisierungen auf unserer Homepage: www.whoiswho.de oder www.whois.de.

Für jegliche Anregungen, Kritik und Verbesserungsvorschläge sind wir Ihnen sehr dankbar.:

Mailto: info@whois.de

Wir würden uns freuen, die noch fehlenden New-Media-Unternehmen auch an Bord begrüßen zu können, damit sie in der nächsten Ausgabe nicht fehlen!

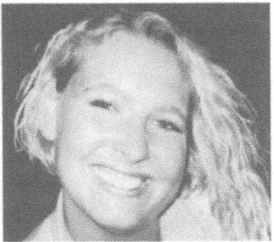

Silke A. Böhm führte das Schicksal nach dem Studium der Germanistik, Medien- und Kommunikationswissenschaft und Kriminologie im Juni 2001 nach Heidelberg zur whois verlags- und vertriebsgesellschaft. Um sich mit der Arbeit eines Verlages in Kombination mit den Neuen Medien vertraut zu machen, war erstmal ein halbes Jahr geplant. Wegen des prima Arbeitsklimas, der vielen Facetten, die ein großes Unternehmen in der intensiven Form nicht bieten könnte und der schnell anvertrauten Eigenverantwortung nahm sie das Angebot, ein Jahr zu verlängern, mit Freude an.

E-Mail: *silke@whois.de*

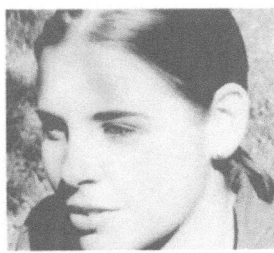

Steffi Metz hat sich nach Ihrem Abitur 1999 entschieden, erstmal einen Einblick in den Verlagsbereich zu bekommen und ist seit dem 1. Oktober 1999 bei der whois verlags- & vertriebsgesellschaft. Die Wahl hat sich sehr schnell als richtig erwiesen und da bei whois die neuen Medien im Vordergrund stehen, bietet sich der Studiengang Medienwirtschaft in der Fachrichtung Dienstleistung an der Berufsakademie Heidenheim an. Also bleibt Steffi uns auf jeden Fall noch 2 Jahre erhalten!

E-Mail: *steffi@whois.de*

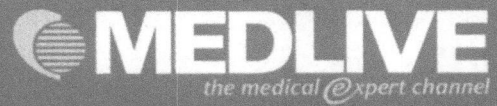

Guide

01 Digitales Design GmbH

Schillerstr. 6
D - 50968 Köln
Telefon: ++49 221 5106417
Fax: ++49 221 2760398
E-Mail: info@digitalesdesign.de
URL: http://www.01digitalesdesign.de
Gründungsjahr: 1996
Anzahl der Mitarbeiter: 10

Ansprechpartner:
Götz Neumann, Geschäftsführer
Jörg Pumpa, Geschäftsführer
Uwe Skrabs, Geschäftsführer

Unternehmenstätigkeit:
Beratungs- und Produktionshaus für interaktive
Medien.

Leistungsangebot:
Webpublishing, Virtuelle Realität, Streaming
Media, CD-ROM Produktion, Webapplikationen,
Webcontrolling.

Zielgruppen:
Medien, Pharma, Maschinenbau, Energie.

Zielmedium:
Internet, CD-ROM.

Referenzen:
http://www.park-fernsehen.de; http://www.vom-
hoff.de; http://www.taglicht-media.de;
http://www.erdgasfahrzeuge.de.

03

Wallenroder Straße 8-10
D - 13435 Berlin
Telefon: ++49 30 40370710
Fax: ++49 30 40370707
E-Mail: info@omega-pharma.de
URL: http://www.omega-pharma.de

Ansprechpartner:
Dr. Peter Deitelhoff

Inhalte / Kurzbeschreibung:
Die Firma Omega Pharma GmbH ist ein
Unternehmen, das sich auf natürliche
Arzneimittel spezialisiert hat. Auf der Webseite
des Unternehmens erfährt der Arzt oder
Apotheker alles rund um das Thema Omega-3-
Fettsäuren.

Zielgruppen:
Arzt und Apotheker (mit Paßwort).

Finanzierung:
Kostenfrei, ohne Werbung.

Verbreitung:
Normale Internetadresse (ausgewählte Bereiche),
Closed user groups, DocCheck Passwort.

100 world

Vordere Cramergasse 11
D - 90478 Nürnberg
Telefon: ++49 911 42440
Fax: ++49 911 4244100
E-Mail: christian.wehrfritz@100world.com
URL: http://www.100world.de

Ansprechpartner:
Christian Wehrfritz, Produktmanager

Unternehmenstätigkeit:
ebox plant und entwickelt Informations- und
Transaktionssysteme für Unternehmen aus den
verschiedensten Branchen. Unsere Stärke liegt in
der Entwicklung komplexer Applikationen und
ihrer Integration in heterogene Systemland-
schaften. Dabei zeichnen sich alle von ebox entwickelten Systeme durch Hochverfügbarkeit,
Skalierbarkeit und Redundanz aus. Unsere
Produktpalette ist breit gefächert: Internet-
Banking-Systeme, hochverfügbare Datenbank-
produkte und Hostanbindungen gehören genauso dazu wie die Entwicklung hochskalierbarer
Informations- und Transaktionssysteme. Wir
liefern Individuallösungen, in die wir Standard-
komponenten integrieren.

Leistungsangebot:
Screen- und Informationsdesign, E-Commerce,
E-Banking inklusive Verschlüsselung, Datenban-
ken, Middleware, Monitoring, Bannervertrieb,
CTI, Marktforschung, Beschwerdemanagement,
Konzeption, Betreuung und Weiterentwicklung

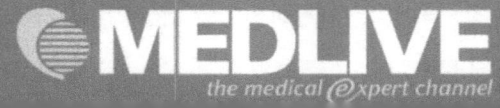

internationaler Online-Communities.

Zielgruppen:
Finanzdienstleister, Verlage,
Medizinunternehmen, etc.

Software:
ebox BoardEngine 2.0, ebox AdServer, ebox
eMail-Verteiler.

Zielmedium:
Internet/Online.

System:
WWW.

Referenzen:
ConSors Discount-Broker AG, ConSors Web
Street USA, McKinsey, Gruner+Jahr, Börse
Online, Stern Online-Magazin, Plettac Electronics
GmbH, Web Street Securities, Institut für moder-
ne Kunst, GETAF. Entwicklung und Betreuung
der Brokersworld, größte Finanzcommunity in
Deutschland.

3B Scientific GmbH
Rudorffweg 8
D - 21031 Hamburg
Telefon: ++49 40 739660
Fax: ++49 40 73966100
E-Mail: 3b@3bscientific.com
URL: http://www.3bscientific.com
Gründungsjahr: 1948
Anzahl der Mitarbeiter: 200

Ansprechpartner:
Miles Sprott, Department Manager Innovation
Christine Wurst, Marketing Coordinator

Unternehmenstätigkeit:
3B Scientific GmbH, Hamburg – großer und
erfahrener Hersteller anatomischer Lehrmittel.
Der ständig wachsende Erfolg der 3B Scientific
Gruppe ist das Ergebnis einer langfristigen internationalen Expansionspolitik, die auf der
Herstellung und dem Vertrieb anatomischer und
biologischer Lehrmittel für Wissenschaft, medizinische Ausbildung und Patientenaufklärung
unter dem Markennamen 3B Scientific® basiert.
3B steht für: Beste Qualität, Bester Wert, Bester
Service und seit Juni 2000 ist das Qualitäts-
Management-System nach DIN EN ISO 9001 zertifiziert.

Leistungsangebot:
Anatomische Modelle, Anatomische Lehrtafeln,
Skelette, Torsos, Software, Medizinische
Simulatoren, Medizinische Ausbildung,
Patientenaufklärung, Biologie, Botanik, Zoologie.

Zielgruppen:
Mediziner, Heilpraktiker, Physiotherapeuten in
Klinik und Praxis sowie Ausübende und
Lernende medizinischer Berufe,
Ausbildungsstätten für medizinische Lehrberufe,
Schulen, Universitäten.

Software:
U. a. ANATOMYtrainer™ Lernsoftware für
Medizinstudenten.

Zielmedium:
CD-ROM.

System:
PC und MAC.

Referenzen:
Auf Anfrage.

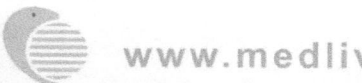

A Med-World AG

Ackerstr. 14
D - 10115 Berlin
Telefon: ++49 30 28095716
Fax: ++49 30 28095780
E-Mail: info@m-ww.de
URL: http://www.m-ww.de
Gründungsjahr: 2000
Anzahl der Mitarbeiter: 10

Ansprechpartner:
Matthias Mäke-Kail, Vorstandsmitglied
Marketing- und Controlling-Funktionen in der
Hightech-Industrie; selbständiger Berater.
Dr. Christine Reuter, Vorstandsmitglied
Biologische Forschung in London und Berlin
(MPI).

Anzahl der Redakteure:
Fest: 4 , Frei: 12

Inhalte / Kurzbeschreibung:
Fülle an tiefgehenden Informationen zu über
600 Krankheiten, Strahlenmedizin, Medizin-
geräten, Sexualität und Fortpflanzung,
Ernährung sowie einer Reihe weiterer Themen.
Attraktive Dienstleistungsangebote. Aktuelle
Meldungen und aktive, betreute Diskussions-
foren.

Zielgruppen:
Patienten und Angehörige, 15-75;
Medizinstudenten; Mediziner; Kranken-
versicherer.

Updates:
Täglich.

Finanzierung:
Mischfinanzierung.

Verbreitung:
T-Online, normale Internetadresse.

ABDA Bundesvereinigung Deutscher Apothekerverbände

Carl-Mannich-Str. 26
D - 65760 Eschborn
Telefon: ++49 6196 928182
Fax: ++49 6196 928183
E-Mail: d.vasapollo@abda.aponet.de
URL: http://www.abda.de

Ansprechpartner:
Elmar Esser, V.i.S.d.P.
Diana Vasapollo, Redaktion

Inhalte / Kurzbeschreibung:
Die Bundesvereinigung Deutscher
Apothekerverbände bietet auf ihrer Internetsite
ausführliche Informationen aus dem medizinischen und wirtschaftlichen Fachkreis. Apotheker
können z. B. die Arzneimittelpreise aus den
europäischen Ländern vergleichen, News und
Infos zu Terminen, Bildungs- und Weiterbildungs-
seminaren und Projekten abfragen. Es finden
sich die Adressen der Mitgliedsorganisationen
der ABDA (Apothekerkammern, Apothekerver-
eine/-verbände, Vorstände und Geschäftsführung,
Institutionen der Apothekerschaft, ABDA Haus
Berlin). Wichtige Fachinformationen, Broschüren
und Leitfäden können online bestellt werden.

Zielgruppen:
Apotheker.

Updates:
Regelmäßig.

Finanzierung:
Kostenfrei, ohne Werbung.

Verbreitung:
Normale Internetadresse.

AbZ-Pharma GmbH

Dr. Georg-Spohn-Str. 7
D - 89143 Blaubeuren
Telefon: ++49 7344 921496
Fax: ++49 7344 921497
E-Mail: info@abz-pharma.de
URL: http://www.abz-pharma.de

Inhalte / Kurzbeschreibung:
Die AbZ-Pharma GmbH bietet Generika. Auf der
Webseite bekommt der Arzt oder der Apotheker
Informationen über die Produkte der Firma aber
auch Informationen zu den Themen Arzt &
Finanzen, Gesundheitspolitik sowie Gesundheit
von A bis Z.

Zielgruppen:
Ärzte und Apotheker (mit Paßwort).

Finanzierung:
Kostenfrei, ohne Werbung.

Verbreitung:
Closed user groups.

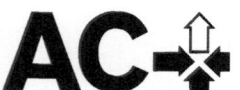

AC-Service AG Info-Service GmbH, Zentraler Infodienst

Schockenriedstr. 7
D - 70565 Stuttgart
Telefon: ++49 711 7880726
Fax: ++49 711 7880727
E-Mail: dirk.sonntag@de.ac-service.com
URL: http://www.ac-service.com
Gründungsjahr: 1959
Anzahl der Mitarbeiter: 302

Ansprechpartner:
Dirk Sonntag, Leiter Corporate Marketing
Dirk Sonntag, 41, ist Dipl. Ing. und Leiter
Corporate Marketing von AC-Service, einem
europäischen IT-Dienstleister, der in den

Geschäftsfeldern IT Outsourcing, Human
Resource Services und Distribution Solutions
umfassende Unternehmenslösungen bereitstellt.

Unternehmenstätigkeit:
AC-Service ist ein europäisches IT-Unternehmen,
das mit hochwertigen Softwarelösungen und
Services mittelständische Unternehmen bei der
Verbesserung Ihrer Wettbewerbsfähigkeit unterstützt: IT-Outsourcing auf der Basis von SAP R/3
bzw. mySAP.com sowie ACCURAT Human
Resource Services, ACCURAT Multipers, Paisy
und SAP R/3 (HR).

Leistungsangebot:
Application Services transforming Business to
E-Business, dieser Leitgedanke unterstreicht die
Geschäftsausrichtung von AC-Service: E-Business-
fähige Unternehmenssoftware-Lösungen, die
aus dem Rechenzentrum bereitgestellt werden,
Internet-basierende Geschäftsprozesse zwischen
Unternehmen ermöglichen und die gesamte
Lieferkette des Handels sowie Internet-Portale
mit einbeziehen. Elektronische und herkömm-
liche Geschäftsprozesse werden zusammengeführt. Auch anspruchsvollere Vertriebstätigkeiten
werden zunehmend über das Internet zum
Kunden verlagert, Vertriebsprozesse beschleunigt
und Lagerbestände reduziert. Für den stark
wachsenden Markt für Application Service
Providing (ASP) ist AC-Service gut positioniert. In
den Geschäftsfeldern IT Outsourcing, Human
Resource Services und Distribution Solutions verbindet AC-Service hochwertige Unternehmenssoftware-Lösungen mit exzellenten Services und
Support: SAP R/3; AC TRADE; Internet-Plattformen wie mySAP.com oder wearbynet.com;
Human Resource Applications wie ACCURAT
Office, ACCURAT Multipers oder PAISY; FAMAC.
Application Services von AC-Service orientieren
sich konsequent am praktischen Kundennutzen.
Bereits über 1.700 Unternehmen in Europa
haben sich für dieses Angebot entschieden.
Unternehmen können sich auf diese Weise besser auf ihr Kerngeschäft konzentrieren und an IT-
Innovation teilhaben. Sie nutzen effizient die
enormen Möglichkeiten des Internets für liefer-
ketten-übergreifende Wertschöpfungsprozesse
und erzielen damit nachhaltige
Wettbewerbsvorteile.

Zielgruppen:
Hauptsächlich mittelständischer technischer
Großhandel.

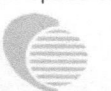

Referenzen:
BATIGROUP, Bosch-Vertragsgroßhändler, City Bank, Deutsche Messe AG, Hilton Hotel, Hyatt Hotel, MCM Holding AG, Securitas Gruppe, somm.com AG, Splendid Medien AG, BTM, ABB.

Finanzierung:
Kostenfrei, ohne Werbung.

Verbreitung:
Closed user groups.

addiCare Arzneimittel GmbH
Industriestr. 25
D - 83607 Holzkirchen
Telefon: ++49 8024 9080
Fax: ++49 8024 908505
E-Mail: rmasch@hexal.de
URL: http://www.addicare.de
Gründungsjahr: 1998

Ansprechpartner:
Dr. Ray Masch, Geschäftsführer
Dr. Petra Schoettler, Geschäftsführerin

Inhalte / Kurzbeschreibung:
Viele praktische Informationen zum Thema Substitutionstherapie bietet die Internetseite der addiCare Arzneimittel GmbH, ein Unternehmen der Hexal AG, das sich auf Therapie- und Serviceleistungen rund um die Drogensubstitution spezialisiert hat. Das übersichtlich gestaltete Online-Angebot unter der Adresse http://www.methadon.de reicht von der Fachinformation über Abrechnungsmöglichkeiten und Therapieleitlinien bis zur animierten Gebrauchsanweisung eines neuen Beigebrauchstests. Die Homepage ist eine Kommunikationsplattform für alle an der Drogensubstitution beteiligten Partner. Ratsuchende können sich per E-mail direkt an die Experten des Advisory Boards Substitution wenden. Wer an weiterführender Literatur zum Thema Substitutionstherapie interessiert ist, kann Originalarbeiten anfordern. Zudem besteht die Möglichkeit, den kostenlosen subletter, einen dreimal jährlich erscheinenden Newsletter zur Drogensubstitution, online zu abonnieren. Ein Presseservice, Literaturtips und zahlreiche Links zu Drogenberatungsstellen, Selbsthilfegruppen und Therapiezentren runden das Angebot ab.

Zielgruppen:
Nur für Fachkreise (mit Paßwort).

ADI private Informatik-Akademie gGmbH
Halberstädter Str. 21
D - 39112 Magdeburg
Telefon: ++49 391 6119511
Fax: ++49 391 6119522
E-Mail: stuchlik@iws.cs.uni-magdeburg.de

Ansprechpartner:
Prof. Dr. Dr. h. c Franz Stuchlik, Geschäftsführer

Beratungsbereiche:
Bürgerberatungssysteme (BBS) zielen darauf ab, eine informationelle Infrastruktur für den Bürger in der Informationsgesellschaft zu schaffen, die ihm einen schnellen Zugang zu jeweils benötigten Wissen bietet. Bürgerberatungssysteme als neue Art der Dienstleistung werden für ein breites Themenspektrum gestaltet. Vorrangig sind hier zu nennen: BBS Öffentliche Verwaltung; BBS Gesundheit; BBS Selbsthilfe und Wohlfahrt; BBS Verbrechensprävention; BBS Umwelt. Multimediale Beratungs- und Informationssysteme werden als Hilfsmittel für jedermann und als Werkzeug für den Einsatz in Behörden, Städten und Kommunen, Einrichtungen und Institutionen des Gesundheitswesens, Dienstleistungsunternehmen, Bildungsträgern, Schulen, Vereinen und Selbsthilfegruppen konzipiert und entwickelt. Diese neuen Werkzeuge basieren auf aktueller Computer- und Kommunikationstechnik, verlangen aber vom Nutzer selbst keine speziellen Kenntnisse. Sie sind einfach zu handhaben und stellen Wissen in übersichtlicher Form dar.

Schwerpunkte:
Für den Zugang zum System werden folgende Varianten angeboten: PC-Versionen für die Anwendung in lokalen Rechnernetzen und im Intranet. Touch-Screen-Version für den Einsatz in öffentlich zugänglichen und behindertengerecht installierten Informationskiosken. Internet-

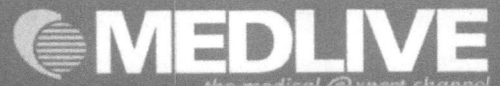

Version zur Darstellung im World Wide Web. Die Einordnung des Systems in eine Intranet/Internet-Umgebung ermöglicht eine schnelle Aktualisierung aller Daten. Bürgerberatungs-systeme als mehrsprachige Produkte wenden sich an europäische Bürger, mit dem Ziel, einen Beitrag zu einem vereinten Europa zu leisten.

Zielgruppen:
Kommunen, Öffentliche Verwaltung.

AESCUDATA GmbH

Bahnhofstraße 37
D - 21423 Winsen / Luhe
Telefon: ++49 4171 696100
Fax: ++49 4171 696120
E-Mail: b.krause@aescudata.de
URL: http://www.aescudata.de

Ansprechpartner:
Guido Hüpper, Geschäftsleitung
Britta Krause, Ass. der Geschäftsführung

Unternehmenstätigkeit:
Die AESCUDATA GmbH versteht sich als Problemlöser für Krankenhäuser im Bereich Software und ist Mitglied im Verband der Hersteller von patientenorientierten Informations- und Kommunikationssystemen e. V. (VHK). AESCUDATA bietet mehrere Produkte für den Bereich Medizin an. Damit die Software den aktuellen Anforderungen entspricht, pflegt AESCUDATA seit Jahren Kooperationen zu Krankenhausinformationssystem-Anbietern. So ist die Software auf die Bedürfnisse der Fachabteilung abgestimmt. In Zusammenarbeit mit den Kooperationspartnern kann die Software in jedes Krankenhausinformationssystem integriert werden.

Leistungsangebot:
Produkte der AESCUDATA GmbH: Das Produkt AMOR® wird seit Jahren als Teil der logistischen Kette zwischen Apotheke / Materialwirtschaft und der Industrie eingesetzt. Folgerichtig kam vor einiger Zeit MUSE® als Programm zur Anforderung von Artikeln auf der Station hinzu. Das Modul AescuNET sorgt in AMOR® für den

direkten Datentransfer mit Lieferanten über das Clearingcenter der PLC GmbH in Leverkusen. Das Produkt ADMETOS® ist ein Managementsystem für technische und medizintechnische Geräte im Krankenhaus. ADMETOS® stellt alle relevanten Funktionen für die Verwaltung medizintechnischer Geräte zur Verfügung. Das Programm umfasst die klassischen Aufgaben der MedGV und das MPG und vieles mehr.

Zielgruppen:
Krankenhäuser, Apotheken.

Software:
AMOR®, MUSE®, ADMETOS®.

System:
Windows ab 3.1, Windows 95, Windows NT.

AESCULAP AG & CO. KG

Am AESCULAP-Platz
D - 78532 Tuttlingen
Telefon: ++49 7461 950
Fax: ++49 7461 952600
E-Mail: Information@AESCULAP.DE
URL: http://www.aesculap.de

Unternehmenstätigkeit:
AESCULAP hat sich einen Namen als Hersteller von qualitativ hochwertigen Medizinprodukten gemacht.

Leistungsangebot:
Eine besondere Bedeutung innerhalb des AESCULAP Systemangebots kommt den Navigationssystemen SPOCS und OrthoPilot sowie am Patienten operierenden Robotern zu. Das Surgical Planning and Orientation Computer System, kurz SPOCS, und OrthoPilot gestatten das Planen und Simulieren der Operation in Echtzeit, SPOCS in der Neurochirurgie, OrthoPilot in der Orthopädie. Die aktiv am Patienten operierenden Roboter gewährleisten beispielsweise bei der Hüftendoprothetik die exakte Implantation und damit den optimalen Prothesensitz.

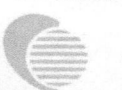

Zielgruppen:
Krankenhäuser.

Agentur anderer Art

Heinrich-Vogel-Str. 8
D - 85560 Ebersberg
Telefon: ++49 8092 865277
Fax: ++49 8092 865234
E-Mail: k.bohn@t-online.de
Anzahl der Mitarbeiter: 2 Feste, 5 Freie

Ansprechpartner:
Katharina Bohn, Geschäftsführerin

Unternehmenstätigkeit:
Autoren und Entwickler für CD-ROM Produkte
im mittleren Preissegment. Konzeption, Dreh-
buch, Screendesign und Grafik im Haus.

Leistungsangebot:
Authoring, CD/DVD-Pressung, Datenerfassung,
Computerbased Training, Drehbuch/Software-
design, Online-Webdesign und Screendesign.

Software:
Alle gängigen.

Zielmedium:
CD-ROM.

System:
MS-DOS, MAC-OS, Windows 95, Windows 98,
Windows NT.

Referenzen:
Burda, Deutsches Institut für Touristik und
Tropenmedizin, Systhema Verlag, WEKA
Verlagsgruppe, Global Vision IT Consulting
GmbH, Heureka Klett, Softwareverlag.

Agilent Technologies GmbH Unternehmensgruppe Medizintechnik

Herrenberger Straße 140
D - 71034 Böblingen
Telefon: ++49 180 5326277
Fax: ++49 180 5316177
URL: http://www.agilent.de

Ansprechpartner:
Steve Rusckowski, Vizepräsident und
Hauptgeschäftsführer, Unternehmensgruppe
Medizintechnik

Unternehmenstätigkeit:
Agilent Technologies ist ein diversifiziertes
Technologie-Unternehmen, das leistungsfähige
Lösungen für Märkte mit hohen Wachstums-
raten in den Bereichen Kommunikation,
Elektronik und Life Sciences liefert. Die Unter-
nehmensgruppe Medizintechnik zählt im Bereich
klinisches Messwesen und klinische Diagnose zu
den führenden Lieferanten. Ihre Produkte und
Systeme ermöglichen medizinischem Fach-
personal die Datenerfassung und Analyse von
Informationen auf Intensivstationen, in der
Ambulanz, in Arztpraxen und in der Wohnung
des Patienten.

Leistungsangebot:
Patientenüberwachungssysteme, Diagnose am
Pflegeort, klinische Informationssysteme,
Ultrasound-Bildsysteme, EKG-
Managementsysteme, Dienstleistungen und
Unterstützung, medizinische Versorgungsgüter
und Finanzdienstleistungen.

Zielgruppen:
Agilent Technologies sieht seine Kernkompetenz
im Verständnis und in der Unterstützung der klinischen Prozesse in der Anästhesie und
Intensivmedizin.

Akademie Medizinische Informatik c/o Universität Heidelberg

Im Neuenheimer Feld 400 (Kopfklinik)
D - 69120 Heidelberg
Telefon: ++49 6221 567398, 567461
Fax: ++49 6221 564951
E-Mail: Petra_Skalecki@med.uni-heidelberg.de
URL: http://www.akademie-mi.uni-hd.de

Ansprechpartner:
Dr. Irene Lüdtke, Organisation
Petra Skalecki, Organisation

Beratungsbereiche:
Die Akademie Medizinische Informatik e.V. der Deutschen Gesellschaft für Medizinische Informatik, Biometrie und Epidemiologie e.V. (GMDS), des Berufsverbands Medizinischer Informatiker (BVMI) und des Deutschen Verbands Medizinischer Dokumentare (DVMD) ist ein eingetragener Verein zur Förderung der Aus-, Fort- und Weiterbildung in Medizinischer Informatik, einschließlich der Medizinischen Dokumentation.

Schwerpunkte:
Die Akademie bietet Kurse und Seminare für die fachliche Aus-, Fort- und Weiterbildung von Ärzten, Medizinische Dokumentaren, Medizinische Informatikern, Informatikern und Angehörigen anderer fachverwandter Berufe. Auf den Internetseiten kann man sich über die angebotenen Veranstaltungen informieren. Darüberhinaus unterstützt der Verein die Herausgabe entsprechender wissenschaftlicher Publikationen.

Zielgruppen:
Ärzte, Medizinische Dokumentare, Medizinische Informatiker, Informatiker und Angehörige anderer fachverwandter Berufe.

Albis Ärzteservice Product GmbH & Co. KG

Maria Trost 25
D - 56070 Koblenz
Telefon: ++49 261 80700600
Fax: ++49 261 80700650
E-Mail: albis@compugroup.de
URL: http://www.albis.de
Gründungsjahr: 1988

Unternehmenstätigkeit:
Die ALBIS Ärzteservice Product GmbH entwicklt und vertreibt EDV-Lösungen für Ärzte.

Leistungsangebot:
Die Praxissoftware mit großer Funktionsvielfalt: Patientenverwaltung/Formulardruck; Abrechnung; Statistik; Medizintechnik; Terminkalender; Kartei- karte; Textverarbeitung; Privatliquidation; Bild- und Dokumentenarchivierung; Telemedizin.

Zielgruppen:
Ärzte.

System:
Windows.

Referenzen:
Seit zwei Jahren ist ALBIS mit seinem Programm "Albis on WindowsTM" unter den Top 5 im Neugeschäft zu finden. Die Anwenderzahl ist auf über 3.000 Arztpraxen angestiegen.

ALSITAN W. E. Ronneburg GmbH

Am Bühl 16-18
D - 86926 Greifenberg
Telefon: ++49 8192 93010
Fax: ++49 8192 7827
E-Mail: Ronneburg@alsitan.com
URL: http://www.alsitan.com
Gründungsjahr: 1948

Inhalte / Kurzbeschreibung:
Die Alsitan W.E. Ronneburg GmbH bietet auf ihrer Internetseite wissenswertes über Krankheit- en und Leiden, die auf natürliche Weise beseitigt oder gelindert werden können.

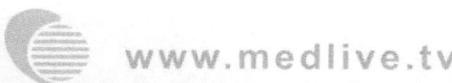

Das Unternehmen gibt Informationen zur
Erkennung von Krankheiten, zu Therapien, zu
Bestandteilen und Anwendungen von
Präparaten.

Zielgruppen:
Ärzte, Apotheker und interessierte Laien.

Updates:
Häufig.

Finanzierung:
Kostenfrei, ohne Werbung.

Verbreitung:
Normale Internetadresse.

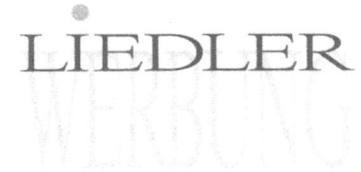

AMGEN GmbH

Riesstr. 25
D - 80992 München
Telefon: ++49 89 1490960
Fax: ++49 89 14909660
E-Mail: info@amgen.de
URL: http://www.amgen.de

Ansprechpartner:
Robert Unterhuber, Leiter
Unternehmenskommunikation
Inhalte / Kurzbeschreibung:
Nach einer Beschreibung des Unternehmens fin-
det der Arzt und der Apotheker im Forum, das
nur für registrierte Fachleute zugänglich ist, Infos
zum Thema Biotechnologie wie z.B. eine Dia-
Datenbank, einen Kongresskalender oder einen
Ratgeber rund um das Thema Gesundheit.
Außerdem bietet Amgen auch einen Online-
Literatur-Service zu verschiedenen medizinischen
Themen.
Zielgruppen:
Fachleute (mit Paßwort).
Finanzierung:
Kostenfrei, ohne Werbung.
Verbreitung:
Closed user groups.

Angela Liedler GmbH

Wintererstr. 4
D - 79104 Freiburg
Telefon: ++49 761 386060
Fax: ++49 761 3860699
E-Mail: info@Liedler.de
URL: http://www.liedler.de
Gründungsjahr: 1999
Anzahl der Mitarbeiter: 27

Ansprechpartner:
Dr. Angela Liedler, Geschäftsführerin
Jahrgang 1962, Studium der Humanmedizin in Aachen
und Freiburg. Nach Assistenzarztzeit in deutschen und
englischen Kliniken fünf Jahre medizinisch-wissen-
schaftliche Referentin in einem internationalen
Pharmaunternehmen. Seit 1995 für die kreative
Pharmakommunikation engagiert.

Unternehmenstätigkeit:
Full-Service für Offline und Online Multimedia
sowie Print-Kampagnen.

Leistungsangebot:
Internet- und Intranet Lösungen, CD-ROM
Entwicklung, medical und technical writing,
E-Commerce, Beratung, Konzeption, Grafik-
design für komplette Werbekampagnen.

Zielgruppen:
Fullservice in Werbung und Vertrieb für Pharma-
und High-Tech Unternehmen.

Referenzen:
Bayer AG, Byk Gulden, Hoffmann-La-Roche, Lilly,
Roland Arzneimittel, Dr. Pfleger Pharma, Dr. Falk
Pharma, Siemens, 3DSystems, Cannondale,
Pfizer, Herrenknecht, Dt. Telekom.

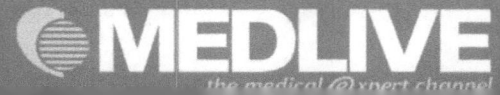

Antwerpes & Partner AG Berlin

Magazinstraße 15-16
D - 10179 Berlin
Telefon: ++49 30 44015510
Fax: ++49 30 44015533
E-Mail: dirk@antwerpes.de
URL: http://www.antwerpes.de
Gründungsjahr: 1999
Anzahl der Mitarbeiter: 25

Ansprechpartner:
Dirk Pogrzeba, Unit-Leiter

Unternehmenstätigkeit:
Full-Service New Media.

Leistungsangebot:
Internet-, Intranet- und Extranet-Lösungen,
Content-Management-Systeme, Web-to-Print-
Services, Datenbanklösungen, E-Commerce,
Business-to Business-Lösungen.

Zielgruppen:
Healthcare, B2B, Energiewirtschaft.

Referenzen:
Bewag, Gasag, KaDeWe, Degussa, Stockhausen,
Sanofi-Synthelabo, Berlin-Chemie, B. Braun, Sika
Chemie, XX-Well.com, Sartorius AG, Urban &
Vogel Verlag.

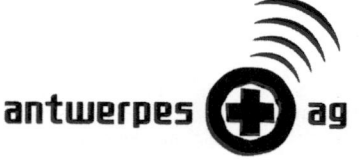

Antwerpes AG

Vogelsanger Strasse 66
D - 50823 Köln
Telefon: ++49 221 920530
Fax: ++49 221 92053133
E-Mail: info@antwerpes.de
URL: http://www.antwerpes.de
Gründungsjahr: 1990
Anzahl der Mitarbeiter: 140

Ansprechpartner:
Jan Antwerpes, Vorstand - CFO
Dr. Frank Antwerpes, Vorstand - CEO
1979 - 1986 Studium der Humanmedizin, Approbation;
1988 - 1993 Studium der Zahnmedizin, Approbation;
1989 Promotion;
1990 Gründung der Antwerpes & Partner GmbH.
1999 Gründung Antwerpes AG

Unternehmenstätigkeit:
Full-Service Offline und Online Multimedia.

Leistungsangebot:
Internet-, Intranet- und Extranet-Lösungen,
Datenbankanbindungen, Anbindungen Waren-
wirtschaftssysteme, E-Commerce, Online-Games.

Zielgruppen:
Marketing, Werbung und Vertrieb im Healthcare
und B2B-Bereich.

Referenzen:
Aral AG, Bayer AG, Aventis, Bewag AG,
DaimlerChrysler, Novartis AG, Pfizer, Degussa,
Metro, u.v.a.

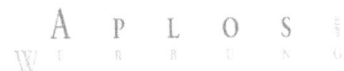

Aplos Werbung GmbH

Friedensallee 120
D - 22763 Hamburg
Telefon: ++49 40 88913830
Fax: ++49 40 88913831
E-Mail: info@aplos.de
URL: http://www.aplos.de
Gründungsjahr: 1999
Anzahl der Mitarbeiter: 4

Ansprechpartner:
Friedrich Kiltz, Application Developer
Projekte: Otto Versand, Dittmeyer Valensina, Hamburg-Mannheimer u.a. Training: In den Programiersprachen: Java, PHP, ASP, sowie begleitende Schulungen für Projektplanung und OOP. 13 Jahre Erfahrung in den Bereichen: Softwarentwicklung, Individual-Software und Branchenlösungen.
Karla Raedler, Key Account Manager
Projekte: Schwarzkopf, Dornkaat, Bauer Verlag, Nordmark u.a. Agenturen: Media Marketing Service, Team BBDO, Industrie Media Production u.a. 15 Jahre Erfahrung in den Bereichen: Marketing.
Maike Sander, Geschäftsführende
Gesellschafterin
Projekte: Siemens, BMW, Bürstner, Hans-Grohe, CMA Deutschland u.a. Agenturen: Serviceplan, Team BBDO u.a. Funktion: Creative Direktor. 10 Jahre Erfahrung in den Bereichen: Kreation, Marketing und Consulting.

Unternehmenstätigkeit:
Die Aplos Werbung Hamburg ist eine kleine, aber erfahrungs- u. leistungsstarke Fullservice Agentur für Cross-Media Kommunikationslösungen. Zielmedien sind Print, Web und CD-ROM. Wir betreuen national und international tätige Unternehmen. Das Spektrum reicht vom inhabergeführten Unternehmen bis hin zum Global Player. Als inhabergeführte Agentur ist uns der persönliche Kontakt wichtig. Die Entscheidungswege sind kurz und unsere Flexibilität hoch.

Leistungsangebot:
Corporate Design, Corporate Identity, Print, Marketing, Webdesign, Electronic Commerce, Electronic Marketing.

Zielgruppen:
Nationale und internationale Unternehmen.

Zielmedium:
Print, Internet, Intranet, CD-ROM.

Referenzen:
www.prima-events.de, www.futterzettel.de, www.pferdeteam.de, www.o-e-schult.de, www.vgtm.de.

Arbeitsgemeinschaft Influenza AGI im Kilian

Schuhmarkt 4
D - 35037 Marburg
Telefon: ++49 6421 29320
Fax: ++49 6421 25730
E-Mail: agi@kilian.de
URL: http://www.dgk.de/agi

Inhalte / Kurzbeschreibung:
Hier kann man sich von Oktober bis April über die aktuelle Verbreitung von Erkältungskrankheiten und schwerpunktmäßig der Influenza (Virusgrippe) informieren. Es finden sich Informationen zu Influenza-Varianten, Influenza-Impfstoffempfehlung für 2000/2001 sowie Links und Literaturempfehlungen zum Thema Influenza. Jede Woche werden hierfür Daten aus über 600 Meldepraxen in ganz Deutschland ausgewertet und auf diesen Seiten wöchentlich aktualisiert. Damit ist die AGI das bundesweit größte und über Jahre stabile Sentinelprojekt in der BRD, sowohl hinsichtlich der abgedeckten Fläche als auch der Zahl der Praxen.
Zielgruppen:
Ärzte und interessierte Laien.
Updates:
Ständig.
Finanzierung:
Kostenfrei, ohne Werbung.
Verbreitung:
Normale Internetadresse.

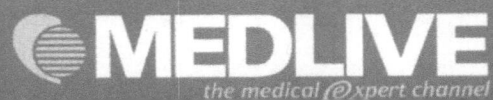

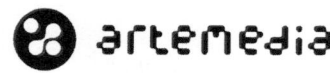

artemedia ag

Leipziger Straße 64
D - 09113 Chemnitz
Telefon: ++49 371 3372400
Fax: ++49 371 3372500
E-Mail: info@artemedia.de
URL: http://www.artemedia.de
Gründungsjahr: 1995
Anzahl der Mitarbeiter: 150

Ansprechpartner:
Alberto Bendinger, Director Virtual Reality
Ivana de Vert, Dir. Film & fx.Production / Creative Dir.
Andreas Vorsteher, Vorstand (Vorsitz) CEO

Unternehmenstätigkeit:
artemedia. the intelligent content company. Die artemedia ag ist ein internationales Medien- und Technologieunternehmen mit Sitz in Chemnitz und Potsdam-Babelsberg. artemedia betreibt mit dem Fx.Center in Babelsberg Europas Film-, TV- und NewMedia-Produktionszentrum in Europa. Die Arbeitsgebiete und Projekte von artemedia sind entsprechend vielfältig: Sie umfassen die komplette NewMedia-Palette von der Entwicklung interaktiver Plattformen und Inhalteformate bsi hin zu Full-Service Produktionen: Film- Postproduktion, Visual Effects, DVD, 2D/3D-Animation, Virtual Reality, CUBE, Intelligent Broadcasting. Weltweit konkurrenzlos sind die Echtzeitvisualisierungen großflächiger virtueller 3D-Stadt- und Architekturmodelle sowie die artemedia CUBEs. Das Unternehmen gehört zu den bundesweiten Vorreitern beim interaktiven Fernsehen.

Leistungsangebot:
Creative Productions: Film-/TV-/Videoproduktion, Werbefilme, Imagetrailer, Postproduktion, Visual Effects, DVD-Produktion
Virtual Reality: Visualisierung komplexer, virtueller Echtzeitumgebungen für Länder-/Städte- und Immobilienmarketing, Fabrik- und Fertigungsplanung, rekonstruierende Visualisierungen, interaktive Produkt- und Markenwelten, Software EVE-Einsatz von Virtual Reality Modellen auf PC-Basis.
CUBE "Home of the Future": Hightech-Pavillons als Kommunikations- und Erlebnisplattform mit digitaler Technik, 360-Grad-Filme, Inszenierung virtueller Welten, Laser- und Lichtshows, 3D-Animationen
Intelligent Broadcasting: interaktives Fernsehen, interaktiver Content, regionale Multimedia Play-Out-Center und rückkanalfähige Infrastruktur, Pilotprojekt in Cottbus.

Zielgruppen:
Markentartikler, Industriekunden, Institutionen wie Kommunen, Städte, Länder und Kulturinstitute.

Referenzen:
Berliner Senatsverwaltung für Bauen/Wohnen und Verkehr, Bundesbaugesellschaft, Deutsche Bahn AG, Deutscher Bundestag, Deutsche Telekom, DG Bank, Fürstentum Monaco, Hewlett-Packard, Internationales Olympisches Komitee IOC, Microsoft, Minolta International, Schirn Kunsthalle Frankfurt, Sony/Tishman Speyer Properties Deutschland GmbH, Stadt Essen, Volkswagen AG.

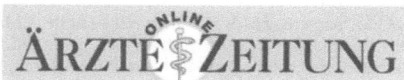

Ärzte Zeitung Verlagsgesellschaft mbH

Am Forsthaus Gravenbruch 5
D - 63263 Neu-Isenburg
Telefon: ++49 6102 5060
Fax: ++49 6102 506123
E-Mail: info@aerztezeitung.de
URL: http://www.aerztezeitung.de
Gründungsjahr: 1986
Anzahl der Mitarbeiter: 5

Ansprechpartner:
Gerald Kosaris, Geschäftsführung
Lothar Kuntz, Verlagsleitung

Anzahl der Redakteure:
Fest: 2

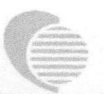

Inhalte / Kurzbeschreibung:
Online-Ausgabe der Ärzte Zeitung: Online-
Ausgabe des Printtitels mit
Themenschwerpunkten und nützlichen Links.

Zielgruppen:
Niedergelassene Ärzte/Kliniker und interessiertes
Laienpublikum.

Updates:
Täglich.

Erweitertes Medienangebot:
Print.

Finanzierung:
Kostenfrei, ohne Werbung.

Verbreitung:
Normale Internetadresse.

Ärzte Zeitung
Verlagsgesellschaft mbH

Ansprechpartner:
Gerald Kosaris, Geschäftsführung
Lothar Kuntz, Verlagsleitung

Verlagsleistungen:
Entwicklung eigener Titel (Redaktion).

Verlagsschwerpunkte:
Tagesausgabe der Ärzte Zeitung mit Zielgruppe
niergelassene Praktiker und
Internisten. Wissenschaftliche und im wirtschaftlichen Sinne praxisrelevante Supplements.

Angebot Bücher:
Wissenschaft.

Angebot CD-ROM:
Wissenschaft.

Angebot Online:
Wissenschaft.

Angebot Zeitschriften / Magazine:
Wissenschaft.

Vertriebskanäle:
Postzeitungsdienst/Abo/Streuversand.

Ärztliche Zentralstelle
Qualitätssicherung
Aachener Str. 233-237
D - 50931 Köln
Telefon: ++49 221 4004500
Fax: ++49 221 4004590
E-Mail: azq@dgn.de
URL: http://www.aezq.de
Gründungsjahr: 1995

Ansprechpartner:
Prof. Dr. Günter Ollenschlager, Geschäftsführer

Inhalte / Kurzbeschreibung:
Auf den Internetseiten der ÄZQ finden sich u. a.
Publikationen der ÄZQ zum Download,
Informationen zu Fortbildungen für Ärzte und
eine umfassende Hyperlinksammlung zu nationalen und internationalen Leitlinien-Daten-
banken. Für interessierte Laien und Patienten
stellt die ÄZQ unter www.patienten-informaton.de
Gesundheitsinformationen zur Verfügung und
bietet eine ausführliche Linkliste gegliedert nach
Krankheiten zu Organisationen und Selbst-hilfe-
gruppen. Außerdem werden Qualitätskriterien
für Broschüren mit Gesundheitsinformationen
vorgestellt.

Zielgruppen:
Ärzte, interessierte Laien und Betroffene.

Updates:
Ständig.

Finanzierung:
Kostenfrei, ohne Werbung.

Verbreitung:
Normale Internetadresse (ausgewählte Bereiche),
Closed user groups.

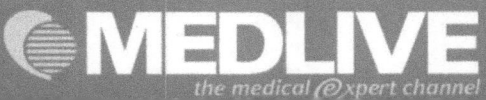

Ärztliche Zentralstelle Qualitätssicherung

Aachener Str. 233-237
D - 50931 Köln
Telefon: ++49 221 4004500
Fax: ++49 221 4004590
E-Mail: azq@dgn.de
URL: http://www.aezq.de
Gründungsjahr: 1995

Ansprechpartner:
Prof. Dr. Günter Ollenschläger, Geschäftsführer

Beratungsbereiche:
Die Ärztliche Zentralstelle Qualitätssicherung
(ÄZQ) ist eine gemeinsame und paritätisch
besetzte Einrichtung von Bundesärztekammer
BÄK und und der Kassenärztlichen Bundesvereinigung KBV. Die Ziele dieser Einrichtung
sind die Wahrung der Einheitlichkeit qualitäts-
sichernder Regeln für die ärztliche Berufsausübung; eine wirksame und einheitliche
Entwicklung und Ausführung der Qualitätssicherung der ärztlichen Berufsausübung im
Interesse der Patienten und der Gesundheitsversorgung in Deutschland.

Schwerpunkte:
Die ÄZQ verfolgt folgende Ziele: Konzentration
und Koordination der bundesweiten Ordnungs-
funktionen der ärztlichen Spitzenorganisationen
auf dem Felde der Qualitätssicherung; wirksame
und einheitliche Entwicklung und Ausführung
der Qualitätssicherung der ärztlichen Berufsausübung im Interesse der Patienten und der
Gesundheitsversorgung in Deutschland; wirksame und kooperative Gestaltung der Zusammenarbeit mit den zur Mitwirkung an der
Qualitätssicherung berufenen Krankenkassen
sowie den Krankenhausverbänden zur Erfüllung
der gesetzlichen Aufgaben.

Zielgruppen:
Medizinische Fachkreise, Patienten.

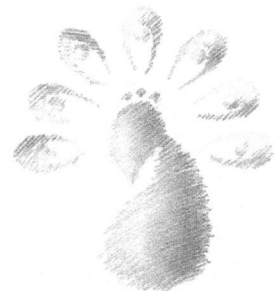

Assmann-Borges Image Concept GmbH

Poststr. 23
D - 20354 Hamburg
Telefon: ++49 40 35719696
Fax: ++49 40 354340
E-Mail: info@image-concept.de
URL: http://www.image-concept.de

Ansprechpartner:
Marc Assmann, Internetbeauftragter
Sigrid Assmann-Borges, PR/Marketing

Unternehmenstätigkeit:
Neue Medien erfordern neue
Darstellungsformen. Wie erarbeiten für Sie ein
gut durchdachtes Präsentations-Konzept im
Internet, das Ihnen weltweit vielfältige neue
Dialogmöglichkeiten eröffnet. Wir arbeiten mit
kreativen und erfahrenen Webdesignern,
Programmierern und Textern zusammen, damit
sich Ihr Internet-Auftritt aus der Menge der
Konkurrenten hervorhebt und Ihnen die beson-
dere Aufmerksamkeit der Internet-Benutzer
sichert - mit einer graphisch und textlich perfekt
gestalteten Website und hohem technischen
Standard. Wir geben unser Wissen weiter in
Seminaren für Public Relations, Schulungen im
Internetbereich und Personality & Image
Coachings zur Persönlichkeitsentwicklung.

Leistungsangebot:
E-Commerce, Shopsysteme, Datenbanken,
Verschlüsselungssysteme, Auskunftssysteme,
Chats, Vote, Foren, 2D/3D Animation, Such-
maschinenoptimierung, On- und Offlinemarke-
ting, Online-Redaktionssysteme, Softwareentwicklung etc.

Zielgruppen:
Einzelhandel, Gastgewerbe, sonstige Dienst-
leistungen, Grundstücks- und Wohnungswesen,
Gesundheits- und Sozialwesen.

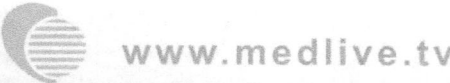

Software:
Alle gängigen Internettools, Redaktionssysteme.

Zielmedium:
Internet.

System:
Alle gängigen.

Referenzen:
Auf Anfrage.

ASTA Medica AG

Weismüllerstraße 45
D - 60314 Frankfurt/M.
Telefon: ++49 69 400101
Fax: ++49 69 40012740
E-Mail: info@astamedica.de
URL: http://www.astamedica.de

Ansprechpartner:
Renate Müller-Friese
Anja Stader
Inhalte / Kurzbeschreibung:
Auf den Seiten von Asta Medica finden Sie alle
wichtigen Informationen über Struktur und
Entwicklung von Forschungsbereichen und
Indikationsgebieten in denen ASTA Medica tätig
ist. Ergänzt werden diese Basisinformationen
durch laufend aktualisierte Kongressdaten,
Studien, Patienteninformationen, Pressemeldungen
und vieles mehr. Die medizinischen Fachkreise
können ebenfalls online z. B. Sonder-drucke und
Produktmonographien zu den jeweiligen Indika-
tionen bzw. verschreibungspflichtigen Präpara-
ten bestellen.
Zielgruppen:
Medizinische Fachkreise mit Paßwort.
Updates:
Ständig.
Finanzierung:
Kostenfrei, ohne Werbung.
Verbreitung:
Closed user groups.

AstraZeneca GmbH

Tinsdaler Weg 183
D - 22880 Wedel
Telefon: ++49 4103 7083663
Fax: ++49 4103 70873663
E-Mail: info@astrazeneca.de
URL: http://www.astrazeneca.de

Ansprechpartner:
Peter Schiffer, Unternehmenskommunikation

Inhalte / Kurzbeschreibung:
Die Webseite von Astra Zeneca bietet neben
Fachinfos über Produkte, wichtige Termine und
Neuheiten, eine Abteilung für gesundheitspoliti-
sche Informationen in den Gebieten: Anästhesie,
Stoffwechsel, Herz-Kreislauf, ZNS, Pneumologie,
Onkologie, Gastroenterologie und Migräne.

Zielgruppen:
Für Fachleute (mit Passwort).

Finanzierung:
Kostenfrei, ohne Werbung.

Verbreitung:
Closed user groups.

Aventis-Behring Pharma GmbH

Postfach 1261
D - 65832 Liederbach
Telefon: ++49 69 30584437
Fax: ++49 69 30583013
URL: http://www.aventis-behring.de

Inhalte / Kurzbeschreibung:
Die Internetseiten von Aventis Behring sind
unterteilt in einen frei zugänglichen öffentlichen
Bereich für Patienten und einen weiteren, nur
mit Passwort zugänglichen Bereich für Fachpublikum. Patienten können sich informieren
über das Unternehmen und Ansprechpartner; sie
finden Antworten zu Anwendungsschwerpunkten
der Plasmaprodukte und viele praktische Tipps,
z. B. aus dem Fitness-Bereich, die speziell auf die
Patienten ausgerichtet sind. Im Bereich für das
Fachpublikum findet der Nutzer ausführliche

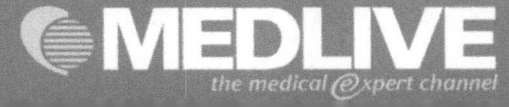

Informationen über die Präparate und ihre Anwendung, die Indikationen sowie über Sicherheitskonzepte bei der Produktion.

Zielgruppen:
Fachpublikum und interessierte Laien (nur ausgewählte Bereiche).

Updates:
Ständig.

Erweitertes Medienangebot:
Print.

Finanzierung:
Kostenfrei, ohne Werbung.

Verbreitung:
Closed user groups, DocCheck Passwort, Normale Internetadresse (nur ausgewählte Bereiche).

aviCom GmbH

Döbelner Straße 4a
D - 12627 Berlin
Telefon: ++49 30 99299840
Fax: ++49 30 99299841
E-Mail: info@avicom-vision.de
URL: http://www.avicom-vision.de
Gründungsjahr: 1996

Unternehmenstätigkeit:
Die aviCOM GmbH bietet Produkte und Dienstleistungen rund um die digitale Bildverarbeitung. Die Schwerpunkte liegen bei Lösungen auf dem Gebiet der industriellen Bildverarbeitung, Lösungen für die Medizin sowie Komponentensoftware für diese Anwendungen.

Leistungsangebot:
Die aviCOM GmbH führt seit 1996 kundenspezifische Entwicklungen auf dem Gebiet der medizinischen Bildauswertung durch. Ein besonderer Schwerpunkt liegt auf der Auswertung von Ultraschallbildern. Bisherige Produkte konzentrierten sich insbesondere auf die Vermessung von geometrischen Parametern in kardiologischem Bildmaterial sowie deren mathematische Verknüpfung und Auswertung.

Zielgruppen:
Kliniken.

Azupharma GmbH & Co.

Dieselstr. 5
D - 70839 Gerlingen
Telefon: ++49 7156 9430
Fax: ++49 7156 943100
E-Mail: info@azupharma.de
URL: http://www.azupharma.de

Inhalte / Kurzbeschreibung:
Mit einem großen, verschreibungspflichtigen Sortiment für alle wichtigen Indikationsgebiete sind wir ein führendes Generika-Unternehmen in Deutschland. Auf unserer Webseite bieten wir für Fachkreise folgende Services: sind Sie Arzt, dann können Sie bei uns direkt Patienten-Informationsmaterial aufrufen und Sie haben natürlich Zugang zu den Präparaten. Dem Apotheker bieten wir eine Hotline, Partnernews und online-Retourenregelung.

Zielgruppen:
Für Ärzte und Apotheker.

Finanzierung:
Kostenfrei, ohne Werbung.

Verbreitung:
Normale Internetadresse.

BASF AG

ZOA/GI - C 100
D - 67056 Ludwigshafen
Telefon: ++49 621 600
Fax: ++49 621 6042525
E-Mail: info.service@basf-ag.de
URL: http://www.basf.com

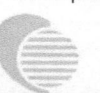

Ansprechpartner:
Joachim Seega, Informationspool

Inhalte / Kurzbeschreibung:
Die BASF AG ist unter anderem ein forschendes Pharmaunternehmen, das für Krankheiten, die bisher nicht optimal behandelt werden können, maßgeschneiderte Medikamente und Dienstleistungen anbietet. Das Unternehmen steht für Fertigarzneimittel, Zwischenprodukte für Pharmazeutika, Pharmasubstanzen und Technologien. Online erfahren Sie alles, was Sie über das Unternehmen wissen möchten, Fakten und Daten, Geschäftsfelder und Produkte.

Zielgruppen:
Business-to-Business. Medizinische und wissenschaftliche Fachkreise.

Updates:
Regelmäßig.

Finanzierung:
Kostenfrei, ohne Werbung.

Verbreitung:
Normale Internetadresse.

Bauerfeind Orthopädie GmbH & Co. KG

Arnoldstraße 15
D - 47906 Kempen
Telefon: ++49 2152 2080
Fax: ++49 2152 52363
E-Mail: webmaster@bauerfeind-orthopaedie.de
URL: http://www.bauerfeind-orthopaedie.de/aktuelles.htm

Inhalte / Kurzbeschreibung:
Wählen Sie die entsprechende Rubrik, und nutzen Sie das speziell für Sie zugeschnittene Informationsangebot. Erfahren Sie mehr über unser Orthopädie-Programm, spezielle Serviceleistungen und andere praktische Hilfen rund um das Thema innovative therapeutische Hilfsmittel. Unter "Informationen für den Arzt" finden Mediziner eine Informationsplattform über die man alle für den Arzt wissenswerten Entwicklungen im Bereich der therapeutischen Hilfs-

mittel abrufen kann. Wissenschaftliche Informationen erhält man unter dem Punkt Studien. Das Bauerfeind Orthopädie-Angebot an Bandagen, Orthesen und viscoelastischen Einlagen umfasst therapeutische Hilfsmittel für die Versorgungsbereiche Hand, Ellenbogen, Schulter und Wirbelsäule sowie für Fuß und Knie. Damit stehen bewährte orthopädische Produkte für die optimale Patientenversorgung zur Verfügung.

Zielgruppen:
Patienten, Ärzte, Händler.

Finanzierung:
Gebühren.

Verbreitung:
Normale Internetadresse.

Bayer Vital GmbH & Co. KG

Gebäude D 162
D - 51368 Leverkusen
Telefon: ++49 214 301
Fax: ++49 214 3051458
URL: http://www.bayervital.de
Gründungsjahr: 1997
Anzahl der Mitarbeiter: 1600
Ansprechpartner:
Dr. Hans-Joachim Rothe, Geschäftsführer

Inhalte / Kurzbeschreibung:
Bayer Vital ist eine Tochtergesellschaft der Bayer AG und umfasst im Internet folgende Geschäftsbereiche: Diagnostika, Pharma, Consumer Care, Tiergesundheit und Pflanzenschutz. Der User findet auf dieser Internetsite eine freundliche, farbenfrohe und ansprechende Gestaltung. Inhaltlich bietet Bayer Vital einen Überblick über das Produkte-Sortiment für jeden medizinischen Bedarf. Der Bereich Diagnostics enthält bedarfsgerechte Lösungen für Labors, Intensivstationen und Patienten. In dem Healthvillage (Pharma) kommen medizinische Fachkreise an viele relevante Informationen über Präparate und Produkte heran, die laut Heilmittelwerbegesetz natürlich paßwortgeschützt sind. An den Patienten ist aber auch gedacht: Fragen zu vielen gesundheitlichen Themen werden auf der Internetsite beantwortet, Spiele, Tipps werden ange-

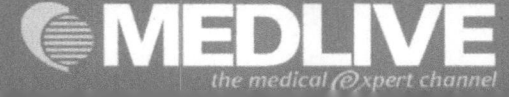

boten und der User kann in dem Bayer Presse-Server herum stöbern.

Zielgruppen:
Interessierte Laien und medizinische Fachkreise (mit Paßwort).

Updates:
Regelmäßig.

Finanzierung:
Kostenfrei, ohne Werbung.

Verbreitung:
Normale Internetadresse, Closed user groups (Professionals-Bereiche).

BBDO INTERACTIVE

BBDO Interactive GmbH Berlin

Fritschestr. 27-28
D - 10585 Berlin
Telefon: ++49 30 34355110
Fax: ++49 30 34355160
E-Mail: m.sola@bbdo-interactive.de
URL: http://www.bbdo-interactive.de
Gründungsjahr: 1995
Anzahl der Mitarbeiter: 180

Ansprechpartner:
Marco Sola, Managing Partner

Unternehmenstätigkeit:
Die BBDO INTERACTIVE bietet als Full-Service Agentur das komplette Portfolio webbasierter Kommunikationslösungen. Neben mediengrechter Konzeption und innovativer Kreation bieten wir unseren Kunden insbesondere in den Bereichen Markenführung, E-Commerce, Online Media und IT ein umfangreiches Leistungsspektrum.

Leistungsangebot:
Dabei versteht sich die BBDO INTERACTIVE als Systemintegrator, der im engen Verbund mit klassischer Agentur, Dialogmarketing und Media

die Rolle des -Brand Guardian- im Cyberspace übernimmt. Sensible wie effektive Markenpositionierung ist Voraussetzung, um die Erwartungshaltung moderner Zielgruppen mit differenzierten Leistungsansprüchen zu befriedigen. Diese fordern von Unternehmen ein Höchstmaß individueller Kundenorientierung innerhalb der gesamten Leistungskette.

Referenzen:
Telekommunikation; Unterhaltunselektronik; Automobil; Retail; Banken.

Bencard Allergie GmbH

Leopoldstraße 175
D - 80804 München
Telefon: ++49 89 368110
Fax: ++49 89 3681188
URL: http://www.bencard.de

Inhalte / Kurzbeschreibung:
Die Webseite Bencard.de bietet einen öffentlichen Bereich für Laien und einen geschlossenen Bereich für Fachkreise. Dazu gehört ein Allergie-Magazin für Ärzte, biologische Hintergrundinformationen und unglaubliche elektronenoptische Bilder in Farbe zu wichtigen Allergenen, Diaserien und aktuelle Meldungen. Außerdem bietet Bencard folgende Services: Online-Erfassung der Daten von AWB´s, Online-Literatur-Recherche und -Bestellung, Präparate- und Fachinformationen und Patienteninformationen zum downloaden.

Zielgruppen:
Ärzte und Apotheker (mit Paßwort).

Verbreitung:
Closed user groups.

Beratungsstelle der Deutschen Krebsgesellschaft e.V.

Hanauer Landstr. 194
D - 60314 Frankfurt
Telefon: ++49 69 6300960
Fax: ++49 69 63009666
E-Mail: service@krebsgesellschaft.de
URL: http://www.krebsgesellschaft.de

Inhalte / Kurzbeschreibung:
Der Arzt und das medizinische Fachpersonal finden hier Standards/Leitlinien des Informationszentrum für Standorts in der Onkologie (ISTO) aber auch klinische Studien, Pressemitteilungen und Infos zu dem Themenbereich Prävention. Für den Patienten und den Interessierten bietet die Beratungstelle der Deutschen Krebsgesellschaft Infos zu den Themen: Diagnostik, Therapie, Veranstaltungstermine, Beratungstellen und sonstige Informationsmedien.

Zielgruppen:
Für Ärzte, medizinisches Fachpersonal und Patienten.

Finanzierung:
Kostenfrei, ohne Werbung.

Verbreitung:
Normale Internetadresse.

BERNER INTERNATIONAL GMBH

Mühlenkamp 6
D - 25337 Elmshorn
Telefon: ++49 4121 43560
Fax: ++49 4121 435620
E-Mail: BERNER-INTERNATIONAL-GMBH@t-online.de
URL: http://home.t-online.de/home/berner-international-gmbh

Inhalte / Kurzbeschreibung:
Die BERNER INTERNATIONAL GMBH ist ein Unternehmen für Zytostatika-Schutzsysteme. Hier findet man diverse Produkte:

Sicherheitswerkbank, Zytostatika-Werkbank, Entnahmekanülen, Einschweissystem, Reinigungs-Set, Laboreinrichtungen, Schutzhandschuhe, Arbeitsunterlagen, Laborstühle, Schutzkittel, Armstulpen, Transportbehälter.

Zielgruppen:
Produkte sowohl für die Anwendung im niedergelassenen und im klinischen Bereich, als auch im Laborbereich und für den Apothekenbetrieb.

Finanzierung:
Gebühren.

Verbreitung:
Normale Internetadresse.

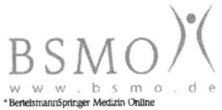

BertelsmannSpringer Medizin Online GmbHCo. KG www.LIFELINE.de

Johannisberger Str. 74, / PSF 140201, 14302 Berlin
D - 14197 Berlin
Telefon: ++49 30 8842930
Fax: ++49 30 88429341
E-Mail: presse@bsmo.de
URL: http://www.bsmo.de
Gründungsjahr: 2001
Anzahl der Mitarbeiter: 50

Ansprechpartner:
Dr. Jörg Zorn, Geschäftsführer
Dr. Jörg Zorn (39) leitet seit 1. Juni 2001 BertelsmannSpringer Medizin Online, einen Zusammenschluss der beiden Online-Dienste multimedica und LIFELINE. Er war seit November 2000 Geschäftsführer von multimedica. Nach dem Medizinstudium begann er 1992 beim Verlag MMV in München und hatte dort maßgeblichen Anteil am Ausbau der Facharztzeitschriften. Im April 1999 wurde er Verlagsbereichsleiter bei Urban & Vogel und verantwortete 14 Fachzeitschriften in den Themenbereichen Medizin, Zahnmedizin und Pflege.

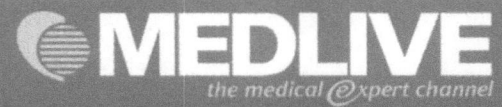

Inhalte / Kurzbeschreibung:
BSMO und seine Premium-Services multimedica und LIFELINE bieten ein umfangreiches Angebot an Gesundheitsinformationen. multimedica richtet sich mit seinen Inhalten über Medizin und Gesundheitswesen als auch (s)einem kompetenten Experten- und Kollegenrat an Ärzte und medizinisches Fachpersonal. LIFELINE ist der Online-Gesundheits- und Wellnessberater für alle Internetnutzer die sich unterhaltsam über fachlich fundiert aufbereitete Themen aus den Bereichen Wellness und Gesundheit informieren möchten.

Zielgruppen:
Gesundheitsinteressierte, Fachpersonal + Professionals

Updates:
Täglich.

Finanzierung:
Mischfinanzierung, Werbung.

Verbreitung:
normale Internetadresse.

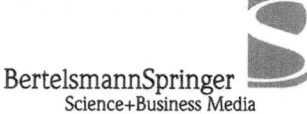

BertelsmannSpringer Science Business Media GmbH

Tiergartenstraße 17
D - 69121 Heidelberg
Telefon: ++49 6221 487396
Fax: ++49 6221 487288
E-Mail: dekemp@springer.de
URL: http://www.springer.de; http://www.link.de
Gründungsjahr: 1842
Anzahl der Mitarbeiter: Ca. 1600 weltweit

Ansprechpartner:
Arnoud de Kemp, Verlagsdirektor
Sales/Marketing & Corporate Development
1944 in Utrecht (Niederlande) geboren.
Seit 1984 beim Springer-Verlag; seit 1997 Direktor,
Frühere Funktionen: Diverse Tätigkeiten bei internationalen Verlagen in den Niederlanden und Frankreich;
Mitgliedschaften: STM, IEPRC, ASLIB, BDB, EUSIDIC, AGSI;
1990 - 1996 Ehrenamtlicher Präsident der "DGD", nun Ehrenmitglied
Chairman Information Identifiers Technical Committee;
Chairman des STM Innovation Commitee;
Mitglied des Vorstandes von STM (International Assiciation of Scientific, Technical and Medical Publishers);
Mitglied des Vorstandes des IEPRC (International Electronic Publishing Research Centre);
Sprecher des Arbeitskreises Elektronisches Publizieren (AKEP);
Professionelle Interessen: Standardisierung, Informationstechnologien und Multimedia.

Angelika Schubert

Verlagsleistungen:
Kauf von Lizenzen, Entwicklung eigener Titel (Redaktion), Vertrieb von Fremdtiteln.

Verlagsschwerpunkte:
Wissenschaftliche Bücher und Zeitschriften sowie elektronische Medien und elektronische Versionen von Zeitschriften und Büchern in den Bereichen: Medizin, Naturwissenschaft, Mathematik, Computer Science, Technik, Wirtschaftswissenschaften, Jura.
Angebot Bücher:
Wissenschaft.
Angebot CD-ROM:
Wissenschaft.
Angebot Online:
Wissenschaft.
Angebot Zeitschriften / Magazine:
Wissenschaft.
Zahl der lieferbaren Titel:
17 000
Bestseller:
Gerthsen - Physik; Schmidt / Thews - Die Physiologie des Menschen; Beitz / Küttner - Taschenbuch für den Maschinenbau - Der DUBBEL.
Vertriebskanäle:
Buchhandel, Direktvertrieb, Online.

Berufsverband der Deutschen Urologen e. V.

Erdinger Str. 17 (Kreiskrankenhaus)
D - 84405 Dorfen
Telefon: ++49 8081 41313
Fax: ++49 8081 4468
E-Mail: redaktion@urologen.com
URL: http://www.urologen.com

Ansprechpartner:
Dr. Klaus Schalkhäuser, Präsident des Verbandes

Inhalte / Kurzbeschreibung:
Ziel des Berufsverbandes der Deutschen Urologen ist die Schaffung einer gemeinsamen Informationsplattform rund um unser Fachgebiet. Mit unserer Internet-Präsenz möchten wir dem Information- und Ratsuchenden die Möglichkeit bieten, sich über unser Leistungsspektrum und unsere Arbeit objektiv zu informieren. Gleichzeitig bieten wir durch ein elektronischen Verzeichnis aller urologischen Kliniken sowie niedergelassenen Urologinnen und Urologen ein geeignetes Instrumentarium, um sich über "Ihre Klinik" und/oder "Ihren Urologen" zu informieren und ggf. Kontakt aufzunehmen. Urologischer Fachbereich (mit Passwort): Das Präsidium sowie die Landesverbände, aber auch interessierte Kollegen erhalten zunächst die Möglichkeit, sich hier unter dem Motto "Neuigkeiten von Urologen für Urologen" zu informieren. Weitere aktuelle Informationen aus der Medizin, der Pharmaindustrie, der Berufsverbandsarbeit und Tipps zur wirtschaftlichen Entwicklung und Gesetzgebung sollen folgen. Schließlich pflegen wir für uns einen aktuelle Terminkalender mit relevanten Veranstaltungen.

Zielgruppen:
Alle Information- und Rat- suchenden. Mit Passwort: Das Präsidium sowie die Landesverbände, aber auch interessierte Kollegen.
Updates:
Unsere Seiten im Internet werden laufend ergänzt und aktualisiert.
Verbreitung:
Closed user groups, Normale Internetadresse (ausgewählte Bereiche).

Berufsverband Medizinischer Informatiker e. V.

Postfach 101308
D - 69003 Heidelberg
Telefon: ++49 6224 950855
Fax: ++49 6224 950855
E-Mail: karl-heinz_ellsaesser@med.uni-heidelberg.de
URL: http://www.bvmi.de
Gründungsjahr: 1983

Beratungsbereiche:
Der Berufsverband Medizinischer Informatiker (BVMI) wurde 1983 gegründet. Ein Ziel des Verbandes ist, das Berufsbild des Medizinischen Informatikers in der Öffentlichkeit bekannt zu machen, d.h. die Einsatzmöglichkeiten und die spezifischen Fähigkeiten dieses Berufes aufzuzeigen. Weiter vertritt der Verband die berufsständigen Interessen der Medizinischen Informatiker, insbesondere seiner knapp 600 Mitglieder.

Schwerpunkte:
Der BVMI hat sich an verschiedenen Publikationen beteiligt, z. B. an der Broschüre "Der Medizinische Informatiker", an den Blätter zur
Berufskunde "Der Medizinische Informatiker/Die Medizinische Informatikerin". Viermal pro Jahr erscheint die Zeitschrift des BVMI "Forum der Medizin-Informatik", die Fachartikel, Erfahrungsberichte und Informationen aus dem Bereich der Medizinischen Informatik enthält. Im Bereich der Aus- und Weiterbildung ist der BVMI einer der Träger der Akademie "Medizinische Informatik" an der Universität Heidelberg. Darüber hinaus veranstaltet der BVMI themenorientierte Seminare und offene Diskussionen zu aktuellen Themen.

BEST Ärzte-Service GmbH

Quellenweg 2
D - 44791 Bochum
Telefon: ++49 234 502210
Fax: ++49 234 595375
E-Mail: info@best-med.de
URL: http://www.best-med.de

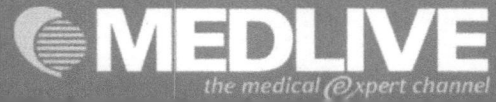

Inhalte / Kurzbeschreibung:
Unter http://www.best-med.de kann man medizinische Geräte, Praxisbedarf, Praxiseinrichtungen und EDV-Technik bestellen.

Zielgruppen:
Partner für Arzt-, Krankenhaus-, Heilpraktiker-, Alten-, Pflegeheim- und Studentenbedarf.

Finanzierung:
Gebühren.

Verbreitung:
Normale Internetadresse.

Betapharm Arzneimittel GmbH

Steinerne Furt 78
D - 86167 Augsburg
Telefon: ++49 821 748810
Fax: ++49 821 7488120
E-Mail: info@betapharm.de
URL: http://www.betapharm.de

Inhalte / Kurzbeschreibung:
Die Betapharm Arzneimittel GmbH ist bekannt für hochwertige Generika. Auf der Internetseite findet der Laie Basisinformationen zu den rezeptfreien Arzneimitteln und der registrierte Arzt oder Apotheker bekommt in den für medizinische Fachkreise reservierten Bereichen ausführliche Fachinformationen.

Zielgruppen:
Medizinische Fachkreise.

Finanzierung:
Kostenfrei, ohne Werbung.

Verbreitung:
Closed user groups, Normale Internetadresse (ausgewählte Bereiche).

BIA Bremer Innovations-Agentur GmbH

Faulenstraße 23
D - 28195 Bremen
Telefon: ++49 421 1737021
Fax: ++49 421 1737012
E-Mail: tschupke@bia-bremen.de
URL: http://www.bia-bremen.de
Gründungsjahr: 1986

Ansprechpartner:
Cathleen Cramm, Gesundheits-/Medizinbereich
Albert Grützmann, Gesundheits-/Medizinbereich
Hans-Georg Tschupke

Beratungsbereiche:
Die Bremer Innovations-Agentur ist die Anlaufstelle in Bremen für Fragen zu Innovationstransfer und Innovationsförderung. Mit den Technologiezentren in Bremen, dem Bremer Innovations- und Technologiezentrum (BITZ), dem Design- und Fahrenheithaus, dem Technologie-zentrum Bremen Nord (TZBN) und dem Zentrum für Multimedia und Electronic Commerce (ZMeC) bieten wir die optimale Infrastruktur für Ihre innovativen Gründungsvorhaben.

Schwerpunkte:
Im Geschäftsfeld "Innovationstransfer" unterstützen wir Ihre Wettbewerbsfähigkeit durch Partnersuche, Beratung und Begleitung. Im Geschäftsfeld "Innovationsförderung" prüfen wir die Mitfinanzierung Ihrer Projekte durch Bundes- und EU-Programme und treffen auf der Landesebene schnelle Förderentscheidungen. Die BIA Bremer-Innovations-Agentur GmbH berät zu allen Innovationsförderprogrammen, unterstützt die Antragstellung und entscheidet über die Vergabe der Fördermittel.

Zielgruppen:
Kleine und mittelständische Unternehmen.

binworx infosystems GmbH

Hohner Str. 14
D - 70469 Stuttgart
Telefon: ++49 711 9546380
Fax: ++49

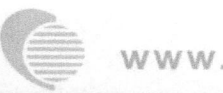

E-Mail: info@binworx.com
URL: http://www.binworx.com

Ansprechpartner:
Nicole Nunn, Marketing

Unternehmenstätigkeit:
Die binworx Infosystems GmbH ist Anbieter von
Software für Unternehmen verschiedener Branchen
und aller Grössen. Wir bieten innovative Electronic Commerce Lösungen und Business Analysis
Tools sowie einen umfassenden Service an. Unser
Ziel ist es, die Wettbewerbsvorteile unserer Kunden zu maximieren, indem wir ihnen intelligente
Lösungen bieten, die schnell und breit eingesetzt, einfach erlernt, dynamisch angepaßt und
problemlos erweitert werden können.

Leistungsangebot:
Wir realisieren Anforderungen in Spitzenlösungen
für Electronic Commerce und für die Business
Analyse. Hier können wir aus einem umfassenden betriebswirtschaftlichen Fundus mit jahre-
langer Erfahrung schöpfen und mit geringem
Aufwand sehr leistungsfähige Lösungen schaffen.

Zielgruppen:
Unsere Produkte können in den verschiedensten
Branchen eingesetzt werden, in Fertigungsunter-
nehmen ebenso wie bei Dienstleistern, im Handel, bei Versicherungen oder in der öffentlichen
Verwaltung. Unsere Software ist einfach an individuelle Anforderungen anpaßbar und bei Bedarf
erweiterbar. Individuelle Lösungen können ebenso angebunden werden wie Fremdsoftware.

Software:
Alle gängigen.

Zielmedium:
Internet / Online, Intranet, Extranet.

System:
MS-WIN, Windows NT, Windows 2000.

BIOCUR Arzneimittel GmbH

Industriestr. 25
D - 83607 Holzkirchen
Telefon: ++49 8024 908130
Fax: ++49 8024 908242
E-Mail: burkhard.dahm@biocur.de
URL: http://www.biocur.de

Ansprechpartner:
Burkhard Dahm, Marketing /OTC
Renate Fuhrmann, Marketing

Inhalte / Kurzbeschreibung:
Die Webseite von Biocur gibt ausführliche Infos
über Präparate, wirksame Bestandteile und Anwendungen sowie Befindlichkeitsstörungen. Die
Seite bietet auch Tips zu eine bessere Gesundheit zum Beispiel durch Menüvorschläge oder
Ernährungsregeln.

Zielgruppen:
Fachkreise mit Paßwort.

Finanzierung:
Kostenfrei, ohne Werbung.

Verbreitung:
Closed user groups.

BioImmun Pharma Loh GmbH

Postfach 1243
D - 61282 Bad Homburg
Telefon: ++49 6172 72700
Fax: ++49 6172 72900
E-Mail: bip@bioimmun.de
URL: http://www.bioimmun.de
Ansprechpartner:
Dr. Wolfgang F.-W. Loh, Geschäftsführer

Inhalte / Kurzbeschreibung:
Neben der Patienteninformationen zum Thema
Allergien, Asthma und Hyposensibilisierung bie-
tet die Internetseite nützliche Informationen für
den Arzt und den Apotheker über
Immuntherapie, Hisdtadestal-Produktprofil und
Dokumentationspflicht.

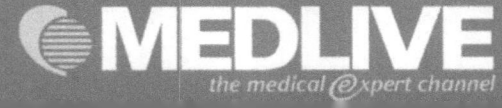

Zielgruppen:
Fachkreise (mit Paßwort).

Finanzierung:
Kostenfrei, ohne Werbung.

Verbreitung:
Normale Internetadresse, DocCheck Passwort,
Closed user groups.

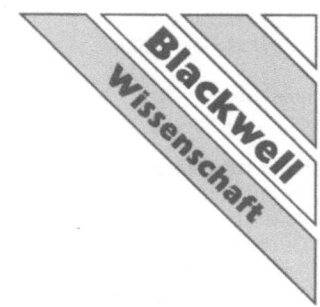

Blackwell Wissenschafts-Verlag GmbH

Kurfürstendamm 57
D - 10707 Berlin
Telefon: ++49 30 3279060
Fax: ++49 30 32790610
E-Mail: verlag@blackwis.de
URL: http://www.blackwell.de
Gründungsjahr: Elektronische Medien seit
1992
Anzahl der Mitarbeiter: ca. 55

Biosyn Arzneimittel GmbH

Schorndorfer Str. 32
D - 70734 Fellbach
Telefon: ++49 711 5753200
Fax: ++49 711 5753299
E-Mail: info@biosyn.de
URL: http://www.biosyn.de

Inhalte / Kurzbeschreibung:
Biosyn Online bietet registrierten Fachleuten
Fachinfos zu Arzneimitteln sowie Preislisten,
Fachliteratur und Serviceleistungen in folgenden
Fachgebieten: Onkologie, Umweltmedizin, Re-
generation, Rheumatologie und Aktuelles aus
der Forschung.

Zielgruppen:
Registrierte Fachkreise.

Finanzierung:
Kostenfrei, ohne Werbung.

Verbreitung:
Closed user groups.

Ansprechpartner:
Michael Brielmaier, Geschäftsleitung
Dr. Anne Luetcke, Geschäftsleitung

Verlagsleistungen:
Entwicklung eigener Titel (Redaktion).

Angebot Bücher:
Sachbücher, Wissenschaft, Humanmedizin,
Veterinärmedizin, Biologie, Zoologie, Botanik,
GaLaBau.

Angebot CD-ROM:
Sachbücher, Wissenschaft, Humanmedizin,
Veterinärmedizin.

Angebot Zeitschriften / Magazine:
Sachbücher, Wissenschaft, Humanmedizin,
Veterinärmedizin, Biologie, Zoologie, Botanik,
GaLaBau.

Zahl der lieferbaren Titel:
CD-ROMs: über 10

Bestseller:
Ultraschall (dt., engl.), Dietel/Krietsch: Berliner
Medizinhist. Museum, Lange et al: Zerebrale &
Spirale Computertomographie (dt., engl.),
Wegener: Ganzkörpercomputertomographie
(dt., engl.).

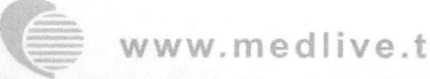

Vertriebskanäle:
Buchhandel, Versandhandel.

BLUME .
Ingenieure+Mediziner

Jahnring 47
D - 39104 Magdeburg
Telefon: ++49 391 597270
Fax: ++49 391 5972725
E-Mail: info@sidiblume.de
URL: http://www.sidiblume.de
Gründungsjahr: 1991
Anzahl der Mitarbeiter: 18

Ansprechpartner:
Sven Ritterbusch

Unternehmenstätigkeit:
Die Firma stellt über ein eigenes Fachinformationssystem Vorschriften zur Arbeitssicherheit in den verschiedensten Wirtschaftsbranchen bereit.

Leistungsangebot:
Eigenentwickelte geordnete Datenbank mit allen relevanten aktuellen Vorschriften zur Arbeitssicherheit, die Sicherheitsingenieuren als Dienstleistung angeboten wird.

Zielgruppen:
Sicherheitsingenieure.

Software:
Datenbanken, Autorensysteme.

Zielmedium:
CD-ROM.

System:
PC und MAC.

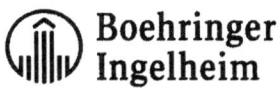

Boehringer Ingelheim Pharma KG
www.medworld.de

Binger Str. 173
D - 55218 Ingelheim am Rhein
Telefon: ++49 6132 772015
Fax: ++49 6132 722015
E-Mail: wuestenh@ing.boehringer-ingelheim.com
URL: http://www.medworld.de; www.medizin-aktuell.de
Gründungsjahr: Online-Auftritt 1997

Ansprechpartner:
Inge Wüstenhagen, Leiterin Online-Medien
Inhalte / Kurzbeschreibung:
Die "medworld" der Boehringer Ingelheim Pharma KG enthält ein ausführliches Angebot zu aktuellen Gesundheitsthemen, die die tägliche Arbeit und Suche nach geeigneten Informationen sehr erleichtern. Darüberhinaus wird der Dialog mit Ansprechpartnern in der Firma angeboten und in der "Post" steht ein großes Serviceangebot zu zahlreichen Themen zum Online-Abruf bereit. Im "Marktplatz" findet sich eine Suchmaschine sowie ein Strukturplan, der die Suche konkreter Inhalte erleichtert.

Zielgruppen:
Ärzte, Apotheker sowie Gesundheitsinteressierte.

Updates:
Zur Zeit wöchentlich.

Erweitertes Medienangebot:
Print, Außendienstkommunikation.

Finanzierung:
Kostenfrei, ohne Werbung.

Verbreitung:
Normale Internetadresse, Closed user groups, Online-Datenbanksystem.

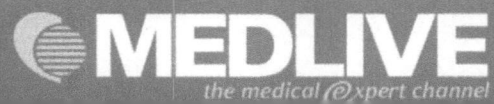

Börm Bruckmeier Verlag GmbH

Nördliche Münchner Str. 28
D - 82031 Grünwald
Telefon: ++49 89 64910640
Fax: ++49 89 64910648
E-Mail: bruckmeier@media4u.com
URL: http://www.media4u.com
Gründungsjahr: 1992
Anzahl der Mitarbeiter: 10

Ansprechpartner:
Dr. Philipp Börm, Geschäftsführung
geboren 1965, Medizinstudium in München, 1992
Gründung und Aufbau des Börm Bruckmeier Verlages.
Dr. Andreas Bruckmeier, Geschäftsführung
geboren 1965 in München, nach Medizinstudium und
AiP im Klinikum Großhadern der LMU München, wiss.
Mitarbeiter und Projektleiter europäischer Qualitäts-
management-Initiativen. Mitgründer des Börm Bruck-
meier Verlages.

Verlagsleistungen:
Kauf von Lizenzen, Entwicklung eigener Titel
(Redaktion).

Angebot Bücher:
Sachbücher.

Angebot CD-ROM:
Sachbücher.

Zahl der lieferbaren Titel:
60

Vertriebskanäle:
Buchhandel, Direktvertrieb, Online.

BRAHMS Arzneimittel GmbH

Kreuzberger Ring 13
D - 65205 Wiesbaden
Telefon: ++49 611 977820
Fax: ++49 611 9778222
E-Mail: info@brahms-arznei.de
URL: http://www.brahms-arznei.de

Inhalte / Kurzbeschreibung:
Brahms Arzneimittel GmbH ist ein Unternehmen
der pharmazeutischen Industrie. Auf unserer

Website geben wir für infektiologisch interessierte
Ärzte und Apotheker unter anderem Informationen
über verschreibungspflichtige Medikamente und
über das Management infektiöser Krankheiten.

Zielgruppen:
Registrierte Fachkreise.

Finanzierung:
Kostenfrei, ohne Werbung.

Verbreitung:
Closed user groups.

Bundesverband der Pharmazeutischen Industrie e.V.

Karlstraße 21
D - 60329 Frankfurt/Main
Telefon: ++49 69 25561266
Fax: ++49 69 25561603
E-Mail: Presse@bpi.de
URL: http://www.bpi.de

Ansprechpartner:
Dr. Konrad Häßner, Geschäftsführer

Inhalte / Kurzbeschreibung:
Der Bundesverband der Pharmazeutischen
Industrie (BPI) bietet mit seinem Internetauftritt
ein Nachschlagewerk der Arzneimittelindustrie in
Deutschland und Hintergrundinformationen zum
Gesundheitswesen im allgemeinen: Es werden
Informationen über Arzneimittel und ihre Zulass-
ung, zu rechtlichen Fragen sowie Pressemittei-
lungen und eine Liste mit weiteren nützlichen
Adressen geboten.

Zielgruppen:
Pharmazeutische Fachkreise.

Updates:
Regelmäßig.

Finanzierung:
Kostenfrei, ohne Werbung.

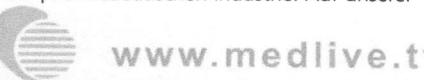

Verbreitung:
Normale Internetadresse, Closed user groups.

c.a.r.u.s. Information Technology AG

Bornbarch 9
D - 22848 Norderstedt
Telefon: ++49 40 514350
Fax: ++49 40 51435111
E-Mail: contact@carus.de
URL: http://www.carus.de

Ansprechpartner:
Sven Becher

Unternehmenstätigkeit:
c.a.r.u.s. ist ein innovatives Unternehmen der
Computerbranche mit Spezialisierung auf die
Entwicklung von objektorientierter Anwendungssoftware im Client/Server-Umfeld. An Kundenwünschen orientierte Servicekonzepte und
Schulungen runden das Leistungsspektrum der
c.a.r.u.s. Firmengruppe ab.

Leistungsangebot:
Schwerpunkte sind die Entwicklung und Vermarktung eigener Lösungen, primär für den
Handel und für Krankenhäuser sowie die Erstellung von kundenindividuellen Speziallösungen
unter Nutzung der c.a.r.u.s. Klassenbibliotheken
(cTFC/cJFC).

Zielgruppen:
Handel, Krankenhäuser, Privatkunden.

Software:
Eigene Entwicklungen.

Zielmedium:
Internet, Intranet.

System:
IBM RS/6000.

CCDM - Computer Competence Center Digitale GmbH an der FH Brandenburg

Magdeburger Str. 50
D - 14770 Brandenburg
Telefon: ++49 3381 355434
Fax: ++49 3381 355499
E-Mail: afischer@ccdm.net
URL: http://www.ccdm.net
Gründungsjahr: 1997

Ansprechpartner:
Prof. Dr. Arno Fischer, Geschäftsführer
Prof. Alexander Urban, Künsterlicher Leiter
Unternehmenstätigkeit:
Full Service Multimedia-Agentur.
Leistungsangebot:
Qualifizierung in IuK-Technik und Medien-
produktion; Webdesign, CD-ROM-Produktion,
Audio- und Videoproduktion, 3-D-Animation;
Datenbanken, Online-Shopping, E-Commerce.

Zielgruppen:
Innerdeutsche mittelständische Wirtschaft.

Software:
Alle gängigen Grafikprogramme, alle gängigen
Internettools.

Zielmedium:
Video, Film und Multimedia, CD-ROM, Internet.

System:
PC und MAC, Internet.

Referenzen:
Werbeclip: Brandenburg Informationsstrategie
(BIS 2006), EU-Projekt; CCDM-Trailer; Medienstand-
ort Land Brandenburg. Internetbasierte Datenbanken: Kulturdatenbank Land Brandenburg;
Internetauftritte und -kampagnen: Ministerium
für Wissenschaft, Forschung und Kultur; "Schnur-
stracks los", Werbekampagne für die Fachhoch-
schulen im Land Brandenburg. Kulturland Brandenburg 1998, 1999, 2000: CD-ROM-Produktionen; Viadrina, Kulturdatenbank für diese Euro-
region; Medienatlas Land Brandenburg.

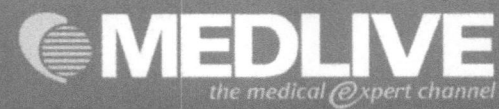

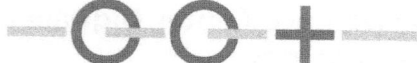

cct: werbeagentur

Panoramastraße 5a
D 69126 Heidelberg
Telefon:++49 6221 315599
Fax: ++49 6221 336778
E-Mail: js@cct-heidelberg.com
URL http://www.cct-heidelberg.com
Gründungsjahr 1987
Mitarbeiter: 4 Feste, 7 Freie

Ansprechpartner:
JürgenSchubert, Geschäftsführer
Tamara von Rechenberg, Geschäftsführerin

Unternehmenstätigkeit:
CCT ist eine innovative Full-Service-Agentur mit
10 Jahren Digital Media Publishing-Erfahrung.

Leistungsangebot:
Entwicklung ganzheitlicher, visueller Unternehmens-
auftritte von Corporate Design bis hin zum
Corporate Image. Von der Konzeption über
Kreation zur Realisierung.

Zielgruppen:
Industrie, Wirtschaft und öffentliche Einrichtung-
en, PR, Marketing und Werbeagenturen.

Software: Diverse

Zielmedium: Diverse

System:
MAC-OS, MS-DOS.

Referenzen:
Heidelberg Druckmaschinen AG, Heidelberg
Engineering GmbH, Commerzbank FFM,
Commerz Financial Products GmbH, Bosch
Telecom, John Deere Werke Mannheim, Lincoln
GmbH, Immuno GmbH, ASOC AG, Junkert und
Huber Baumanagement GmbH, Max-Planck-
Institut für Astronomie, Capri-Sonne Rudolf
Wild, Theater der Stadt Heidelberg u.v.a.
Promotion: Schöller, Artemide, Black & Decker,
Vorwerk, Nintendo, Compaq, Capri-Sonne etc.

CE datronic Medical Services GmbH & Co. KG

Kurzes Geländ 6
D - 86156 Augsburg
Telefon: ++49 821 444900
Fax: ++49 821 4449060
E-Mail: info@ce-datronic.com
URL: http://www.ce-datronic.com

Ansprechpartner:
Ralf Kröpke, Geschäftsführer

Unternehmenstätigkeit:
CE datronic Medical Services hat langjährige
Erfahrung auf dem Gebiet des Gesundheitswesens und das internationale IT-Know-how der
CE Computer Equipment AG: Solide Basis für
innovative Lösungen im Bereich Archivierung,
Dokumenten- und Kommunikations-Manage-
ment im Krankenhaus. Mit CERVYS hat CE
datronic Medical Services eine ausgereifte Softwarelösung geschaffen, die sich konsequent an
den Anforderungen der Praxis orientiert und die
spezifischen Aufgaben eines Klinik-Betriebs direkt
in der Anwendung abbildet. Dabei stehen in
allen Phasen der Implementierung die individuellen Anforderungen des Kunden im Vordergrund.
Unsere Lösung für Ihre Dokumentations- und
Kommunikationsanforderungen heißt: CERVYS.
CERVYS ist ein System zur Integration von Subsystemen, Modalitäten und Datenquellen zur
Erstellung, Speicherung, Retrieval und Präsentation patientenbezogener Daten. Die Produktfamilie von CERVYS beinhaltet alle Komponenten, die für ein modernes Informations- und
Kommunikationsmanagement im Gesundheitswesen erforderlich sind.

Leistungsangebot:
1) CERVYS - Elektronische Patientenakte:
Digitalisierte Dokumente, digitale Daten,
Sprache, Film, Bild; 2) CERVYS - Objektmanage-
mentsystem: Verwaltung von Originalakten,
Röntgentaschen etc.; 3) CERVYS - Arztbrief- und
Befunderstellung: Medizinische Dokumentation:
4) CERVYS – PACS: gebräuchliche bildgebende
Verfahren werden in das System integriert; 5)
CERVYS - Link for Subsystems: Verschlüsselung,

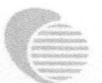

Digitale Signatur, Kommunikation, KIS, RIS, etc.;
6) CERVYS Web: Zugriff auf Dokumente via
Internet; 7) CERVYS – Archive Link for SAP R/3;
8) CERVYS - Scan- und Mikrofilmservice:
Digitalisierung bzw. Verfilmung der Original-
Patientenakten.

Zielgruppen:
Krankenhäuser.

CES Multimedia
www.fachaerzte.com

Lösseler Str. 56
D - 58644 Iserlohn
Telefon: ++49 2374 937363
Fax: ++49 2374 70365
E-Mail: ces@fachaerzte.com
URL: http://www.fachaerzte.com
Anzahl der Mitarbeiter: 0

Ansprechpartner:
Jens Falkenroth, Inhaber

Inhalte / Kurzbeschreibung:
Die Datenbank des Ärzteregisters enthält mehr
als 7000 Fachärzte aus ganz Deutschland.
Online kann der User nach einem Arzt oder
Spezialisten nach dem Fachgebiet, der Krankheit
oder wenn er ihn kennt, nach dem Namen
suchen. Hier findet man auch Fachinformationen
über bestimmte medizinische Themen. Ärzte und
Spezialisten moderieren eine große Zahl an Foren
an denen jederman nach Registrierung teilnehmen kann. Der Grund-Eintrag in die Datenbank
ist für den Facharzt kostenlos.

Zielgruppen:
Ärzte und Patienten.

Updates:
Regelmäßig.

Finanzierung:
Mischfinanzierung, Werbung.

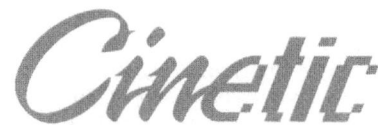

Cinetic Medientechnik GmbH

Amalienbadstr. 41
D - 76227 Karlsruhe
Telefon: ++49 721 943290
Fax: ++49 721 9432922
E-Mail: info@cinetic.de
URL: http://www.cinetic.de
Gründungsjahr: 1983
Anzahl der Mitarbeiter: 25

Ansprechpartner:
Michael Baumeister, Geschäftsführer

Unternehmenstätigkeit:
Entwicklung und Betrieb von eigenständigen
Online Diensten, Internet Fullservice Dienst-
leistung.

Leistungsangebot:
Strategieplanung Konzeption, Projektleitung,
Screen-Design, Umsetzung, Software-Entwick-
lung, Betrieb, Redaktion, Promotion, Leitagentur.

Zielgruppen:
Corporate-Homepages / Corporate-Onlinedienste
für Großunternehmen und Konzerne.

Software:
Diverse.

Zielmedium:
Internet.

System:
Diverse.

Referenzen:
BASF AG (http://www.basf.de), Comparex
Informationssysteme GmbH (http://www.com-
parex.de), Knoll AG (http://www.knoll.de), Knoll
Deutschland GmbH (http://www-knoll-deutsch-
land.de), Knollcardio
(http://www.knollcardio.basf.de), Merck KgaA
(http://www.medizinpartner.de), Novartis
Deutschland GmbH (http://www.novartis.de),
Wirtschaftsministerium Baden-Württemberg
(http://www.wm.baden-wuerttemberg.de), VDE
Verband Deutscher Elektrotechniker e.V.

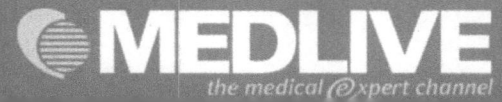

(http://www.vde.de), Sparkassen.de (http://spar-kassen.de), Badische Beamtenbank (http://www.bbbank.de), SKL Süddeutsche Klassenlotterie (http://www.skl.de), SK - Online GmbH (http://www.skonline.de), PC Sparkasse (http://www.pcsparkasse.de), WEB.DE, das deutsche Internet Verzeichnis (http://web.de), 5 vor 12 Lastminute Reisen (http://lastminute.de), Flug.de (http://flug.de).

circuLAB
reindell & partner

Boxhagener Straße 76-78
D - 10245 Berlin
Telefon: ++49 171 9341730
Fax: ++49 30 791229251
E-Mail: info@circulab.de
URL: http://www.circulab.de

Unternehmenstätigkeit:
circuLAB reindell & partner ist ein in Berlin ansässiges Unternehmen, das sich mit Medizinischer –und Informations-Technologie beschäftigt. Schwerpunkte sind dabei die Simultan- bzw. Synchron-Verarbeitung von Bild- und Kurvendaten, multimediale Datenbanken und Netzwerke für die Medizin sowie Funktions- und Bildanalyse. Dieser Approach beinhaltet die Herstellung von "Integrationssystemen" – damit sind Systeme gemeint, die Daten von mehreren Quellen bzw. Geräten für "synoptische Diagnostik",Therapiekontrolle und Telekommunikation zusammenführen. circuLAB ist sowohl Hersteller eigener Entwicklungen als auch Vertriebsunternehmen für Partnerfirmen. Diese "Firmen-Philosophie" beinhaltet aber nicht nur Vertrieb und Support, sondern auch, daß circuLAB komplementäre Softwaremodule dieser Hersteller durch enge Entwicklungskooperation zu kompatiblen und integrierten Systemen amalgiert. Für den Bereich der kardiovaskulären Medizin ist mit dem circuLAB CV so ein integriertes System entstanden.

Leistungsangebot:
StressCONTROL ist ein Stress-Echo-System mit integriertem, zeitsynchronem EKG bis zu 12 Kanälen und Datentransfer/Steuerung für Ergometer, Blutdruck und Perfusor. Alle Daten werden als Verlaufsgraphik dargestellt, die alle Daten des Belastungsablaufs darstellt und gleichzeitig einen Direktzugriff auf alle Bilder und Kurvendaten incl. EKG ermöglicht. Mit diesem System kann erstmals die komplette Stressecho-Untersuchung mit allen Parametern von EINEM Zusatzsystem für Ultraschallgeräte aus geplant, gesteuert, überwacht, gespeichert und ausgewertet werden. Mit stressCONTROL eng integriert ist das Datenbanksystem hybridVIEW, das aber auch als "stand-alone"-Software betrieben werden kann. Es verfügt über einen höchst leistungsfähigen Recorder/Player für jegliche Bild- und Kurven-Sequenzen, DICOM/ -Einzelbilder, Verlaufs-/Vergleichs-Darstellungen mit Zugriffsfunktion, Preview-Icons, intuitive Bedienung, integrierte Archivierung u.v.m. Dem Kardiologen wird eine "synoptische Diagnostik" dadurch ermöglicht, daß er Untersuchungen verschiedenster Art von einem Patienten per Mausklick in direktem Zugriff hat. CARDIO 2000 ist die mit 20 Programmen weltweit umfassendste und leistungsfähigste Software für Funktions-/Bildanalyse im Echo/IVUS-, Angio- und Katheter-Labor. Alle Programme verfügen weiter über eine gemeinsame Datenbank mit leistungsfähigen Auswertungsmöglichkeiten und sind mit stressCONTROL und hybridview integriert.

Zielgruppen:
Krankenhäuser.

Software:
Datenbanken.

System:
Windows 95, Windows 98, Windows NT.

Coloplast Deutschland GmbH

Kuehnstraße 75
D - 22045 Hamburg
Telefon: ++49 40 6698070
Fax: ++49 40 66980772
E-Mail: devsk@coloplast.com
URL: http://www.coloplast.de
Gründungsjahr: 1983

Ansprechpartner:
Andreas Joehle, Geschäftsführer

Inhalte / Kurzbeschreibung:
Auf den Seiten der Coloplast Deutschland GmbH kann sich der Besucher umfassend über das Unternehmen und seine Produkte informieren. Zusätzlich zu den Produktinformationen selbst finden sich viele aufklärende Informationen rund um die Stoma-, Inkontinenz- und Wundversorgung. Praxistipps und Fragen und Antworten von Ärzten und Betroffenen zu diesen Themen runden das frei zugängliche Angebot ab.

Zielgruppen:
Ärzte und Betroffene.

Verbreitung:
Normale Internetadresse.

Comitatus Software AG

Welserstr. 5-7
D - 10777 Berlin
Telefon: ++49 30 21090850
Fax: ++49 30 21479412
E-Mail: hgleisberg@comitatus.de
URL: http://www.comitatus.de
Gründungsjahr: 2000

Ansprechpartner:
Heike Gleisberg

Unternehmenstätigkeit:
Seit 13 Jahren bieten wir professionelle Entwicklung und Beratung in den Bereichen Client/Server-Software, Netzwerk-Betreuung und Projekt-Management. Unser Schulungsangebot umfasst Spezial- und Standard-Software.
Leistungsangebot:
Datenbankanwendungen, Projekt-Management, Schulungen (Standard-Software und Schulungsservice), Qualitätssicherung.
Zielgruppen:
Mittlere und große Unternehmen.
Referenzen:
Siehe www.comitatus.de.

Comtrade Systems GmbH

Herrengraben 31
D - 22301 Hamburg
Telefon: ++49 40 37494250
Fax: ++49 40 37494260
E-Mail: info@comtrade-systems.de
URL: http://www.comtrade-systems.de
Gründungsjahr: 1987
Anzahl der Mitarbeiter: 49

Unternehmenstätigkeit:
Schwerpunkt der Comtrade Systems sind Spezialsysteme für Banken, Versicherungen, für die Medienbranche und das Gesundheitswesen und für Kunden aus anderen Branchen. Große Erfahrung besteht unter anderem in den folgenden Technologiebereichen: objektorientierte Anwendungssoftware, Client/Server-Anwendungen.

Leistungsangebot:
Die Comtrade Systems GmbH entwickelt ein integriertes Krankenhausinformations- und Managementsystem, d. h. Software für das papier- und filmlose Krankenhaus. Die Software-Lösung beinhaltet neben der Archivierung, Pflegedokumentation, Leistungserfassung auch die Befund- und Arztbriefschreibung, Planung- und Terminverwaltung und Kommunikationsmöglichkeiten. Administrative Systeme für die Leistungsabrechnung und der schnelle Zugriff auf sämtliche bild- und signalgebende Verfahren wurden ebenfalls integriert. Zugleich bietet dieses System eine stete Qualitätskontrolle.

Zielgruppen:
Banken, Versicherungen, die Medienbranche und das Gesundheitswesen.

ct-Arzneimittel GmbH

Lengeder Str. 42a
D - 13407 Berlin
Telefon: ++49 30 4090080
Fax:
E-Mail: ctwebmaster@conso.de
URL: http://www.ct-berlin.de

Ansprechpartner:
Udo R. Klomann, Geschäftsführer
Frau Schreiber, Marketing

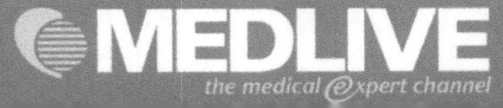

Inhalte / Kurzbeschreibung:
Neben den nur für Ärzte und Apotheker
zugänglichen Bereichen wendet sich das Internet-
angebot der ct-Arzneimittel GmbH auch an interessierte Laien: frei zugänglich sind ein Gesund-
heitshandbuch mit Informationen zu vielen Krankheitsbildern und möglichen Behandlungen, ein
kleines medizinisches Lexikon, Informationen
über frei verkäufliche Arzneimittel des Unternehmens und ein Pollenflug-Kalender mit Infos
und Tipps zum Thema Heuschnupfen.

Zielgruppen:
Ärzte, Apotheker, Laien.

Finanzierung:
Kostenfrei, ohne Werbung.

Verbreitung:
Normale Internetadresse, Closed user groups.

d.c.c. design computer components GmbH

Scharnweberstr. 25
D - 13405 Berlin
Telefon: ++49 30 410240
Fax: ++49 30 41024399
E-Mail: info@dcc.mbit.net
URL: http://www.macrobit.de
Gründungsjahr: 1984

Unternehmenstätigkeit:
Wir sind ein innovatives Team von Programmierern und Entwicklern mit langjähriger Erfahrung
in Design, Entwicklung und Programmierung
mittlerer bis großer Software-Projekte. Dabei bilden Objektorientierung und Internet im Tele-
kommunikationsumfeld den wesentlichen
Schwerpunkt.
Leistungsangebot:
Das Wissens- und Erfahrungspotential unserer
Mitarbeiter basiert auf einem abgeschlossenen
Hochschulstudium in den Feldern Betriebswirtschaft und Informatik sowie langjähriger Projekt-
erfahrung in den Bereichen Telekommunikation
(Schwerpunkt Customer Care & Billing Systeme,
Call-Center), Gesundheitswesen, Internet / Intra-
net / ISDN, Objektorientierte Analyse, Design

und Programmierung, Datenbanken.

Software:
Java, C++, Datenbanken.

Zielmedium:
Internet, Intranet.

System:
Windows NT, MAC-OS, UNIX.

Dacon GmbH Datenbank Consulting GmbH

Bergstr. 81
D - 61118 Bad Vilbel
Telefon: ++49 6101 128201
Fax: ++49 6101 582919
E-Mail: dacon@pharmazie.com
URL: http://www.pharmazie.com
Gründungsjahr: 1990
Anzahl der Mitarbeiter: 6

Ansprechpartner:
Ursula Tschorn, Managing Director
Unternehmenstätigkeit:
Die Dacon GmbH entwickelt Datenbank-Anwen-
dungen für den pharma- zeutisch-medizinischen
Bereich. Sie stellt als Dienstleistung Fakten- daten-
banken im Kundenlayout als Bausteine für kun-
deneigene Informationsangebote zur Verfügung.

Leistungsangebot:
Arzneimittelinformationen für Fachkreise auf CD-
ROM- und im Internet (http://www.pharmazie.com).
Das Datenbankangebot umfasst ca. 35 Fakten-
datenbanken zu Arzneimitteln in Deutschland und
im internatio- nalen Raum. [pharmazie.com] bietet
die Möglichkeit Datenbanken in eigene Informationsangebote zu integrieren und diese unter eigenem CI
als individuellen Service anzubieten!

Zielgruppen:
Medizinische und pharmazeutische Unternehmen. Anbieter von Portalen im Gesundheitswesen. Verlage im Gesundheitsbereich. Standesver-
tretungen und Krankenkassen. Pharmagross-
handlungen. Apotheken- und Arzt Softwarehäuser. Abrechnungsdienste im Gesundheitswesen.

Software:
CDinfo.

Zielmedium:
Internet und CD-ROM.

System:
Windows, Alle Browser für das Internet.

Referenzen:
ABDATA, Eschborn; Deutscher Apotheker Verlag, Stuttgart; Sanacorp Pharmahandel, Hageda, Noweda, Richard Kehr, ANZAG etc...; Österreichischer Apotheker- Verlag, Wien; Galenica, Bern; MediMedia GmbH, Neu- Isenburg;AOK Landesverband; Roche, Merkle, Böhringer etc.; VSA Verrech- nungsstelle der Süddeutschen Apotheken GmbH.

Daisy Archivierungssysteme

Zehntstraße 6
D - 68526 Ladenburg
Telefon: ++49 6203 692060
Fax: ++49 6203 692061
E-Mail: info@adakta.de
URL: http://www.adakta.de

Ansprechpartner:
Johannes Roesler

Unternehmenstätigkeit:
Daisy Archivierungssysteme ist ein stark expandierendes innovatives Unternehmen auf dem Gebiet der digitalen Archivierung und Bildverarbeitung hauptsächlich auf dem medizinischen Markt.

Leistungsangebot:
AdAkta TM - Das digitale Archivierungssystem für Praxis und Klinik: Vorteile: Alle Bilder und Dokumente sind an jedem Arbeitsplatz sofort verfügbar. Das Archivierungssystem läßt sich dank komfortabler und konfigurierbarer Schnittstellen leicht in bestehende Praxissysteme integrieren. Das System scannt, digitalisiert und archiviert Fremdbefunde, Arztbriefe, Überweisungen, Röntgenaufnahmen, EKGs etc. und ordnet sie einem Patienten zu. Ultraschallbilder, Endoskopie, Spaltlampenbilder werden direkt mit der

Videoschnittstelle aufgenommen und archiviert. Digitale Bilder, wie sie von bildgebenden Verfahren wie CT, MR, Angiographie oder digitalen Röntgenanlagen erzeugt werden, können über die DICOM 3 Schnittstelle archiviert werden. Alle Bilder einer Untersuchung werden auch tatsächlich als ein Dokument gespeichert. Die SQL Datenbanktechnik sorgt außerdem für eine flexible Recherche: Dokumente können nach Patient, Dokumenttypen, Einsendern und natürlich zeitraumbezogen recherchiert werden. Der integrierte MediaManager verwaltet alle Platten und CDs vollautomatisch im Netz.

Zielgruppen:
Archivierungssystem für Praxis und Klinik.

Daniel Barth Multimedia

Heimstr. 13
D - 76534 Baden-Baden
Telefon: ++49 7221 72907
Fax: ++49 7221 72909
E-Mail: Daniel.Barth@t-online.de

Ansprechpartner:
Daniel Barth

Unternehmenstätigkeit:
Computeranimation 2D/3D.
Leistungsangebot:
3D-Visualisierung für naturwissenschaftliche/ technische/medizinische Industrie- und Lehrfilme, CD-ROM Authoring, digitale Bildbearbeitung, digitale Normwandlung (MPEG, Quicktime, Streaming Formate).
Software:
Alle gängigen.
Zielmedium:
Video, Film und Multimedia, CD-ROM, Internet.
System:
PC und MAC, WWW, Betacam / SVHS.
Referenzen:
Merck KGaA, Darmstadt; BMW AG, Maquet AG, Rastatt.

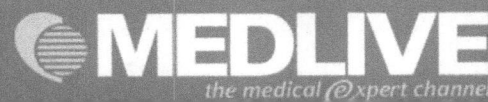

Datan
Software & Analyse GmbH

Potsdamer Strasse 14 B
D - 14513 Teltow
Telefon: ++49 3328 310770
Fax: ++49 3328 310789
E-Mail: info@datan.de
URL: http://www.datan.de
Gründungsjahr: 1997
Anzahl der Mitarbeiter: 7

Unternehmenstätigkeit:
Entwicklung technischer und industrieller
Software-Lösungen

Leistungsangebot:
Software-Entwicklung in den Bereichen
Automatisierung, Bildverarbeitung und Daten-
analyse. Softwarepakete: Dataplore - Analyse-
Software für den gehobenen Anspruch; D-Key -
Der Schlüssel zum Schutz vor Raubkopien ohne
Dongle; D-Board - die virtuelle Tastatur plattfom-
übergreifend.

Software:
Dataplore - Analyse-Software für den gehobenen
Anspruch, D-Key - Der Schlüssel zum Schutz vor
Raubkopien ohne Dongle, D-Board - die virtuelle
Tastatur plattformübergreifend.

Referenzen:
ferrocontrol Herford; Synatec Electronic Walden-
buch; Pago Etikettiersysteme Aichtal; siehe auch
www.datan.de/dientl.html;

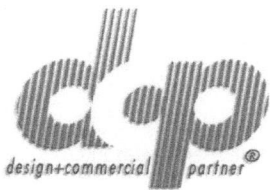

dcp GmbH
design+commercial partner

Alter Teichweg 25 [Hinterhaus]
D - 22081 Hamburg
Telefon: ++49 40 2540850
Fax: ++49 40 25408599
E-Mail: info@dcp.de
URL: http://www.dcp.de
Gründungsjahr: 1992
Anzahl der Mitarbeiter: 17

Ansprechpartner:
Thomas Eschenburg, Geschäftsführer
Ottmar Röhrig, Geschäftsführer

Unternehmenstätigkeit:
Bereits seit 1992 ist die dcp design+commercial
partner GmbH mit Sitz in Hamburg als Systemintegrator und Distributor für Hard- und Software aus dem High-End-Bereich tätig. Hochwertige Arbeitsplätze bei den Anwendern unserer Produkte mit maximaler Effizienz einzusetzen, ist erklärtes Ziel der Service- und Support-
Leistungen. Unsere Spezialisten helfen in allen
Phasen mit fundiertem Fachwissen bei der effizi-
enten Eingliederung neuer Medien und Technologien. Damit unterstützende Dienstleistungen
wie Beratung, Konzeptionierung, Integration
und Schulung auch vor Ort gewährleistet sind,
arbeiten wir von Hamburg aus mit einem Netz
qualifizierter Vertragshändler in Deutschland,
Österreich und der Schweiz zusammen. Deren
Spezialisierung auf Servertechnik, CAD/CAM
oder digitale Video- und Filmbearbeitung sichert
dem Anwender von Workstations, Servern und
High-End-Softwares aus dem Vertrieb der dcp
GmbH ein maximales, auf seine Bedürfnisse
zugeschnittenes Know-how.

Leistungsangebot:
Die Windows NT- und Unix-Workstations, digitale Videobearbeitungssysteme, 3D-

Visualisierungslösungen sowie CAD/CAM-Arbeitsplätze aus dem Angebot von dcp erfüllen die Anforderungen von Anwendern mit höchsten Ansprüchen. Hersteller aus der ganzen Welt vertrauen dcp und seinen Partnern, wenn es um die qualifizierte Integration von High-End-Hard- und Software bei Anwendern aus der freien Wirtschaft, der Industrie und dem Dienstleistungsbereich geht. Neben der Distribution der Produkte von Technologieführern wie Daikin U.S. Comtech (Scenarist - DVD-Authoring), Samsung (Alpha) und 3Dlabs (Oxygen) ist die dcp GmbH beispielsweise auch autorisierter Händler für SGI- (VisualPC, O2), Intergraph- (TDZ2000 ZX1, ZX10 u.a.) und IBM-Workstations (IntelliStation), den führenden Animationslösungen von AVID/ Softimage (SoftimageI3D), Autodesk/discreet (3DStudioMAX 3) und NewTek (Lightwave3D) sowie Videoschnitt-Lösungen von Autodesk/ discreet (edit*, paint*, effect*, light*) und digitaler Broadcast-Videotechnik von Matrox (DigiSuite/LE/DTV) und DPS (Reality/Velocity, Hollywood HVR). Für eine wachsende Zahl von Herstellern ist die dcp erfolgreicher und vertrauenswürdiger VAR (value added reseller) und VAD (value added distributor) - Distributions- und Handelspartner.

Zielgruppen:
B2B.

Software:
CAD, 3D Studio MAX, digitale Video- und Filmbearbeitungssoftware.

Zielmedium:
Netzwerke, Video.

System:
Windows NT, UNIX, SGI Workstations.

Dermapharm AG Arzneimittel

Luise-Ullrich-Straße 6
D - 82031 Grünwald
Telefon: ++49 89 641860
Fax: ++49 89 64186130
E-Mail: Service@Dermapharm.de
URL: http://www.dermapharm.de

Inhalte / Kurzbeschreibung:
Neben Patienteninformationen enthält die Dermapharm-Seite Infos für Fachkreise (Ärzte, Apotheker, Großhändler) wie zum Beispiel Infos über die Produkte der Firma. Fachleute können hier Muster, Broschüren oder Service-Artikel abrufen. Ansonsten bietet die Webseite noch zahlreiche Links zu Fachzeitschriften und einen kompletten Terminkalender für Veranstaltungen.

Zielgruppen:
Für Ärzte, Apotheker und Großhändler.

Finanzierung:
Kostenfrei, ohne Werbung.

Verbreitung:
Closed user groups.

Deutsche Ärzte-Versicherung

Siegburger Str. 215
D - 50679 Köln
Telefon: ++49 221 14822700
Fax: ++49 221 14821442
E-Mail: marketing@aerzteversicherung.de
URL: http://www.aerzteversicherung.de

Inhalte / Kurzbeschreibung:
Der Online-Ratgeber der Deutschen Ärzte-Versicherung bietet Wirtschaftsberatung, eine Diskussionsplattform für Mediziner und verschiedene Services, z. B. einen Weiterbildungsplaner, Bewerber-Workshops, Info-Treffs, Checklisten, Praxisvermittlungs-Dienste und Tipps und Infos zu den Themen "Arbeiten im Ausland" oder alternative ärztliche Berufsfelder.

Zielgruppen:
Für Ärzte.

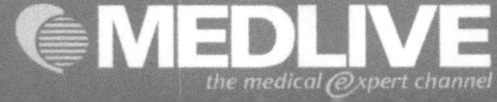

Updates:
Häufig.

Finanzierung:
Kostenfrei, ohne Werbung.

Verbreitung:
Normale Internetadresse.

Deutsche Gesellschaft f. Med. Informatik Biometrie und Epidemiologie (GMDS)
Schedestrasse 9
D - 53113 Bonn
Telefon: ++49 228 2422224
Fax: ++49 228 3682647
E-Mail: gmds@dgn.de
URL: http://www.gmds.de
Gründungsjahr: 1955

Ansprechpartner:
Friederike Sträter, Geschäftsführerin

Beratungsbereiche:
Die "Deutsche Gesellschaft für Medizinische Informatik, Biometrie und Epidemiologie (GMDS) e.V." ist eine unabhängige wissenschaftlich-medizinische Fachgesellschaft. Sie hat die Aufgabe, die Medizinische Informatik, Biometrie und Epidemiologie einschließlich der Dokumentation in der Medizin zu fördern.

Schwerpunkte:
Die GMDS wirkt bei der Weiterentwicklung der Vertretung im Fachgebiet durch sachverständige Repräsentation z.B. bei Planung der Förderungsmaßnahmen der Öffentlichen Hand, in Fragen der Standardisierung und Normung, bei der Errichtung von Lehrinstitutionen, bei Ausbildung-, Weiter- und Fortbildungsfragen und bei gesetzgebenden Maßnahmen mit. Die Gesellschaft organisiert spezielle Seminare und Fortbildungskurse, z. B. Grundkurse für "Biometrie in der Medizin", "Einführung in die Medizin für Nichtmediziner", "Grundkurse für Informatik" etc.

Deutsche Paracelsus Schulen
Simmerner Straße 75
D - 56075 Koblenz
Telefon: ++49 180 3218219
Fax: ++49
E-Mail: webmaster@paracelsus.de
URL: http://www.paracelsus.de

Ansprechpartner:
Hans-Willi Mauer, Studienleiter

Inhalte / Kurzbeschreibung:
Die deutschen Paracelsus Schulen bieten Ausbildungen für folgenden Werdegänge: Sportheilpraktiker, Kinderheilpraktiker, Psychologische Berater, Geriatrie, Management und Tierheilpraktiker. Die Webseite bietet ein Überblick über die verschiedene Ausbildungen, aber auch der Arzt oder Heilpraktiker kann hier so manches Wissenswertes über die Naturheilverfahren sowie Diagnostik, Basisverfahren und Praxis-Therapien bei verschiedene Krankheiten und Leiden erfahren. Ansonsten gibt es auch Informationen über Veranstaltungen, Studienreisen, Berufsrecht oder Vermietung von ausgestatteten Seminarräume.

Zielgruppen:
Die Seite ist für den Studenten, den Arzt oder den Heilpraktiker gedacht.

Updates:
Regelmäßig.

Erweitertes Medienangebot:
Print (Report Heft).

Finanzierung:
Kostenfrei, ohne Werbung.

Verbreitung:
Normale Internetadresse.

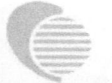

Deutsche Telekom AG, T-Mart Redaktion Global Learning

Rabinstrasse 8
D - 53111 Bonn
Telefon: ++49 130 177122
Fax: ++49 228 6293199
E-Mail: Isabelle.Dremeau@telekom.de
URL: http://www.global-learning.de/aktuell

Ansprechpartner:
Isabelle Dremeau
Peter Gräser
Karl Weiland

Inhalte / Kurzbeschreibung:
Der Telelearning News Service ist ein Newsdienst rund um das Thema Telelearning, der sich an Multiplikatoren und Lernende wendet. Der Benutzer findet hier Presseclippings zu den Themen Multimedia und Telelearning. Ein internationaler Veranstaltungskalender informiert über Kongresse und Workshops. In der Rubrik Tools & Co. findet er praktische Software zum Downloaden: Telelearning wird auch dadurch lebendig und kreativ, daß immer wieder neue Werkzeuge und Funktionalitäten entstehen - Learningtools - die neuartige Aktivitäten beim kommunikativen und kooperativen Lernen in Netzen ermöglichen. Diese Rubrik ermöglicht es dem User, trotz der rasanten Entwicklung neuer Tools auf dem Laufenden zu bleiben. Schließlich finden sich viele Links zu aktuellen Projekten im Bereich Telelearning.

Zielgruppen:
Multiplikatoren und Lernende.

Updates:
Täglich.

Verbreitung:
Internet.

Deutscher Ärzte-Verlag GmbH

Dieselstraße 2
D - 50859 Köln
Telefon: ++49 2234 70110
Fax: ++49 2234 7011460
E-Mail: aerzteblatt@aerzteblatt.de
URL: http://www.aerzteverlag.de

Ansprechpartner:
Hermann Dinse, Geschäftsführung
Norbert Jachertz, Chefredakteur
Rüdiger Sprunkel, Verlagsleitung
Dieter Weber, Geschäftsführung

Inhalte / Kurzbeschreibung:
Online-Dienst des Deutschen Ärzte-Verlages mit einem breitgefächerten Informations-, Produkt- und Serviceangebot für alle Bereiche des Gesundheitswesens: Es finden sich relevante Nachrichten aus Politik und Wirtschaft, neue Richtlinien und Gesetze werden vorgestellt. Im Archiv finden sich alle Artikel seit 1996. Im Anzeigenteil können Anzeigen geschaltet werden.

Zielgruppen:
Medizinische Fachkreise.

Updates:
Regelmäßig.

Erweitertes Medienangebot:
Print.

Finanzierung:
Werbung.

Verbreitung:
Normale Internetadresse.

Deutscher Verband Medizinischer Dokumentare e.V. (DVMD e.V.)

Postfach 10 01 29
D - 68001 Mannheim
Telefon:
Fax:
E-Mail: dvmd@dvmd.de
URL: http://www.dvmd.de
Gründungsjahr: 1972

Ansprechpartner:
Anglika Rathgeber, Öffentlichkeitsarbeit
Markus Stein, Vorsitzender

Beratungsbereiche:
Der DVMD e.V. ist die Interessensvertretung
medizinischer Dokumentare.

Schwerpunkte:
Der DVMD hat sich - neben der allgemeinen
Betreuung seiner Mitglieder in allen beruflichen
Fragen - folgende Ziele gesetzt: Staatliche Aner-
kennung des Berufes und Verankerung in Tarif-
verträgen; Förderung der Weiterbildung im
Rahmen der Akademie Medizinische Informatik;
Öffentlichkeitsarbeit / Herausgabe von Info-
Material; Herausgabe der Fachzeitschrift PMD;
Schaffung von staatlich anerkannten Ausbil-
dungsgängen und Ausbildungsinstitutionen;
Organisation und Durchführung von Fachtagun-
gen; Pflege der Beziehungen zu Verbänden ver-
wandter Berufsrichtungen und internationaler
Kontakte.

Deutsches Ärzteblatt

Dieselstraße 2
D - 50859 Köln
Telefon: ++49 2234 7011320
Fax: ++49 2234 7011460
E-Mail: aerzteblatt@aerzteblatt.de
URL: http://www.aerzteblatt.de
Gründungsjahr: 1996

Ansprechpartner:
Hermann Dinse, Geschäftsführung
Norbert Jachertz, Chefredakteur
Dieter Weber, Geschäftsführung

Inhalte / Kurzbeschreibung:
Das Deutsche Ärzteblatt wird von der Bundesärztekammer und der Kassenärztlichen Bundesvereinigung herausgegeben und erscheint im
Deutschen Ärzte-Verlag. Es wendet sich als einzi-
ger Titel der ärztlichen Fachpresse an alle Ärzte
der Bundesrepublik Deutschland. Die Webseite
ist ein Online-Magazin für Ärzte und Zahnärzte.
Der redaktionelle Inhalt bietet insbesondere
aktuelle Berichte aus der Berufs-, Gesundheits-
und Sozialpolitik. Außerdem finden sich viele
Infos über praxisbezogene, aktuelle medizinische
Fortbildungsmöglichkeiten und über Bereiche,
die den Arzt interessieren: EDV, Praxisorganisation;
Wirtschafts-, Finanz-, Versicherungs- und Rechts-
fragen oder Bedarfsplanung.

Zielgruppen:
Online-Magazine für Ärzte und Zahnärtze.

Erweitertes Medienangebot:
Print.

Finanzierung:
Kostenfrei, ohne Werbung.

Verbreitung:
Normale Internetadresse.

Diabetes-Diskussionsforum
Telefon:
Fax:
E-Mail: streams@bln.de
URL: http://www.forum-diabetes.de

Ansprechpartner:
Ralph Noreisch

Inhalte / Kurzbeschreibung:
Das Diabetes-Diskussionsforum ist das erste
Online-Forum im deutschsprachigen Raum, in
dem Ärzte aus Praxis und Klinik per e-mail
Erfahrungen, Meinungen und Ideen zum Thema
Diabetes austauschen können. Ziel ist es, einen
lebendigen Informationsraum zu schaffen, in
dem sich die Teilnehmer gegenseitig informieren,
Fragen stellen und Antworten geben können.
Diese Möglichkeit zum "interaktiven" Austausch
soll ihnen dabei helfen, die Kommunikation zwi-

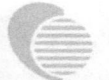

schen allen diabetologisch tätigen Ärzten zu verbessern.
Diese Initiative wird von DocCheck und der Antwerpes & Partner GmbH unterstützt.

Zielgruppen:
Diabetologen.

Finanzierung:
Kostenfrei, ohne Werbung.

Verbreitung:
Normale Internetadresse.

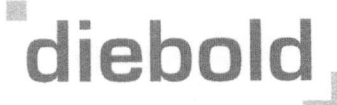

Diebold Deutschland GmbH Management -und Technologieberatung

Frankfurter Straße 27
D - 65760 Eschborn
Telefon: ++49 89 14326426
Fax: ++49 89 14326196
E-Mail: media@diebold.de
URL: http://www.diebold.de
Gründungsjahr: 1959
Anzahl der Mitarbeiter: 120

Ansprechpartner:
Andreas Becker, Senior Consultant Media & Publishing Industries
Ingrid Blessing, Leiterin Marketing und Kommunikation
Jingru Goldmann, Consultant

Anzahl der Berater:
90

Beratungsbereiche:
Multimedia-Strategie, Internet-Prozeßorganisation, Vertrieb über neue Medien, Marktuntersuchungen, Geschäftsprozeßberatung, Implementierungsmanagement.

Schwerpunkte:
Strategische Unternehmensführung, Positionierung in der Wertschöpfungskette der Branche, Management von Kernkompetenzen, Markt- und Wettbewerbsanalysen, Produkt- und Marktstrategien für Geschäftsfelder, Unternehmensanalysen und -bewertungen, Realisierung von Kooperationsstrategien, Strategien für Vertrieb, Logistik und Produktentwicklung, Ertragssteigerungs-programme. Organisationsberatung: Organisationsstrukturkonzepte, Organisation von Firmenzusammenschlüssen, Organisation von Produktentwicklung, Logistik von Produktion, Vertrieb und Controlling, Konzepte für Führungs- und Steuerungssysteme. Informatikberatung: Optimierung der informationstechnischen Infrastruktur, Netzwerk- / Telekommunikationskonzepte, Sicherheitsanalysen für Systementwicklung und Systembetrieb.

Zielgruppen:
Industrieunternehmen, Investitionsgüterindustrie, Handel, Finanzdienstleistungs- und allgemeine Dienstleistungsindustrie, Konsum- und Verbrauchsgüterindustrie, Touristik, Verlage und Medien, Informations- und Kommunikationsindustrie, öffentliche Verwaltung.

Referenzen:
Bertelsmann AG, Mercedes Benz AG, debis AG, debis Systemhaus, Bauer Verlag, ARD, Siemens Nixdorf, Deutsche Bank, Deutsche Telekom, Subaru, AT&T.

Dieckmann Arzneimittel GmbH MSD-Gruppe

Lindenplatz 1
D - 85540 Haar
Telefon: ++49 89 456110
Fax: ++49 89 4601010
E-Mail: infocenter@msd.de
URL: http://www.msd.de

Inhalte / Kurzbeschreibung:
Die Webseite msd.de bietet den medizinischen Fachleute Krankheitsbilder von Arthrose, Migräne, Asthma und Alopezie, das heißt man findet hier Definition, Ursachen, Erkennungszeichen, Behandlungen und Therapien. Natürlich

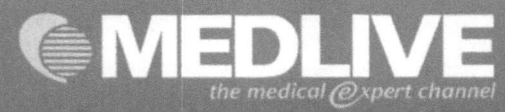

sind auf dieser Seite auch Fachinformationen zu Präparaten zu finden. Daneben werden Themen wie Wirtschaft, Recht und Finanzen behandelt.

Zielgruppen:
Medizinische Fachleute (mit Paßwort).

Finanzierung:
Kostenfrei, ohne Werbung.

Verbreitung:
Normale Internetadresse, Closed user groups.

Dietze & Hanefeld Medizintechnik

Miltitzer Str. 1
D - 01594 Hirschstein
Telefon: ++49 35266 82506
Fax: ++49 35266 82508
E-Mail: hanefeld@t-online.de
URL: http://www.dh-med.de
Gründungsjahr: 1994

Inhalte / Kurzbeschreibung:
Herstellung und Vertrieb von Medizintechnik für Kliniken und Krankenhäuser, Physiotherapien, niedergelassene Ärzte, Altenheime Spezial-einrichtungen.
Zielgruppen:
Kliniken und Krankenhäuser, Physiotherapeuten, niedergelassene Ärzte, Altenheime Spezial-einrichtungen.
Finanzierung:
Gebühren.

Verbreitung:
Normale Internetadresse.

Digital Studio Lange GmbH

August-Hagen-Str.1
D - 72108 Rottenburg a. N.
Telefon: ++49 7472 94474
Fax: ++49 7472 94476
E-Mail: webmaster@dsl.de
URL: http://www.dsl.de

Ansprechpartner:
Thomas Lange

Unternehmenstätigkeit:
Computeranimation 2D/3D.

Leistungsangebot:
3D/2D Computeranimation auf SGI und MAC, Compositing, Videoschnitt mit Media 100 xs, Mastering auf Betacam SP, MII, DVC pro.

Software:
Alle gängigen.

Zielmedium:
Video, Film und Multimedia, CD-ROM, Internet.

System:
PC und MAC, WWW, SGI Workstations, Betacam / SVHS.

Referenzen:
Siemens AG Medizintechnik, Erlangen, Nituial Devices and Components, Fremont/CA, USA, Dornier Medizintechnik GmbH.

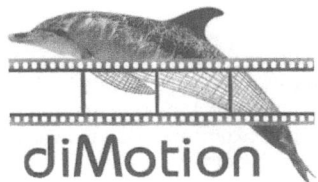

diMotion

Isartalstraße 38
D - 80469 München
Telefon: ++49 89 58958189
Fax: ++49 89 58958189
E-Mail: diMotion@t-online.de
URL: http://www.dimotion.de
Gründungsjahr: 1995

Ansprechpartner:
Petra Fercher, Inhaberin
Seit 12 Jahren im 3D-Umfeld tätig.

Unternehmenstätigkeit:
3D Bilder und Animationen im medizinischen und wissenschaftlichen Bereich, Messefilme, Präsentationen, Werbespots.

Leistungsangebot:
Konzeption, Beratung, Produktion, CI-Entwicklung, Projektmanagement.

Zielgruppen:
Medizinische Verlage, Pharmaziehersteller, Media-Agenturen, Mittelständische Unternehmen, Ausbildungs-Center, sonst. med. und wiss. Anwendungsgebiete.

Software:
Softimage, Photoshop.
Zielmedium:
CD-ROM, Internet, Videoproduktionen, TV, Kinowerbung.
Referenzen:
"Sobotta interaktiv/Anatomie"; "Sobotta interaktiv/ Das Gehirn" ; "Sobotta interaktiv/ Innere Organe" erschienen bei Verlag Urban & Fischer/München.

DocCheck Medical Services GmbH

Vogelsanger Str. 66
D - 50823 Köln
Telefon: ++49 221 92053550
Fax: ++49 221 92053555
E-Mail: info@doccheck.com
URL: http://www.doccheck.de
Gründungsjahr: 1996

Ansprechpartner:
Dr. med. Frank Antwerpes
Tanja Mumme
Ulrich Schwanke
Dr. rer. nat. Thomas Steenweg
Inhalte / Kurzbeschreibung:
DocCheck ist eines der führenden Healthcare-Portale in Europa. DocCheck bietet Ärzten und Apothekern einen internationalen Identifizierungsservice, indem er dem User ein einziges Paßwort für die mehr als 200 angeschlossenen Websites gibt. Das DocCheck Paßwort können Sie auch auf den Websites von Pharmaunternehmen und medizinischen Verlagen anfordern und damit Zugang zu den Informationen vieler Online-Angebote, die nur für medizinische Fachkreise bestimmt sind, bekommen.

Zielgruppen:
Medizinische Fachkreise.

Finanzierung:
Kostenfrei, ohne Werbung.

Verbreitung:
Normale Internetadresse, Closed user groups.

DocCheck Medical Services GmbH www.medimall.de

Vogelsanger Str. 66
D - 50823 Köln
Telefon: ++49 221 92053550
Fax: ++49 221 92053556
E-Mail: info@medimall.de
URL: http://www.medimall.de

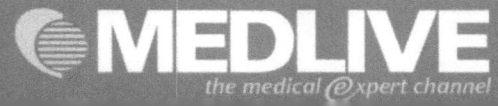

Ansprechpartner:
Dr. med. Frank Antwerpes
Tanja Mumme
Ulrich Schwanke
Dr. rer. nat. Thomas Steeweg

Inhalte / Kurzbeschreibung:
MediMall.de ist ein Online-Warenhaus für medizinische Verbrauchsartikel und für Medizintechnik. Die MediMall-Website wird von der DocCheck Medical Services GmbH betrieben.

Zielgruppen:
Medizinische Fachkreise (nur mit Doccheck-Paßwort).

Updates:
Regelmäßig.

Finanzierung:
Kostenfrei, ohne Werbung.

Verbreitung:
Normale Internetadresse, Closed user groups.

DOCexpert Computer GmbH

Kirschäckerstraße 27
D - 96052 Bamberg
Telefon: ++49 951 9335200
Fax: ++49 951 9335295
E-Mail: docexpert.info@docexpert.de
URL: http://www.docexpert.de

Unternehmenstätigkeit:
Die DOCexpert Computer GmbH hat sich seit 1991 zum marktführenden Anbieter für Praxiscomputer-Systeme in Deutschland etabliert. Aus der Idee, niedergelassenen Ärzten ein komfortables und praxisgerechtes Softwareprogramm für die Praxisverwaltung anzubieten, entstand die Arztsoftware DOCexpert, die schon nach kurzer Zeit zu den Top-Ten-Produkten in der Branche zählte. Heute umfasst die DOCexpert Gruppe vier Softwarehäuser und bietet insgesamt sieben verschiedene Software-Programme an.

Leistungsangebot:
Entwicklung von Praxismanagement-Systemen.

Zielgruppen:
Ärzte.

Referenzen:
Die sieben verschiedenen Software-Programme werden von mehr als 12.000 Arztpraxen für die umfangreiche Dokumentations- und Verwaltungsarbeit eingesetzt.

Dorner EDV-Systeme

Hacher Straße 7
D - 79379 Müllheim
Telefon: ++49 7631 36760
Fax: ++49 7631 367636
E-Mail: dorner@dorner.de
URL: http://www.dorner.de
Gründungsjahr: 1982

Unternehmenstätigkeit:
Dorner EDV-Systeme konzentriert sich auf die Entwicklung von Softwarelösungen für medizinische Laboratorien.

Leistungsangebot:
Praxis- u. Laborsoftware: X/Lab (Software für die Labordatenverarbeitung); K/Lab (Kostenrechnungs-Programm); M/Lab (Software für das mikrobiologische Labor); B/Lab (Blutbank- EDV-System); Multi/Lab (Multi-Labor-Funktionalität).

Zielgruppen:
Laboratorien.

System:
Windows 95, Windows 98, Windows NT.

Dr. Bruno Lange GmbH & Co. KG Photometer-Messgeräte-Reagenzien

Willstätterstr. 11
D - 40549 Düsseldorf
Telefon: ++49 211 5288136
Fax: ++49 211 5288106
E-Mail: infopg4@drlange.de
URL: http://www.drlange.de
Gründungsjahr: 1933
Anzahl der Mitarbeiter: ca. 700

Ansprechpartner:
Jörg Kellner, Marketing

Inhalte / Kurzbeschreibung:
Das Unternehmen Dr. Lange steht für Kompetenz in der Umweltanalytik, Wasseranalytik, Farb- & Glanzmessung, Produktanalytik, Laboranalytik und Probennahme. Dr. Lange bietet die richtige Austattung an Messtechnik und Zubehör zu analytischen Fragestellungen. Desweiteren bieten wir Messgeräte für die Qualitätskontrolle zur Farbmessung, Glanzmessung und Farbzahlbestimmung. Auf der Internetseite finden Sie die Produkte, z. B. Online-Messgeräte zur kontinuierlichen Messung aller relevanten Parameter. Sie bekommen einen Überblick über die Leistungen des Unternehmens und Beratung bei technischen Anfragen. Zusätzlich werden Fachliteratur sowie Seminar- und Workshoptermine angeboten.

Zielgruppen:
Entscheider und Käufer in der Analytik und Qualitätssicherung.

Updates:
Regelmäßig.

Finanzierung:
kostenpflichtiges Angebot

Verbreitung:
normale Internetadresse, Werbung auf Messen und in der Fachpresse.

Dr. Loges + Co. GmbH

Schützenstraße 5
D - 21423 Winsen
Telefon: ++49 4171 7070
Fax: ++49 4171 707100
E-Mail: info@loges.de
URL: http://www.loges.de

Inhalte / Kurzbeschreibung:
Auf den Seiten der Dr. Loges + Co. GmbH kann man Inhalte zu folgenden Rubriken abrufen: Unter dem Punkt Medizintipps findet man Informationen rund um das Thema Gesundheit, Erläuterungen zahlreicher Krankheiten, Vorbeugemaßnahmen und Praxistipps. Bei Produkten kann man hochwertige und moderne Präparate auf natürlicher Basis mit Infos zu den Anwendungsgebieten uvm. abrufen. Auch gibt es hier einen Bereich, der nur Fachkreisen mit dem DockCheck-Passwort zugänglich ist. Hier finden Ärzte fachspezifische Informationen zu zahlreichen Indikationen, Studien und Präparaten.

Zielgruppen:
Patienten, Ärzte und Heilpraktiker.

Verbreitung:
Normale Internetadresse, Closed user groups, DocCheck Passwort.

Dr. Ulrich Winkler - Informationssysteme

Franz-Knauff-Str. 15
D - 69115 Heidelberg
Telefon: ++49 6221 27999
Fax: ++49 6221 163028
E-Mail: dwinklerhd@aol.com
URL: http://members.aol.com/dwinklerhd
Gründungsjahr: 1983
Anzahl der Mitarbeiter: 4

Ansprechpartner:
Dr. Ulrich Winkler
Unternehmenstätigkeit:
Realisierung von kundenspezifischen Datenbanken auf Basis von Microsoft-Produkten. Softwareentwicklung und Konzeption, Einführung und Pflege der Softwarelösung.

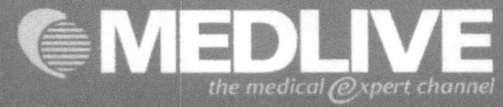

Leistungsangebot:
Multimedia-Datenbanken, wissenschaftliche Datenbanken, Lösungen und Dienstleistungen für die professionelle Literaturarbeit, Dokumentation und Informationsverwaltung. Die Software-Produkte aus der PARADISE-Linie stellen ein flexibles Programm von der kostengünstigen Literaturverwaltung am PC bis zu großen Netzwerklösungen für Dokumentenverwaltung und Informationretrieval dar. Literaturdatenbanken für Medizin, Pharmazie, Natur-, Wirtschafts- und Geisteswissenschaften und Umweltdatenbanken. Herstellung von fachspezifischen, individuell konfektionierten Literaturdatenbanken.

Zielgruppen:
Vorwiegend in der Wissenschaft und Forschung Tätige.

Software:
Datenbanken, Software-Produkte aus der PARADISE-Linie, SilverPlatter-Datenbanken.

Zielmedium:
PC.

System:
MS-WIN, MS-DOS.

DREIFELD
Aktiengesellschaft

Dreifeld AG
Meimsheimer Straße 7
D - 74336 Brackenheim
Telefon: ++49 7135 961047
Fax: ++49 7135 961049
E-Mail: info@dreifeld.de
URL: http://www.dreifeld.de

Ansprechpartner:
Silke Tuch, Assistentin der Geschäftsleitung

Unternehmenstätigkeit:
Kommunikationstechnologie; Kommunikations-Systeme; Visuelle Kommunikation.

Leistungsangebot:
Anspruchsvolle Projektaufgaben und komplexe Systemlösungen in den Bereichen: Intranet, Extranet und Internet, Softwareentwicklung, Netzwerk- und Sicherheitstechnik Kommunikations- und Präsentations-Systeme POI/POS/POC, Multimedia, Klassische Werbung, Corporate Design und Gestaltung. webnow-Redaktionssystem: ein umfassendes Website- und Informations-Managementsystem, volldynamische und datenbankgestützte Auftrittsgenerierung, Verwaltung und Organisation von zentralen Datenpools, Integration und Steuerung von ausgereiften Webshop- und E-commerce-Lösungen, permanent erweitertes modulares Baukastensystem durch separat lizenzierbare Funktionsmodule und Plug-Ins. webnow PROFESSIONAL/Intranet erlaubt sowohl Intranet- und Internet-Auftritte in direkter Vernetzung zu erstellen.

Zielgruppen:
Konzerne, mittelständische Unternehmen, Banken, Versicherungen.

Software:
webnow Redaktionssystem.

Zielmedium:
Internet, POI-/ POS-Terminals, Kiosksysteme, Intranet, Extranet.

System:
Internet, Intranet.

Referenzen:
Diverse Kreissparkassen, Läpple GmbH & Co.KG, Daimler Chrysler Logistics Center u.v.m.

Dres. Schlegel + Schmidt Medizinische Kommunikation GmbH

Geiststraße 1
D - 37073 Göttingen
Telefon: ++49 551 495050
Fax: ++49 551 4950555
E-Mail: medkom@schlegel-schmidt.de
URL: http://www.medvis.de

Ansprechpartner:
Dr. Andreas Reichert, Redaktion

Inhalte / Kurzbeschreibung:
Hier handelt es sich um eine Paßwort-geschützte Informations- und Kommunikationsplattform über das Thema Hepatologie. Aktuelle Berichterstattung, interessante Serviceangebote und die Darstellung von Therapieschemata erleichtern den schnellen Überblick über das Fachgebiet. Über Links zu den Homepages von Firmen, Fachgesellschaften oder Kliniken haben die Nutzer von Medvis Zugriffsmöglichkeiten auf weiterführende Informationen. Medvis wird für ausgewählte Fachgebiete der Medizin zu einer zentralen Informations und Kommunikationsplattform aufgebaut.

Zielgruppen:
Medizinische Fachkreise (mit Paßwort).

Updates:
Regelmäßig.

Finanzierung:
Kostenfrei, ohne Werbung.

Verbreitung:
Closed user groups.

DSS, Gesellschaft für Digitale Sicherheit mbH

Ernst-Robert-Curtius-Str. 27
D - 53117 Bonn
Telefon: ++49 228 559910
Fax: ++49 228 5599144
E-Mail: info@digital-security.com
URL: http://www.digital-security.com
Gründungsjahr: 1997
Anzahl der Mitarbeiter: 15

Ansprechpartner:
Thomas Reiners, Geschäftsführer
Sven-Holger Wabnitz, Geschäftsführer

Unternehmenstätigkeit:
Die DSS befaßt sich im weitesten Sinne mit der Herstellung und dem Vertrieb von Produkten und Dienstleistungen im Bereich 'Sicherheit in digitalen Netzen'. Hintergrund der Geschäftsidee ist die Überwindung des letzten, gravierenden Hindernisses für eine breite kommerzielle Nutzung von Online-Diensten: die mangelnde Sicherheit bei der Übertragung von Daten. Die DSS bietet durch die Konzentration auf ihr Thema 'Sicherheit in digitalen Netzen' zielgerichtet ein umfassendes Angebot an Produkten und Dienstleistungen. Als Grundlage hierfür dient die Verfügbarkeit der grundlegenden Techniken, um Datenschutz und Datensicherheit gewährleisten zu können.

Leistungsangebot:
Entwicklung, Produktion und Vertrieb eigener Hard- und Software sowie alle Dienstleistungen im Kontext digitaler Sicherheit mit folgenden Schwerpunkten: Bereitstellung eines Timestamping Service; Entwicklung und Vertrieb der Timestamping Produktlinie Trust:M; Betrieb eines Public Key Servers; Vertrieb von IDEA-Lizenzen; Sicherheit bei telemedizinischen Anwendungen; Secure Providing; Chipkartensysteme.

Zielmedium:
Internet, Intranet.
Referenzen:
Entrust - Public Key Infrastruktur; ascom systec Ltd. - IDEA; Gemplus - Chipkartensysteme.

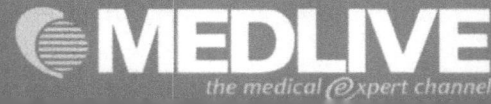

e/media

Halberstädter Straße 21
D - 39112 Magdeburg
Telefon: ++49 391 6232945
Fax: ++49 391 6232947
E-Mail: media@chromasphere.com
URL: http://www.chromasphere.com
Gründungsjahr: 1997
Anzahl der Mitarbeiter: 18

Ansprechpartner:
Ingmar Bonath, Marketing/Vertrieb
Jobst von Heintze, Creative Director

Unternehmenstätigkeit:
Produktion computergenerierter Bilder und interaktiver Systeme.

Leistungsangebot:
e/media produziert Computer Generated
Imagery (CGI, computergenerierte Bilder) für
verschiedenste Anwendungen im Mix der heutigen und zukünftigen elektronischen und klassischen Medien. Dazu zählen insbesondere:
Visualisierungen, Computeranimationen und
Spezialeffekte für Film und Fernsehen; Computer-
spielproduktionen; Interaktive VR Anwendungen
(virtuelle Realität) und netzbasierte Kommunikation (Internet); interaktive multimediale Präsentationen. Besonderer Fokus und wesentliches
Herausstellungsmerkmal der Firma ist die konsequente Orientierung auf einen Markt, der durch
zunehmende Konvergenz von Fernsehen, Film,
Internet und interaktiven Medien entsteht.
e/media tritt sowohl als Dienstleister als auch als
eigenverantwortlicher Produzent in den oben
genannten Bereichen auf.

Software:
Alle gängigen.

Zielmedium:
Internet, CD-ROM, DVD, Informationsterminals.

System:
Alle gängigen.

Referenzen:
Auf Anfrage.

ECV - Editio Cantor Verlag für Medizin und Naturwissenschaften GmbH

Postfach 1255
D - 88322 Aulendorf
Telefon: ++49 7525 9400
Fax: ++49 7525 940180
E-Mail: redaktion@ecv.de
URL: http://www.ecv.de

Inhalte / Kurzbeschreibung:
Als Partner im pharmazeutischen und medizinischen Bereich für Informationen und Kommunikation über die Themen Produkte, Forschung, Verwaltung u.s.w. bietet das Verlags-Unternehmen
auf seiner Webseite Informationen zu seinen
Publikationen, aber auch die Möglichkeit, alle
Produkte (Fachzeitschriften, Fachbücher und CD-
ROMs) online zu bestellen.

Zielgruppen:
Nur für registrierte Fachkreise.

Finanzierung:
Kostenfrei, ohne Werbung.

Verbreitung:
Closed user groups.

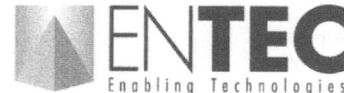

ENTEC GmbH

Rathausallee 10
D - 53757 Sankt Augustin
Telefon: ++49 2241 924870
Fax: ++49 2241 924877
E-Mail: info@entec.de
URL: http://www.entec.de
Gründungsjahr: 1996
Anzahl der Mitarbeiter: 12

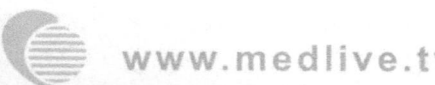

Ansprechpartner:
Thorsten Fox, Geschäftsleitung
Dr. Klaus-Jürgen Quast, Geschäftsleitung
Dr. Rainer Wieching, Geschäftsleitung

Unternehmenstätigkeit:
Agentur für neue Medien in der Medizin- und
Phramakommunikation.

Leistungsangebot:
Rich Media, 3-D Graphik, Animation, Medical
Education, e-Health, e-Detailing, e-Learning.

Zielgruppen:
Unternehmen der Pharma- und Medizintechnik,
Verlage.

Software:
Alle gängigen On- und Offline Produktionstools.

Zielmedium:
CD-ROM, Internet, Video, Großbildprojektion.

System:
Alle.

Referenzen:
Merck, Olympus, MSD, Janssen-Cilag,
Kretztechnik, TomTec, Urban & Fischer Verlag,
multimedica, Hoechst Marion Roussel, Cook,
Chibret, Wyeth, ORTHO-BIOTECH.

ePrax AG -
www.doctoronline.de
Dessauerstraße 9
D - 80992 München
Telefon: ++49 89 9290910
Fax: ++49 89 92909190
E-Mail: dol@eprax.de
URL: http://www.doctoronline.de;
http://www.ePrax.de
Gründungsjahr: 1980

Ansprechpartner:
Robert Hopperdietzel, Vorstand
Beate Niebel, Produktmanagement Online-
Dienste

Inhalte / Kurzbeschreibung:
Doctoronline.de ist eine Suchmaschine, mit der
man Arztpraxen in ganz Deutschland finden
kann. Es ist möglich, nach dem Namen, Ort oder
der Fachrichtung zu suchen. Was bietet Doctor-
online noch? Hier findet der User eine Liste im
Sport zulässiger Arzneimittel. Über den Arznei-
mittelRisikoCheck erfährt der Besucher mehr
über die Risiken von Arzneimitteln. Ärzten wird
ein homepage-service angeboten.

Zielgruppen:
Business-to-Consumer. B2b.

Updates:
Laufend.

Finanzierung:
kostenpflichtiges Angebot.

Verbreitung:
Normale Internetadresse.

ePrax AG -
www.papaonline.com
Dessauerstraße 9
D - 80992 München
Telefon: ++49 89 9290910
Fax: ++49 89 92909190
E-Mail: pol@eprax.de
URL: http://www.papaonline.com;
http://www.ePrax.de
Gründungsjahr: 1980

Ansprechpartner:
Robert Hopperdietzel, Vorstand
Beate Niebel, Produktmanagement Online-
Dienste

Inhalte / Kurzbeschreibung:
Papaonline.com ist eine Suchmaschine, die
Ihnen hilft, Apotheken in Ihrer Nähe zu finden.
Wie auf der Website doctoronline.de ist es auch
hier möglich, weiteres über zulässige Arznei-
mittel im Sport und durch den Arzneimittel
RisikoCheck mehr über die Risiken von Arznei-
mittel zu erfahren.

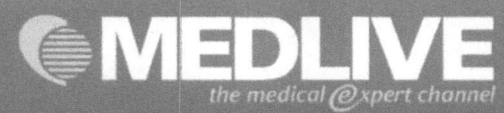

Zielgruppen:
Business-to-Consumer. B2b.

Updates:
Laufend.

Finanzierung:
kostenpflichtiges Angebot

Verbreitung:
Normale Internetadresse.

Zielgruppen:
Business-to-Business. Ärzte und Krankenhäuser.

Updates:
Häufig.

Finanzierung:
Kostenfrei, ohne Werbung.

Verbreitung:
Normale Internetadresse, Closed user groups.

Eurospec -
Institut für Risiko- und
Qualitätsmanagement GmbH
Wittichstraße 2
D - 64295 Darmstadt
Telefon: ++49 6151 500330
Fax: ++49 6151 5003350
E-Mail: info@eurospec.de
URL: http://www.eurospec.de

Ansprechpartner:
Dipl.-Ing. Hans-Werner Einicke, Software-
Lösungen
Sabine Stillfried, Akademie
Dipl.-Ing. Jörg Stockhardt, Beratung

Inhalte / Kurzbeschreibung:
Eurospec steht für Beratung und Wissensver-
mittlung für das Gesundheitswesen. Auf den
Seiten von Eurospec gibt es ausführliche
Informationen über die Produkte und Leistung-
en, die das Unternehmen den Kunden anbietet.
Online kann der User Software-Lösungen für
Qualitätsmanagement, Risikoanalysen für Medi-
zinprodukte und die europäische Gesetzgebung
in den Bereichen Medizinprodukte und In-Vitro
Diagnostica (Medilex) bestellen und kaufen. Der
Medilex-Online-Service als fester Bestandteil des
Jahresabonnements von Medilex ermöglicht den
Download von Updates und kann auch direkt im
Internet genutzt werden. Ferner gibt Eurospec
Infos über die Schulungs- und Informationsver-
anstaltungen und bietet verschiedene Foren zu
den Themen: Medizinprodukte, In-Vitro-
Diagnostica und Gesundheitswesen.

EUROSPEC
Institut für Risiko- und
Qualitätsmanagement GmbH
Wittichstr. 2
D - 64295 Darmstadt
Telefon: ++49 6151 500330
Fax: ++49 6151 5003350
E-Mail: info@eurospec.de
URL: http://www.eurospec.de
Gründungsjahr: 1991
Anzahl der Mitarbeiter: 7

Ansprechpartner:
Hans-Werner Einicke, Geschäftsführer
Dipl. Ing. theoretische ET und Regelungstechnik, TU
Darmstadt, mehr als 30 Jahre Erfahrung in unterschied-
lichen Branchen, Konzern, Klein- und Mittelbetriebe,
Führungsverantwortung seit mehr als 25 Jahren, in den
letzten 10 Jahren als Geschäftsführer.
Jörg Stockhardt, Bereichsleiter Beratung
Dipl. Ing. Chemische Technologie, Fachauditor der
DGQ, Anerkennung als EOQ Quality Auditor durch die
European Organization for Quality, mehrere Jahre
Industrieerfahrung in Forschung, Entwicklung und
Produktion, seit 1991 Beratung im Gesundheitswesen
und anderen Branchen.

Anzahl der Berater:
4

Beratungsbereiche:
Unternehmensberatung, Regulatory Affairs,
Prozeßvalidierung und -optimierung.

Schwerpunkte:
Risiko- und Qualitätsmanagement.

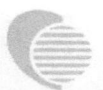

Zielgruppen:
Gesundheitswesen.

Referenzen:
Siehe Homepage.

Falk Medizinische Datenverarbeitung
Große Burgstraße 15
D - 23552 Lübeck
Telefon: ++49 451 7020591
Fax: ++49 451 7020592
E-Mail: info@falk-meddv.de
URL: http://www.falk-meddv.de

Unternehmenstätigkeit:
Die Firma Falk Medizinische Datenverarbeitung ist im Bereich der medizinischen und technischen Datenverarbeitung tätig. Die Kernkompetenzen der Falk Medizinischen Datenverarbeitung liegen in den Bereichen Software und Services für klinische Qualitätsmanagementsysteme, Abrechnungssysteme für sonstige Leistungserbringer in Client/Server Technologie, technischer Simulationssoftware sowie kundenorientiertem Projektgeschäft.

Leistungsangebot:
Die Softwarelösung CoMed/QS für Krankenhäuser erfüllt alle relevanten Belange der internen und externen Qualitätssicherung (QS). Durch seine moderne Client/Server Technik kann CoMed/QS als Subsystem eines KKS eingesetzt werden. Die erforderlichen medizinischen Daten werden teils in den Funktionsbereichen (z. B. OP-Abteilungen, Intensivstationen) und teils auf den einzelnen Stationen erfasst, um in einer zentralen Datenbank zusammengeführt zu werden. Die bereits im KKS erfaßten Daten überträgt der Schnittstellenserver in CoMed/QS. Durch einen automatischen Abgleich aller in CoMed/QS vorhandenen Eingaben wird gewährleistet, daß redundante Daten nur einmal erfaßt werden müssen. Das System ist durch sein modulares Konzept universell einsetzbar.

Zielgruppen:
Krankenhäuser.

System:
Windows 95, Windows NT.

Referenzen:
Evangelisches Amalie-Sieveking-Krankenhaus-Lehrkrankenhaus der Universität Hamburg; DePuy Orthopädie GmbH, Sulzbach.

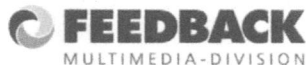
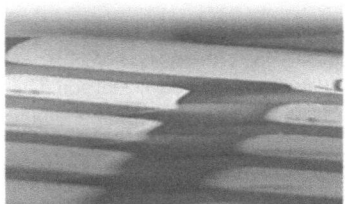

FEEDBACK GmbH Kommunikations-Agentur für Neue Medien
August-Thyssen-Str. 23-25
D - 56070 Koblenz
Telefon: ++49 261 889110
Fax: ++49 261 8891111
E-Mail: info@feedback-neue-medien.de
URL: http://www.feedback-neue-medien.de
Gründungsjahr: 1990
Anzahl der Mitarbeiter: 15

Ansprechpartner:
Peter Becker, Geschäftsführer

Unternehmenstätigkeit:
Die gekonnte Mischung aus grundsolider Marketing- und Werbepraxis, konzeptioneller Erfahrung, Textgestaltung, Art Work, Programmierung und Hardware Know How für On- und Offline-Produktionen, e-Commerce, Online-Shopping, CD-ROM's, Präsentationsunterstützung für den Außendienst auf Notebook.

Leistungsangebot:
Beratung (inhaltlich, visuell, technisch), Konzeption / Kreation, Screen-Design,

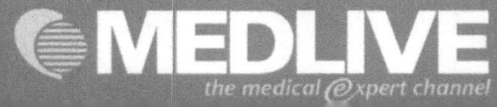

Animation, Programmierung, Produktion, Redaktion, Promotion.

Zielgruppen:
Investgüter, Markenartikler, Touristik, Pharma, Versicherungen, Fernsehsender, Baubranche.

Software:
Director, Visual Basic, C, C++, Perl, Java, Shockwave, Flash, Adobe Photoshop, QuarkXpress, Freehand, Illustrator.

Zielmedium:
Internet/Intranet/Extranet, CD-ROM, Notebook..

System:
Windows 95/98/NT, Macintosh, Linux.

Referenzen:
Privatbrauerei Diebels, Bitburger Brauerei, Agrippina Versicherugen, Mars, Johnson & Johnson, Philip Morris, Romey, Fachverband Wärmedämm-Verbundsysteme, Curtis 1000 AG, Classen Gruppe.

fischerAppelt
Kommunikation

FischerAppelt Kommunikation
Bornkampsweg 2
D - 22761 Hamburg
Telefon: ++49 40 8996990
Fax: ++49 40 89969930
E-Mail: post@fischerAppelt.de
URL: http://www.fischerAppelt.de
Gründungsjahr: 1986
Anzahl der Mitarbeiter: 104

Ansprechpartner:
Claudia Fischer-Appelt, Creativ Director
Andreas Fischer-Appelt, Geschäftsführung
Florian Patron, Strategy & Planning

Unternehmenstätigkeit:
FischerAppelt Kommunikation ist eine der führenden PR-Agenturen in Deutschland. Unsere Competence Center Design und New Media erarbeiten auf höchsten Niveau visuelle Strategien für führende dot.coms, Biotech-Unternehmen, Kulturprojekte, Lifestyleprodukte, große Events und mediale Kampagnen. Corporate Branding gehört dabei zu den Spezialitäten sowie die enge Synthese aus Thema und Gestaltung.

Leistungsangebot:
FischerAppelt Kommunikation leistet Konzeption und Umsetzung strategischer Kommunikation in den Dienstleistungssektoren Gesundheit, Ernährung, Medizin, Soziales, Neue Medien, Unterhaltungselektronik, Wirtschaft/Immobilien, Investor Relations, Informationstechnologie, Telekommunikation, Umwelt, Verbände.

Zielgruppen:
Dienstleister aus den Bereichen Gesundheit, Ernährung, Medizin, Soziales, Neue Medien, Unterhaltungselektronik, Wirtschaft/Immobilien, Investor Relations, Informationstechnologie, Telekommunikation, Umwelt, Verbände.

Referenzen:
Umfassende Informationen und Referenzen unter: www.fischerAppelt.de.

Flad & Flad Innovation Marketing Kommunikation GmbH
Dahlienstraße 27
D - 90542 Eckental-Brand
Telefon: ++49 9126 2750
Fax: ++49 9126 275275
E-Mail: johannes.flad@flad.de
URL: http://www.flad.de
Gründungsjahr: 1946
Anzahl der Mitarbeiter: 55

Ansprechpartner:
Johannes Flad, Geschäftsführer

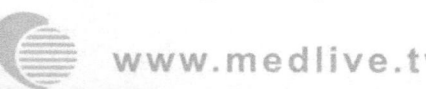

Unternehmenstätigkeit:
Planung, Gestaltung und Komplettrealisation
von interaktiven Dialogmedien und Videoproduktionen. Kreativ- und Produktionsagentur mit
vernetzten Inhouseabteilungen für alle Bereiche
der Information und Kommunikation: Konzeption und Text, Layout und Design, Screendesign,
Digitale Fotografie, Digitale Druckvorstufe,
PrintMedia, Messe- und Ausstellungsbau,
Roadshow, Medienneutrale Datenbanken.

Leistungsangebot:
Interaktive CD-ROM-Produktionen, Interaktive
Kataloge, Internetpräsenz, Videoproduktionen,
Digital-/Databased Publishing, Mediakampagnen,
Events, mobile und stationäre Präsentationen,
Schulungs-/Trainingsmedien, POS/POI-Medien.

Zielgruppen:
Maschinen- und Anlagenbau, Medizin/Pharma,
Energieversorger, Bausektor, Elektronik, Schmuck,
Nahrungsmittel, staatlicher und kommunaler
Bereich.

Software:
Alle gängigen.

Zielmedium:
CD-ROM, Interaktive Kataloge, Internet, Video,
POI-/POS-Terminals.

System:
Alle gängigen.

Referenzen:
Infos anfordern oder im Internet nachschauen.

fliegel data GmbH

Zur Lüre 44
D - 37671 Höxter
Telefon: ++49 5271 68080
Fax: ++49 5271 680844
E-Mail: marketing@fliegel-data.de
URL: http://www.fliegel-data.de
Gründungsjahr: 1979
Anzahl der Mitarbeiter: 53

Unternehmenstätigkeit:
Die fliegel data GmbH entwickelt modulare

Software für Krankenhäuser, Kliniken und
Heime. Die Leistungen reichen von der
Organisation über die Beratung, Konzeption-
ierung, Programmierung bis hin zum Support.

Leistungsangebot:
fd-KLINIKA ist eine integrierte Softwarelösung,
die Übergänge zu medizinischen Subsystemen
und Einbindungen verfügbarer Kommunikations-
techniken möglich macht. Patientenorientierte
Programme begleiten den Behandlungs- und
Pflegeprozeß im Krankenhaus von der Aufnahme über die Diagnose und Therapie bis zur
Befundung, Entlassung, Abrechnung und
Archivierung.

Zielgruppen:
Krankenhäuser, Kliniken und Heime.

System:
LINUX, UNIX, Windows 95, Windows 98,
Windows NT.

Fresenius Medical Care Deutschland GmbH

Else-Kröner-Str. 1
D - 61352 Bad Homburg v. d. H.
Telefon: ++49 6172 6090
Fax: ++49 6172 6098740
E-Mail: pr-fre@Fresenius.de
URL: http://www.fresenius.de

Ansprechpartner:
Dr. Gerd Krick, Vorstandsvorsitzender

Inhalte / Kurzbeschreibung:
Fresenius ist ein weltweit tätiger Gesundheits-
konzern mit Produkten und Dienstleistungen für
die Dialyse, das Krankenhaus und die ambulante
medizinische Versorgung von Patienten. Hier
erhalten Patienten, medizinisches Personal oder
Kunden Infos über die Produkte und Dienstleistungen des Unternehmens.

Zielgruppen:
Medizinische Fachkreise und interessierte Laien
und Betroffene.

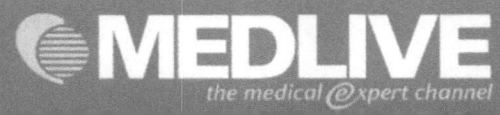

Finanzierung:
Kostenfrei, ohne Werbung.

Verbreitung:
Normale Internetadresse, Closed user groups.

Frey ADV GmbH

Marathonalle 33
D - 14052 Berlin
Telefon: ++49 30 300630
Fax: ++49 30 3050201
E-Mail: info@frey.de
URL: http://www.frey.de

Ansprechpartner:
Frau Feldmann, Vertrieb

Unternehmenstätigkeit:
Die Frey ADV GmbH ist ein Dienstleister für den
niedergelassenen Arzt und entwickelt
Softwarelösungen im Bereich der
Krankenhausinformationssysteme und der
Industrie.

Leistungsangebot:
Die Produktfamilie des
Computerpraxisprogramm QUINCY, unterstützt
Ärzte bei ihrer gesamten täglichen Arbeit und
der Abrechnung. Das Informationssystem
"StefAndromeda" für Stationen und
Ambulanzen hilft die Daten der Patienten in
unterschiedlichen Kombinationen und
Darstellungen schnell abzurufen. Das Ziel des
Systems ist die komplette elektronische Führung
der Patientenakte.

Zielgruppen:
Niedergelassene Ärzte; Stationen und
Ambulanzen.

System:
MS-DOS, Windows 95, Windows 98, Windows
NT.

Frey Computersysteme GmbH

Bergholzstraße 8
D - 12099 Berlin
Telefon: ++49 30 626010
Fax: ++49 30 62601222
E-Mail: mail@swisslab.de
URL: http://www.swisslab.de

Ansprechpartner:
Arnd Kreutzträger

Unternehmenstätigkeit:
Das unabhängige und selbständige Systemhaus
FREY Computersysteme GmbH ist auf die Ent-
wicklung und die Installation von EDV-Gesamt-
systemen im medizinischen Labor spezialisiert.
Die Frey Computersysteme GmbH betreut ihre
Kunden nicht nur durch Hard- und Software-
Service, sondern auch durch Beratung bei der
Systempflege und -erweiterung.

Leistungsangebot:
Laborinformationssystem.

Zielgruppen:
Das Labor-Informationssystem swisslab wird in
Universitätskliniken und Krankenhäusern, sowie
bei Fachärzten und Laborgemeinschaften eingesetzt.

Fumedica GmbH

Industriestr. 40
D - 44628 Herne
Telefon: ++49 2323 14960
Fax: ++49 2323 149620
E-Mail: fumedica@fumedica.de
URL: http://www.fumedica.de
Gründungsjahr: 1985

Ansprechpartner:
Dr. Ulrich W. Matthes, Geschäftsführer

Inhalte / Kurzbeschreibung:
Auf den Internetseiten der Fumedica GmbH
werden Informationen und Ratschläge zum
Thema "Schuppenflechte" angeboten. Es findet
sich eine Linkliste, ein Literatur-Service und ein

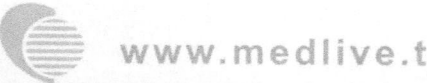

Ratgeber Psoriasis. Im geschlossenen Bereich für Fachkreise werden Informationen zu Arzneimitteln und Medizintechnik veröffentlicht.

Zielgruppen:
Medizinische Fachkreise, Betroffene.

Finanzierung:
Kostenfrei, ohne Werbung.
Verbreitung:
Normale Internetadresse, Closed user groups.

G. Pohl-Boskamp GmbH & Co.

Kieler Straße 11
D - 25551 Hohenlockstedt
Telefon: ++49 4826 590
Fax: ++49 4826 59109
E-Mail: info@pohl-boskamp.de
URL: http://www.pohl-boskamp.de

Inhalte / Kurzbeschreibung:
Die Webseite von der Pohl-Boskamp GmbH bietet Fachinformationen zu den Bereichen Atemwegserkrankungen, Herzkreislauferkrankungen, Schlafstörungen und Gesundheitsvorsorge. Hier findet man Infos über Produkte, aktuelle Veranstaltungen zu medizinischen Themen, wissenschaftliche Studien und Forschungsergebnisse, Fachinformationen zu neuen Präparaten. Außerdem bietet die Seite ein Online-Magazin mit den Themen Notfallecke, Praxismanagement, Perspektiven und Sprechstunden.

Zielgruppen:
Ärzte.

Finanzierung:
Kostenfrei, ohne Werbung.

Verbreitung:
Normale Internetadresse.

Galileo GmbH
www.medizin.de

Postfach 100624
D - 80080 München
Telefon: ++49 89 52310099
Fax: ++49 89 524285
E-Mail: info@medizin.de
URL: http://www.medizin.de

Ansprechpartner:
Dr. Florian Korff, Verantwort.

Inhalte / Kurzbeschreibung:
Das Medizin.de Suchindex ist eine Datenbank, in der der Arzt oder Apotheker nach dem Titel zahlreicher biomedizinische Fachjournale suchen kann. Ansonsten kann der Fachmann natürlich auch nach alle anderen Themen wie zum Beispiel Medikamente, Krankheiten, Pharmatechnik oder Institution suchen: Der Arzt gibt einfach ein Suchbegriff in dem Recherchen-Feld ein und schon bekommt er die gewünschte Infos geliefert.

Zielgruppen:
Medizinische und wissenschaftliche Fachkreise.

Finanzierung:
Kostenfrei, ohne Werbung.

Verbreitung:
Normale Internetadresse.

GCS mbH & Co. KG Gesellschaft für Computer- u Systemlösungen

Kollaustr. 105, Haus D
D - 22453 Hamburg
Telefon: ++49 40 5148050
Fax: ++49 40 51480514
E-Mail: berit.ness@gcshh.de
URL: http://www.gcshh.de

Ansprechpartner:
Berit Ness, Vertriebsleiterin

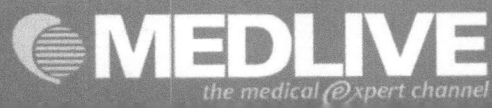

Unternehmenstätigkeit:
Die GCS ist Provider und Designer in einem. Angefangen bei der individuellen Ausarbeitung eines Konzepts für Ihr Unternehmen, liefern wir Ihnen Hard- und Software. Unsere hauseigenen Techniker sind rund um die Uhr für Sie erreichbar, sorgen für die problemlose Installation Ihrer Gerätschaften und stehen auch für Einsteiger-Kurse für Ihre Mitarbeiter zur Verfügung. Durch unser Produkt ipunkt.net erschließen wir unseren Kunden den Zugang zum Wachstumsmarkt Internet. Bei einer Präsentation Ihres Unternehmens im Internet steht Ihnen unsere Design-Abteilung mit Rat und Tag zur Seite. Programmierung, Gestaltung, Bestellformulare, Shop-Lösungen, Animationen etc.

Leistungsangebot:
Als eigenständiger Internet Service Provider (ISP) können wir Ihnen alle Dienstleistungen rund um den Internetmarkt bieten: Web-Design, E-Mail, Internet Zugang, e-commerce Lösungen, Telefonie.

Software:
Alle gängigen.

Zielmedium:
Internet.
System:
WWW, Windows 95, Windows 98, Windows NT.

Referenzen:
Erstellung und Gestaltung von Homepages: www.mercado-hh.de; www.landhausscherrer.de; www.krankenhaus-reinbek.de; www.kapitaen-pruesse.de; www.ol-online.net; www.bkv-nord.de; www.pc-benutzerservice.de; www.jost-hof.de.

GE Medical Systems Deutschland GmbH & Co. KG

Martin-Behaim-Straße 10
D - 63263 Neu Isenburg
Telefon: ++49 6102 360
Fax: ++49 6102 362590
URL: http://www.gemedicalgruppe.de

Unternehmenstätigkeit:
Die GE Medical Systems ist Anbieter von bildgebenden Diagnose-Systemen.

Leistungsangebot:
Die System- und Servicepalette reicht von Computer- und MR-Tomographie über Röntgendiagnostik und Sonographie bis zu Nuklearmedizin, PET und Netzwerktechnologie.

Zielgruppen:
Kliniken und niedergelassenen Praxen.

Gesellschaft für Recht und Politik im Gesundheitswesen e.V. - GRPG

Widenmayerstraße 29
D - 80538 München
Telefon: ++49 89 21096960
Fax: ++49 89 21096999
E-Mail: info@grpg.de
URL: http://www.grpg.de
Gründungsjahr: 1994

Ansprechpartner:
Gerlinde Chodora

Beratungsbereiche:
Die Gesellschaft bezweckt die Förderung des interdisziplinären Austausches und der wissenschaftlichen Auseinandersetzung auf dem Gebiet des Arzt-, Arzneimittel-, Apotheken-, Pharma-, Gesundheits- und Sozialrechts, des Rechts der Fachberufe im Gesundheitswesen, wie auch der Sozial- und Gesundheitspolitik.

Schwerpunkte:
Die Vertiefung rechtlicher, volkswirtschaftlicher, ethischer und vor allen Dingen auch medizinischer Gesichtspunkte soll zu einer Verbesserung des gegenseitigen Verständnisses führen. Der Verein macht sich zur Aufgabe, Beziehungen zu in- und ausländischen Gesellschaften, Institutionen und Organisationen herzustellen und zu fördern, wie auch gegenüber Parlamenten, Regierungen, und der Öffentlichkeit aufzutreten. Zur Erfüllung dieses Zweckes führt die Gesellschaft Seminare, Symposien und

Workshops durch. Publikationsorgan der Gesellschaft ist die Zeitschrift "Recht und Politik im Gesundheitswesen (RPGP)".

Zielgruppen:
Die fachübergreifende Gesellschaft für Recht und Politik im Gesundheitswesen (GRPG) steht allen Berufsgruppen und Leistungsbereichen im Gesundheitswesen offen.

GfR Gesellschaft für Rationalisierung mbH

Pascalstraße 26
D - 52076 Aachen
Telefon: ++49 2408 1420
Fax: ++49 2408 14218
E-Mail: info@gfr-aachen.de
URL: http://www.gfr-aachen.de
Gründungsjahr: 1977
Anzahl der Mitarbeiter: 30

Ansprechpartner:
Ulrich Dern, Geschäftsführung
Dr. Reinhardt Koch, Geschäftsführung
Dr. Bernd Schnabel, Geschäftsführung

Unternehmenstätigkeit:
Büro für technisch-wirtschaftliche Beratung.

Leistungsangebot:
Unternehmensberatung, Internet als Vertriebskanal für immaterielle Güter und Servicekanal für Kunden, Anbindung betriebsinterner Informationssysteme an das Internet, insbesondere SAP R/3-System, SAP-Einführung und Betriebsbetreuung, Konzeption und Realisierung für e-commerce mit SAP, Krankenhausmanagement, KVP Business Process Reengineering, Fabrikplanung.

Zielgruppen:
Fahrzeugbau und Zulieferer; Maschinen- und Anlagenbau; Elektrotechnik, Elektronik, Informatik; Chemie, Pharma, Kosmetik, Kunststoff; Konsumgüter, Nahrungs- und Genussmittel; Handel, Banken, Versicherungen, Ver- und Entsorger, sonst. Dienstleistungen; Öffentliche Institutionen; Gesundheitswesen.

Software:
SAP R/3.

Zielmedium:
Internet.

System:
Internet.

Referenzen:
Aachener und Münchener Versicherungen, Aachen; Akzo Nobel Faser, Wuppertal; Atlas Copco Energas, Köln; BMW, München; Boehringer Werkzeugmaschinen, Göppingen; Buderus, Wetzlar; Burda, Offenburg; CompuNet, Köln; Eisenwerke Brühl, Brühl; Eschweiler Bergwerks-Verein, Herzogenrath; EX-Cell-O, Eislingen; Gildemeister, Bielefeld; Hella, Lippstadt; KHD, Köln; Philips, Aachen; Porsche, Stuttgart; Siempelkamp, Krefeld; Stadtwerke Aachen AG.

GlaxoSmithKline GmbH & Co. KG www.rein-ins-leben.de

Leopoldstr. 175
D - 80804 Muenchen
Telefon: ++49 89 36044659
Fax: ++49 89 36044411
E-Mail: jochen.drechsel@gsk.com
URL: http://www.rein-ins-leben.de

Ansprechpartner:
Jochen Drechsel, E-Business-Manager

Inhalte / Kurzbeschreibung:
Einen ersten Schritt zur Auseinandersetzung mit depressiven Verstimmungen und Ängsten ermöglicht das neue Internet-Angebot www.rein-ins-leben.de. Es informiert Betroffene und Angehörige ausführlich über verschiedenste Aspekte dieser psychiatrischen Krankheitsformen, über deren Verbreitung und mögliche Ursachen sowie Symptome und Methoden der Diagnostik. Die Website beschreibt die unterschiedlichen Therapiemöglichkeiten, verweist auf Prognosen und häufige Begleit-erkrankungen und reflektiert zudem psychosoziale Auswirkungen in

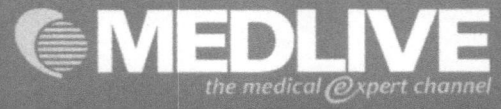

Beziehungen, Partnerschaft und Arbeitsplatz. Eine Auflistung häufig gestellter Fragen, deren Antworten und ein anonymer Selbsttest, der Aufschluss darüber gibt, ob eine behandlungsbedürftige Situation vorliegt, runden das Informationsangebot ab. Entwickelt wurde das Web-Angebot von der Bezirksfachklinik Oberbayern für Psychiatrie und Psychotherapie in Garmisch-Partenkirchen mit Unterstützung des forschenden Pharma-Unternehmens GlaxoSmithKline Deutschland.

Zielgruppen:
Alle unter Depressionen, soziale Ängste und Panikattacken leidende Menschen sowie deren Freunde und Verwande die u.a. auch mit dem Wegweiser www.rein-ins-leben.de zur Bewältigung der Krisen beitragen wollen.

Updates:
regelmäßig

Finanzierung:
kostenpflichtiges Angebot

Verbreitung:
normale Internetadresse.

GlaxoSmithKline GmbH & Co. KG
www.fit-for-travel.de
Leopoldstr. 175
D - 80804 Muenchen
Telefon: ++49 89 36044415
Fax: ++49 89 36044411
E-Mail: Harald.Spangenberg@gsk.com
URL: http.//www.fit-for-travel.de

Ansprechpartner:
Dr. Harald Spangenberg

Inhalte / Kurzbeschreibung:
Bei dieser Website handelt es sich um das Reise-informationsportal des Tropeninstitutes München der Universität München, das in Zusammenarbeit mit GlaxoSmithKline realisiert wurde. Die Site bietet alle wichtigen Gesundheitsinformationen vor Reisebeginn und das für

über 280 Reiseziele. Geordnet nach den Rubriken "Vor Reiseantritt", "Länderinformationen", "Malaria", "Impfungen", "Krankheiten", "Reiselinks" und "Kontakt" werden so gut wie alle relevanten Fragen zum Thema Reisemedizin behandelt. Dazu erfährt der Reisende alles Wissenswerte über Malaria, Impfschutz und Krankheiten, die von A(ids) bis Z(wergfadenwurmbefall) reichen. Zusätzlich informieren die Top News über Veränderungen im Bereich der Reisemedizin. Ergänzt wird dieses Angebot durch interessante Tools zur Reisevorbereitung und Planung, wie Routenplaner, Sprachführer, Währungsrechner und viele andere. Die Site Fit-For-Travel ist Preisträger des Gold-Award Comprix 2001 in der Kategorie Online-Medien.

Zielgruppen:
Alle Reisenden, Urlauber und Touristen sowie alle Interessenten an aktuellen reisemedizinischen Informationen.

Updates:
regelmäßig

Finanzierung:
kostenpflichtiges Angebot

Verbreitung:
normale Internetadresse.

GlaxoSmithKline GmbH & Co. KG
www.ir-i.de
Leopoldstr. 175
D - 80804 Muenchen
Telefon: ++49 89 36044447
Fax: ++49 89 36044411
E-Mail: kxh36200@gsk.com
URL: http.//www.ir-i.de

Ansprechpartner:
Kristin Hakansson

Inhalte / Kurzbeschreibung:
Diese Site von GlaxoSmithKline versteht sich als Ärzteakademie zum Thema Typ 2 Diabetes und Insulinresistenz Umfangreiche Informationen zur

Krankheit werden durch Animationen und Filme ergänzt. Das eigene Fachwissen kann an einem Onlinequiz zum Thema Typ-2 Diabetes auf die Probe gestellt werden.Die Site wird kompetent von einem wissenschaftlichen Beirat (Prof. Dr. Mehnert, Prof. Dr. Schatz, Prof. Dr. Ratzmann, Dr. Liebl, Dr. Wizemann, Dr. Hamann, Herr v. Hübbenet) betreut. Für Nutzer besteht die Möglichkeit Fragen an die Experten zu stellen. Für den täglichen Gebrauch steht dem Arzt ein Fragebogen zur Verfügung der das Diabetes-risiko für Patienten ermittelt. Abgerundet wird dieses Angebot durch eine umfangreiche Sammlung von Links zu anderen Websites, die sich mit Diabetes beschäftigen. Zugänglich ist diese Site nach Anmeldung über ein zugestelltes Passwort.

Zielgruppen:
Health Care Professionals,Zugang gemäß Heilmittelwerbegesetz nur für Fachkreise.

Global Business Communication

Global Business Communication GmbH

Hafenstrasse 10
D - 78462 Konstanz
Telefon: ++49 7531 128350
Fax: ++49 7531 1283529
E-Mail: Ulrike.Schlimmer@globuscom.de
URL: http://www.globuscom.de
Gründungsjahr: 1999
Anzahl der Mitarbeiter: 6
Ansprechpartner:
Dr. Klaus Oed, Geschäftsführer
Ulrike Schlimmer, Vertriebsleitung - Qualifizierungssoftware

Karl-Peter Strüby, Geschäftsführer

Unternehmenstätigkeit:
Konzeption, Entwicklung, Planung und Realisierung von Kommunikations- und Informationssystemen.
Leistungsangebot:
IT- und Projektmanagement; Multimedia- und Internet-Projektanalyse, Planung und Realisierung; Programmierung; Programm-Einführung und -Wartung; Datenbank-anbindung; Online-Dokumentenmanagement; Qualifizierungssysteme.

Zielgruppen:
Anwender Personalentwicklung (PE): Banken, Versicherung, Pharma, Neue Telekom Unternehmen, Industriebetriebe. Dienstleister PE: Unternehmensberater, Seminaranbieter, Personalberater. Multiplikatoren Qualifizierungs-software: Institutionen, Hochschulen, Verbände.

Software:
Datenbanken.

Zielmedium:
Internet.

System:
Internet.

Referenzen:
Volksbankenakademie, Wien; ERSTE Bank, Wien; HVBG Hauptverband der Berufsgenossenschaften; Prokoda, Köln; AUDI, Ingolstadt; DLW d.yes Büromöbel, Bad Münder; Deutsche Bank, Konstanz; Deutsche Bank, Frankfurt; Hornbach, Bornheim, Baumärkte und Gartenmärkte.

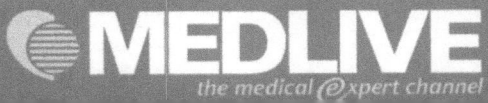

GMD Gesellschaft für medizinische Datenverarbeitung mbH

Rosenheimer Str. 145 b
D - 81671 München
Telefon: ++49 89 4509680
Fax: ++49 89 45096810
E-Mail: curtius@gmd-net.de
URL: http://www.gmd-net.com

Unternehmenstätigkeit:
Entwicklung und Vertrieb einer web-basierten Integrationsplattform für medizinische Informationssysteme. Dadurch werden im Krankenhaus bestehende Informationssysteme vernetzt. Die Vernetzung ermöglicht effizientere Arbeitsabläufe, da bspw. die Suche nach Patientendaten entfällt.

Leistungsangebot:
Die web-basierte Patientenakte e-health.solutions enthält Labor-Ergebnisse, Bild-Befunde und Verwaltungsdaten, für jeden Patienten konsolidiert. Auch Auftrags- und Befund-Kommunikation und Arztbriefschreibung können mit e-health.solutions elektronisch vorgenommen werden.

Zielgruppen:
Kliniken, Radiologie-Praxen, Niedergelassene Labore, Homecare-Anbieter.

Software:
Java, Oracle, Integration der Kommunikationsstandards: HL7 und DICOM.
Referenzen:
Städtisches Krankenhaus München-Harlaching; Universitätsklinikum Freiburg im Breisgau.

GSW Health Management Consultants GmbH

Wesselbachstraße 64
D - 58119 Hagen
Telefon: ++49 2334 45161
Fax: ++49 2334 45173
E-Mail: info@gsw.net
URL: http://www.gsw.net

Unternehmenstätigkeit:
Das Beraterteam der GSW hat es sich zur Aufgabe gemacht, Unternehmen aus der Gesundheitsbranche durch Beratungs- und Managementleistungen zu unterstützen.
Leistungsangebot:
Gemeinsam mit den Unternehmen verbessert GSW die Effizienz vorhandener Strukturen und Prozesse und die Effektivität durch neue Instrumente und neue Geschäftsmöglichkeiten. GSW bietet hierfür Konzepte, die technische Realisierung und lizensierte GSW-Dienste oder kooperativ angebotene Dienste im Internet und dem SECANET Medizinverbund.
Zielgruppen:
Unternehmen aus der Gesundheitsbranche.

GWI Medica GmbH

Gorch-Fock Str. 5-7
D - 53229 Bonn - Beuel
Telefon: ++49 228 2668000
Fax: ++49 228 2668001
E-Mail: marketing@gwi-ag.com
URL: http://www.gwi-ag.com
Anzahl der Mitarbeiter: über 500 Mitarbeiter in Deutschland, Österreich und der Schweiz

Unternehmenstätigkeit:
GWI entwickelt Branchen-Standartsoftware speziell für Krankenhäuser.

Leistungsangebot:
ORBIS, die globale Klinik-Software, integriert die wesentlichen Bereiche eines Krankenhauses in einer Lösung: Patientenmanagement, Rechnungswesen, Medizin und Pflege.
Zielgruppen:
Krankenhäuser.
Software:
Moderne, datenbankorientierte Client-Server-Anwendung.
Referenzen:
Siehe http://www.orbis-net.de/ref.htm.

GWT - Global Web Trade GmbH

Fichardstrasse 7
D - 60322 Frankfurt
Telefon: ++49 69 590811
Fax: ++49 69 598700
E-Mail: Info@globalwebtrade.de
URL: http://www.globalwebtrade.de
Gründungsjahr: 1998
Anzahl der Mitarbeiter: 4

Ansprechpartner:
René Flor, Geschäftsführender Gesellschafter

Anzahl der Berater:
3

Beratungsbereiche:
Global Web Trade ist eine
Unternehmensberatung mit den Schwerpunkten
elektronischer Geschäftsverkehr und Wissensmanagement. Unser Spektrum reicht von der
Managementberatung bis zur Integration von IT-
Lösungen. Unsere strategischen Partnerschaften
schließen auch die Entwicklung individueller
Lösungen und eigener Produkte ein. Der integra-
tive Ansatz von Strategie, Geschäftsprozessen
und Technologie macht uns in dem schnellebi-
gen IT-Markt zu einem wichtigen strategischen
Partner unserer Kunden.

Schwerpunkte:
Geschäftsprozeßanalyse; eCommerce Lösungen;
Supply Chain Management;
Wissensmanagement; ePayment; Internet-
Security; Projektmanagement.

Zielgruppen:
Unternehmensführung und Entscheidungsträger
in den Bereichen elektronischer
Geschäftsverkehr und Wissensmanagement.
Der Schwerpunkt unserer Leistung umfaßt fol-
gende Branchen: Finanzindustrie,
Gesundheitswesen, Handel, Touristik.

Referenzen:
Siehe Homepage.

Health-Comm GmbH

Bühne 41
D - 45259 Essen
Telefon: ++49 89 18979997
Fax: ++49 89 18979998
E Mail: gobrecht@health-comm.de
URL: http://www.health-comm.de
Gründungsjahr: 1996
Anzahl der Mitarbeiter: 6

Ansprechpartner:
Erhard M.Brauer, Geschäftsführer
Karl-Heinz Gobrecht, Vertriebsleiter

Berateranzahl:
4

Beratunsbereiche:
Telemedizin im Gesundheitswesen (deutschspra-
chiger Bereich)

Schwerpunkte:
Integration von IT-Applikationen im
Gesundheitwesen

Zielgruppe:
Insbesondere Krankenhäuser

Referenzen:
Zahlreiche Universitätsklinika sowie öffentliche
und frei-gemeinnützige Krankenhäuser
(Kundenübersicht wird auf Anforderung zur
Verfügung gestellt)

Hermal Kurt Herrmann GmbH & Co.

Scholtzstr. 3
D - 21465 Reinbek
Telefon: ++49 40 727040
Fax: ++49 40 7229296
E-Mail: info@hermal.de
URL: http://www.hermal.de
Gründungsjahr: 1945

Inhalte / Kurzbeschreibung:
Hermal ist ein Unternehmen der Boots
Healthcare International Gruppe. Als
Hautarzneimittel-Spezialist ist die Firma Partner

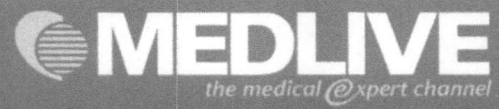

für Patienten, Ärzte und Apotheker und bietet wirksame und qualitativ hochwertige Präparate zur Diagnose und Therapie von Hauterkrankungen. Die Produktpalette umfaßt ferner Präparate zum Schutz und zur spezifischen Pflege der Haut. Hermal-Online bietet den Patienten Gesundheittips und ein Lexikon zum Thema Haut an. Aus heilmittelgesetzlichen Gründen haben nur berechtigte Fachleute Zugang zu den Informationen über Produkte und Präparate.

Zielgruppen:
Medizinische Fachkreise.

Finanzierung:
Kostenfrei, ohne Werbung.

Verbreitung:
Normale Internetadresse, Closed user groups.

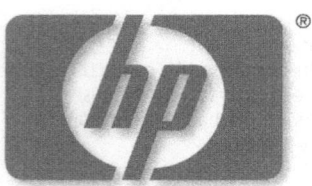

i n v e n t

Hewlett-Packard GmbH
Überseering 16
D - 22297 Hamburg
Telefon: ++49 40 63808454
Fax: ++49 40 63808456
E-Mail: brigitte_schmidtmeyer@hp.com
URL: http://www.hewlett-packard.de
Gründungsjahr: 1939
Anzahl der Mitarbeiter: weltweit 83200

Ansprechpartner:
Brigitte Schmidtmeyer, Presales Consulting Manager

Unternehmenstätigkeit:
Hewlett-Packard ist ein weltweit führender Anbieter von Produkten, Lösungen und Dienstleistungen rund um die Informations- und Bildbearbeitung im geschäftlichen und privaten Umfeld. Das Unternehmen konzentriert sich auf die Weiterbildung und Nutzung des Internets und den Ausbau der elektronischen Services.

Leistungsangebot:
Die Bandbreite der Produkte reicht von Computern, Peripheriegeräten, Netzwerkprodukten und Software-Lösungen bis hin zum Taschenrechner. Dieses Produktspektrum wird durch ein breites Angebot an kundenorientierten Dienstleistungen ergänzt.

Zielgruppen:
Die mehr als 36.000 Produkte von HP werden vielfältig in Wirtschaft, Industrie, Wissenschaft, Behörden und Verwaltung sowie im Gesundheitswesen und im Bildungswesen eingesetzt.

Hinz Fabrik GmbH
Lankwitzer Straße 17/18
D - 12107 Berlin
Telefon: ++49 30 747040
Fax: ++49 30 74704150
E-Mail: info@hinz.de
URL: http://www.hinz.de

Unternehmenstätigkeit:
Die Hinz Fabrik GmbH bietet integrierte Systemlösungen im Gesundheitswesen an.

Leistungsangebot:
Zu den Software-Produkten gehört eine umfassende Beratung und Planung als Teil der Gesamtleistung. Nach systematischer Aufzeichnung aller organisatorischen Vorausetzungen zur Einführung der Programme, Detailplanung von Arbeitsabläufen und Planung der Hardwarekomponenten werden die Programme entsprechend den Kundenwünschen realisiert, installiert und gewartet. Schließlich beinhaltet das Leistungspaket die Schulung der Mitarbeiter, die Betreuung der Mitarbeiter in der Einführungsphase und die individuelle Unterstützung der Mitarbeiter nach der Systemeinführung.

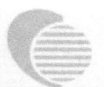

Zielgruppen:
Krankenhäuser und Reha-Kliniken; Heime und Soziale Dienste; Industrie und Dienstleister.

Holger Hoffmann DiM
Digitale Medien für Bildungs- und Präsentationszwecke

Treitschkestr. 31-32
D - 12163 Berlin
Telefon: ++49 30 39789683
Fax: ++49 30 39789684
E-Mail: info@B-Dim.de
URL: http://www.B-Dim.de
Gründungsjahr: 1997

Ansprechpartner:
Holger Hoffmann

Unternehmenstätigkeit:
Vielfältige Erfahrungen mit Computertechnologie und EDV-Anwendungen, mit den neuen Medien, besonders dem World Wide Web, sind die Voraussetzung für kompetente Beratung, Konzeption und Erstellung Ihrer Produkte. Die erprobte Zusammenarbeit mit Berliner Forschungs- und Bildungsinstitutionen ermöglicht die Bearbeitung einer umfangreichen Themenpalette, insbesondere aus dem technischen und naturwissenschaftlichen Bereich.

Leistungsangebot:
Elektronisches Publizieren, ScreenDesign, WebDesign, Digitale Fotografie, Programmierung. Produkte: Interaktive Bildschirmexperimente, Interaktive Rundgänge, Interaktive Bewegungsstudien, Kunstobjekte, Technische Dokumentation, Elektronische Dokumente, Lehr- und Lernmittel, Präsentationen und Websites.

Software:
Alle gängigen.

Zielmedium:
Internet, CD-ROM.

System:
Plattformunabhängig.

Referenzen:
Adolf-Slaby-Institut, BAAG Berlin Adlershof Aufbaugesellschaft mbH, Beratungsstelle für Umweltbildung der Senatsverwaltung für Schule, Jugend und Sport, Berlin, Bundeszentrale für gesundheitliche Aufklärung, Ernst Klett Verlag GmbH, Institut für Festkörperphysik der TU Berlin, Meßzelle e.V., etc.

Houben & Houben
Neue Medien GbR

Rüttenscheider Str. 48
D - 45130 Essen
Telefon: ++49 201 7268215
Fax: ++49 201 7268216
E-Mail: c.houben@houben.net
URL: http://www.houben.net
Gründungsjahr: 1997
Anzahl der Mitarbeiter: 2

Ansprechpartner:
Michael Houben
Christian Houben, Geschäftsführer / Marketing

Anzahl der Berater: 2

Beratungsbereiche:
1. Multimedia ; 2. EDV-Schulungen; 3. Public Relations.

Schwerpunkte:
Zu 1.: Internet, Electronic Commerce, CD-ROM.
Zu 2.: Inhouse-Seminare incl. 15 Computerequipments, MS-Office und Internet, EC, Telearbeit. Zu 3.: Online/Offline, Redaktion.

Zielgruppen:
Existenzgründer, kleine und mittlere Unternehmen, Industrie.

Referenzen:
GEHE Pharma Handel AG; Deutsche Post AG; Ministerium für Schule, Weiterbildung, Wissenschaft und Forschung NRW; St. Vinzenz Hospital Dinslaken; MEDICA Privatklinik Mülheim a.d. Ruhr.

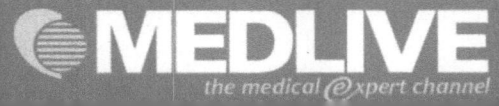

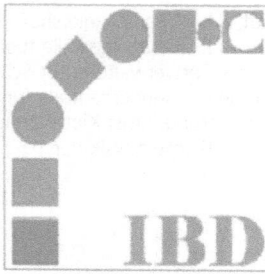

IBD Automatisierungstechnik

Hohenlohestraße 8
D - 91452 Wilhermsdorf
Telefon: ++49 9102 96822
Fax: ++49 9102 96824
E-Mail: info@ibd-aut.com
URL: http://www.ibd-aut.com
Gründungsjahr: 1990

Ansprechpartner:
Frau Daffner

Unternehmenstätigkeit:
Full-Service von der Umsetzung Ihrer 1. Idee bis
zum Komplettprodukt. Erfahrenes flexibles
Ingenieurteam im Bereich der Automatisierungstechnik.

Leistungsangebot:
Speziallösungen für Touchpanel-Systeme,
Kiosksysteme, LCD-Kittingsysteme und Terminal-
Funktion. Software-Entwicklung.

Zielgruppen:
Museen, Messen, Hotels, Gastronomie,
Flughäfen, Bahn, Supermärkte, Medizin.
Software:
C++, C, Assembler.

ID Gesellschaft für Information und Dokumentation im Gesundheitswesen

Riedemannweg 58
D - 13627 Berlin
Telefon: ++49 30 3839650
Fax: ++49 30 38396565
E-Mail: id-gmbh@id-berlin.de
URL: http://www.id-berlin-online.de

Ansprechpartner:
B. Heidergott

Unternehmenstätigkeit:
ID pflegt medizinische Thesauren, erarbeitet
medizinische Standards und Klassifikationen,
erstellt Software für die medizinische
Dokumentation und führt Gutachten und
Forschungsprojekte im Gesundheitswesen durch.

Leistungsangebot:
ID bietet Standardsoftware sowohl für die
Codierung von Diagnosen und Prozeduren an,
als auch Abrechnungs-Tools, die die korrekte
Ermittlung von Fallpauschalen ermöglichen.

Zielgruppen:
Krankenhäuser, Arztpraxen.

IfAp Service-Institut für Ärzte und Apotheker GmbH

Schloß Neu Golm - Schloßberg 4
D - 15526 Bad Saarow
Telefon: ++49 172 3291843
Fax: ++49 8152 924511
E-Mail: service@ifap.de
URL: http://www.ifap-index.de
Gründungsjahr: 1949

Ansprechpartner:
Prof. Dr. A. Grisk, medizinisch-wissenschaftliche
Leitung
Wolfgang Höfers, Prokurist und Marketingleiter
Dieter Siebenbrodt, Geschäftsführender
Gesellschafter

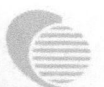

Inhalte / Kurzbeschreibung:
Die IfAp-Service-Institut für Ärzte und Apotheker GmbH bietet seit 1991 ABDA-basierte Arznei-mittelinformationen unter dem Logo DER IfAp INDEX TM auf CD-ROM und – jetzt neu – auch im Internet an. Der IFAP INDEX ist eine umfas-sende Arzneimittel- und Informationsdatenbank. Sie wird in verschiedenen Versionen an nieder-gelassene Ärzte, Apotheken und Kliniken ausge-liefert. Der Datenbestand umfasst über 60.000 Pharmazentralnummern von deutschen Arznei-mittelherstellern. In der Internetdatenbank für Ärzte können zahlreiche Recherchen nach Arz-neimittel, Wirkstoff, Indikation, ATC-Code, Her-steller etc. durchgeführt werden. Mit dem Apo-theken-Bestellsystem stellt IfAp eine Business-to-Business-Plattform für Apotheken bereit mit der Möglichkeit, bei verschiedenen Pharmaherstel-lern rund um die Uhr Arzneimittel zu beziehen. Die Belieferung erfolgt entweder per Direktbe-lieferung durch den Hersteller oder über Arznei-mittelgroßhändler.

Zielgruppen:
Ärzte, Apotheken und Kliniken.

Updates:
14-tägig.

Erweitertes Medienangebot:
CD-ROM.

Finanzierung:
Kostenfrei, ohne Werbung.

Verbreitung:
Closed user groups, DocCheck Passwort.

IMP Interactive Marketing Partner GmbH

Planckstraße 13
D - 22765 Hamburg
Telefon: ++49 40 37886100
Fax: ++49 40 37886133
E-Mail: Marlis.Tiessen@impartner.de
URL: http://www.impartner.de
Gründungsjahr: 1995
Anzahl der Mitarbeiter: 100

Ansprechpartner:
Hendrik Dohmeyer, Geschäftsführer
Jahrgang, 1962; Studium der Sozialwissenschaften in Duisburg;Studium zum Kommunikationswirt in Ham-burg; 1994 Business Development Director bei Initiative Media, Hamburg, 1995 Geschäftsführender Gesel-lschafter IMP Interactive Marketing Partner GmbH; 1998 Geschäftsführer und Alleiniger Gesellschafter IMP Interactive Marketing Partner GmbH; seit 2000, nach der Übernahme von IMP Interactive Marketing Partner durch die Focus Digital AG, neben Frank Penning zwei-ter Geschäftsführer
Heiko Quant, Geschäftsführer
Jahrgang 1967; Studium der Gesellschafts- und Wirt-schaftskommunikation an der HdK Berlin; 1993 Strate-gische Mediaplanung bei Initiative Media, Hamburg; 1996 IMP Interactive Marketing Partner, Leitung und Aufbau der Kundenberatung; 2000 Geschäftsführung IMP Interactive Marketing Partner, Geschäftsführung und Aufbau ebound GmbH.
Marlis Tiessen, Pressereferentin

Unternehmenstätigkeit:
Fullservice-Agentur im Bereich der Neuen Medien, bietet effiziente Unterstützung bei der Konzeption und Umsetzung von Business-to Consumer- und Business-to-Business-Kampagnen.

Leistungsangebot:
Full-Service-Agentur, spezialisiert auf die Online-Kommunikation für Anbieter aus den Bereichen Consumer Products und Business to Business.

Zielgruppen:
Großunternehmen.

Referenzen:
Brauerei Beck & Co., Campina AG, Elizabeth Arden (www.lagerfeldjako.de), Ferrero (www.milch-schnitte.de), Johnson & Johnson (www.ob-online.de, www.ethicon-endo.de), Keralogie (www.keralogie.de), Otto Versand (www.shopping24.de), Ravensburger (www.think-online.de, www.fx-spiele.de), Schafft Fleischwerke (www.carazza.de), Schering (www.pille.com), T-Mobil (www.scallsommer.de), Axel Springer Verlag, Gruner + Jahr.

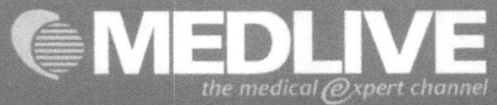

imquadrat multimedia gmbh

Jakob-Heller-Straße 17
D - 60385 Frankfurt
Telefon: ++49 69 95638612
Fax: ++49 69 95638614
E-Mail: s.adler@imquadrat.de
URL: http://www.imquadrat.de

Ansprechpartner:
Susanne Adler, Geschäftsführerin
Diplom Grafik-Designerin, 13 Jahre Verlagswesen,
Aufbau und Leitung der Electronic Publishing Bereiche,
Unternehmerin

Unternehmenstätigkeit:
Beratung für Konzeption und Realisation von
Kommunikationsvorhaben; Spezifizierung der
Cross Media Konzepte: Internet bis Print.

Leistungsangebot:
Beratung bezüglich des Einsatzes von
Multimedia und von Cross-Media-Umsetzungen;
Medienkonzepte und PR-Konzepte;
Projektmanagement und Realisierung.

Zielgruppen:
Branchen 1: Wellness, Gesundheit, Medizin,
Sport; Branche 2: Kommmunikation, Verlage.

Software:
Alle gängigen.

Zielmedium:
Internet, CD-ROM, POI-/ POS-Terminals, Print.

System:
Plattformunabhängig.
Referenzen:
www.wnp-Verlag.de; www.bauer-milch.de;
www.buergerhospital-frankfurt.de.

IMS HEALTH GmbH & CO. OHG

Hahnstraße 30 - 32
D - 60528 Frankfurt am Main
Telefon: ++49 69 660401
Fax: ++49 69 6604299
E-Mail: info@de.imshealth.com
URL: http://www.imshealth.de/de

Inhalte / Kurzbeschreibung:
IMS HEALTH ist ein weltweit führender
Informationsanbieter im Pharmagebiet und auf
dem Gesundheitsmarkt. IMS HEALTH bietet, als
neutrale Institution, allen Beteiligten im
Gesundheitsmarkt Informationen zu
Arzneimitteln sowie Diagnoseklassifikationen,
Markdaten und Dienstleistungen zur
Problemlösung und besseren
Entscheidungsfindung.

Zielgruppen:
Nur der registrierte Kundenkreis hat zu den
wichtigsten Informationen Zugang.

Finanzierung:
Kostenfrei, ohne Werbung.

Verbreitung:
Closed user groups, Normale Internetadresse.

inbase - Wolfgang Timm

Schauenburger Str. 44
D - 20095 Hamburg
Telefon: ++49 40 37879220
Fax: ++49 40 378792230
E-Mail: info@inbase.com
URL: http://www.inbase.com
Anzahl der Mitarbeiter: freie Mitarbeiter

Ansprechpartner:
Wolfgang Timm, Geschäftsführer

Unternehmenstätigkeit:
Unser Leistungsspektrum umfaßt, neben der
Konzeption und Realisierung Ihrer Internet-
Präsenz, auch die Beratung, das Coaching und
die Entwicklung von individuellen DV-Lösungen
unter den verschiedensten Plattformen.

Leistungsangebot:
Individual-Software, Standard-Software,
Beratung; Coaching; Intranet-Lösungen;
Internet-Connectivity; lokale Netze,
Datenbanksysteme, Systemverwaltung.
Zielgruppen:
Einzelhandel, Groß- und Außenhandel,
Gastgewerbe, Medienwirtschaft, Gesundheits-
und Sozialwesen.

Software:
Oracle, SQL, C++, Perl, ActiveX, Javascript, ASP, CGI, Visual Interdev, Linux.

Zielmedium:
Internet, Intranet.

System:
UNIX, Windows NT, Windows 98, Windows 95, PC und MAC, AS 400.

Referenzen:
www.rra.de; www.bvaag.de; www.hinsch-online.de; www.wedde-car-service.de; Bonus, Wirtschafts- und Controlling-Service GmbH; Verlagsgruppe Milchstraße etc.

dadurch in noch stärkerem Maße als bisher für Unternehmen, Praxen und Kliniken verfügbar. Die im Infektiologiezentrum dokumentierte Themenvielfalt befindet sich in einer ständigen dynamischen Weiterentwicklung, so dass Ratsuchenden der jeweils aktuelle Stand aus Praxis, Forschung und Wissenschaft übermittelt werden kann. Bestimmte Bereiche des Online-Dienstes sind nur den medizinischen Fachkreisen zugänglich und durch einen Passwortzugang geschützt.

Zielgruppen:
Medizinische Fachkreise und interessierte Laien.

Verbreitung:
Closed user groups, DocCheck Passwort, Normale Internetadresse (ausgewählte Bereiche).

Infektiologiezentrum Gynäkologie und Geburtshilfe

Lornsenstraße 4
D - 22767 Hamburg
Telefon: ++49 40 30628691 und -321
Fax:
E-Mail: g.neumann@infektiologiezentrum.de
URL: http://www.infektiologiezentrum.de
Ansprechpartner:
Dr. Gerd Neumann, Facharzt für Gynäkologie und Geburtshilfe
Vorsitzender der Arbeitsgemeinschaft für Infektionen und Infektionsimmunologie in der Gynäkologie und Geburtshilfe der Deutschen Gesellschaft für Gynäkologie und Geburtshilfe.

Inhalte / Kurzbeschreibung:
Die Arbeitsgemeinschaft für Infektionen und Infektionsimmunologie in der Gynäkologie und Geburtshilfe der Deutschen Gesellschaft für Gynäkologie und Geburtshilfe versucht mit der Bildung des virtuellen Infektiologiezentrums das in Forschung, Entwicklung und Weiterbildung bestehende Potential in zeitgemäße Kommunikationssysteme einzubinden, die dem Frauenarzt in Klinik und Praxis schnell und mit kompetenter Wissensvermittlung zur Verfügung stehen. Die für die Inhalte der einzelnen Rubriken verantwortlichen Partner bringen ihre jeweilige Fachkompetenz in dieses Zentrum ein. Sie sind

INKA - Informationsnetz für Krebspatienten und Angehörige

Woyrschweg 21
D - 22761 Hamburg
Telefon: ++49 40 44809286
Fax: ++49 40 44809287
E-Mail: inkainfo@aol.com
URL: http://www.inkanet.de
Gründungsjahr: 1996
Anzahl der Mitarbeiter: 5

Ansprechpartner:
Anja Forbriger

Anzahl der Redakteure:
Frei: 2

Inhalte / Kurzbeschreibung:
Informationsvermittlung für Krebsbetroffene; Vernetzung von Patienten und Fachpersonal; Internettraining für Patienten; Kommunikationsschulung für Ärzte.

Zielgruppen:
Krebspatienten, Angehörige, onkologisches Fachpersonal, Multiplikatoren im Gesundheitswesen.

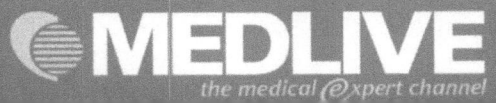

Updates:
Wöchentlich.

Erweitertes Medienangebot:
In Kombination mit Internetworkshops für
Patienten und Ärzte.
Finanzierung:
Kostenfrei, ohne Werbung.
Verbreitung:
Normale Internetadresse.

Innomed GmbH & Co. KG
EDV-Systeme für die Medizin
Lerchenbergstraße 15
D - 89160 Dornstadt
Telefon: ++49 7348 98610
Fax: ++49 7348 986155
E-Mail: scn@innomed.de
URL: http://www.innomed.de
Gründungsjahr: 1991
Anzahl der Mitarbeiter: ca. 50

Ansprechpartner:
Jürgen Reyinger, Geschäftsführung

Unternehmenstätigkeit:
Die Innomed EDV-Systeme für die Medizin
GmbH entwickelt, wartet und stellt Organisa-
tions- und Informationssysteme für die Medizin
her. Das Unternehmen verfügt über umfassende
Erfahrungen zur kompetenten Analyse örtlicher
Organisationsstrukturen und der Formulierung
eines Sollkonzeptes mit der Umstellung des tra-
ditionellen papier- und filmorientierten Ablaufs
auf eine individuelle elektronische Informations-
verwaltung.
Leistungsangebot:
Software-Lösungen in dem Bereich Medizin.
Zielgruppen:
Universitätskliniken; Krankenhäuser.
Referenzen:
Bitte richten Sie Ihre Anfrage an info@inno-
med.de.

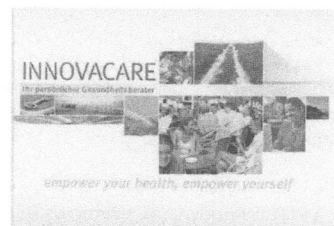

INNOVACARE GmbH
Bajuwarenring 19
D-82041 Oberhaching
Telefon: +49 89 95 00 84 0
Fax: +49 89 95 00 84 10
E-Mail: info@innovacare.de
URL: http://www.innovacare.de
Gründung: 1995
Mitarbeiter: 25

Ansprechpartner:
Dr. Roman Schenk, Geschäftsführer
Sonja Fichtner

Unternehmenstätigkeit:
Empower your health, empower yourself – unter
diesem Motto unterstützt INNOVACARE chro-
nisch Kranke im täglichen Umgang mit ihrer
Erkrankung. In maßgeschneiderten Disease-
Management-Programmen erhalten die betreu-
ten Patienten nicht-medizinische
Gesundheitsberatung auf höchstem
Qualitätsniveau.
Als erster deutscher Anbieter stellt die INNOVA-
CARE GmbH Programmteilnehmern ihr umfang-
reiches Service-Angebot auch über das Medium
Internet zur Verfügung. Über die Homepage und
in einem personalisierten Online-Bereich haben
die Nutzer rund um die Uhr Zugriff auf verschie-
denste Tools, u.a. ständig aktualisierte
Gesundheits-News, Download von
Schulungsmaterial, elektronische Auswertung
persönlicher Krankheits-daten und E-Mail-
Kommunikation. Und das Ergebnis? Altbewährte
Beratungsqualität und Informationsdichte bei
deutlich gesteigertem Komfort für den
Patienten.

Update:
regelmäßig, z.T. 2x wöchentlich

Finanzierung:
in Verbindung mit Print kostenpflichtig, keine
Werbefinanzierung, keine Gebühren

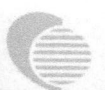

Verbreitung:
normale Internetadresse

inside Gesellschaft für Lern- und Informationssysteme mbH

Krantzstrasse 7
D - 52070 Aachen
Telefon: ++49 241 162040
Fax: ++49 241 162046
E-Mail: info@inside-online.de
URL: http://www.inside-online.de
Gründungsjahr: 1994
Anzahl der Mitarbeiter: 6

Ansprechpartner:
Patrick Blum, Geschäftsführer
Marcel Dübner, Geschäftsführer

Unternehmenstätigkeit:
Realisation individueller Lern- und Informationssysteme, Multimediale Präsentationen (Internet, CD-ROM), POI/POS, digitale Kataloge, CBT, WBT, WEB-Programmierung, Providing.

Leistungsangebot:
Realisation individueller Lern- und Informationssysteme.

Zielgruppen:
Versicherungen, Banken, Bildung, Buchverlage, Medizin, Handel, Nahrung / Genussmittel, Messen / Kongresse, Markenartikler, Behörden.

Software:
Toolbook, Director, Java, Visul Basic, Delphi, ...

Zielmedium:
Interaktive Kataloge, POI-/ POS-Terminals, Internet/Intranet, CD-ROM.

System:
Windows 95/98/NT.

Referenzen:
Stam Verlag, Köln; Deutscher Sparkassen Verlag, Stuttgart; Aachener und Münchener Lebensversicherung, München; Franz Zentis GmbH &

Co., Aachen; Verlag Europa-Lehrmittel, Haan-Gruiten; Continentale Krankenversicherung, Köln; Allianz Versicherung; Volksfürsorge Versicherung; O' Neill Deutschland, Aachen; ISOLA, Düren; IHK zu Aachen; Xerox GmbH.

Institut für Qualität-Systeme

Eppendorfer Landstraße 36
D - 20249 Hamburg
Telefon: ++49 40 4806310
Fax: ++49 40 48063128
E-Mail: contact@iq-institut.de
URL: http://www.iq-institut.de
Gründungsjahr: 1989
Ansprechpartner:
Dr. med. Ulrich Paschen, Geschäftsführer

Inhalte / Kurzbeschreibung:
Das IQ Institut für Qualität-Systeme bietet eine Übersicht über Gesetze, Verordnungen, Vorschriften, Empfehlungen und Normen, die im Krankenhaus und in wissenschaftlichen Einrichtungen eingehalten werden müssen. Das Unternehmen hat für das Krankenhaus, die Zahnarzt-Praxis und für wissenschaftliche Einrichtungen Qualitätssysteme entwickelt. Sie berücksichtigen die Grundsätze der allgemeinen Qualitätslehre und die internationalen Standards für Qualitätsmanagement-Systeme. Online können die Bücher und Texte des IQ Instituts gekauft werden.

Zielgruppen:
Medizinische Fachkreise, Ärzte und Krankenhäuser.

Finanzierung:
Kostenfrei, ohne Werbung.

Verbreitung:
Normale Internetadresse.

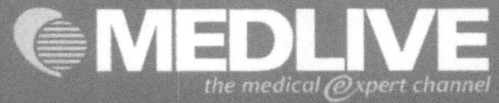

INSTRUCT AG

Keferloher Str. 109
D - 80807 München
Telefon: ++49 89 35009387
Fax: ++49 89 35009389
E-Mail: Info@instruct.de
URL: http://www.instruct.de
Gründungsjahr: 2000
Anzahl der Mitarbeiter: 12

Ansprechpartner:
Martin Adler, Vorstandsvorsitzender
Dr. med Bernadette Aulinger, Vorstand
Dr. med Martin Fischer, Aufsichtsratsvorsitzender

Unternehmenstätigkeit:
Die INSTRUCT AG bietet eine attraktive Möglichkeit, Ihre Produkte bei Ihren Kunden und Mitarbeitern zu etablieren. Wir sind Ihre kompetenten Partner bei der Konzeption, Entwicklung und Gestaltung von multimedialen Lernumgebungen in den Bereichen Medizin und Pflege. Wir bieten Ihnen Produkte und individuelle Dienstleistungen rund um Weiterbildung und Continuous Medical Education (CME).

Leistungsangebot:
Die Instruct AG bietet interaktive Medien mit Kasuistiken und Hintergrundinformationen zu ausgewählten medizinischen Fachbereichen auf CD-ROM, DVD und im Intranet unserer Kunden. Alle Kasuistiken beruhen auf authentischen Fällen und Fragestellungen, die sich im Arbeitsalltag von Medizinern und Pflegekräften stellen. Die Struktur orientiert sich am realen Ablauf eines Behandlungsprozesses: Beginnend mit dem ersten Kontakt von Arzt und Patient über die Durchführung von Untersuchungen bis hin zur Einleitung einer geeigneten Therapie wird in jedem Lernfall die Indikation diagnostischer und therapeutischer Verfahren veranschaulicht. Die Benutzer übernehmen aktiv die Rolle des behandelnden Arztes. Dieses pädagogische Konzept dient der Förderung von Handlungswissen, das in der praktischen Arbeit erforderlich ist. Motivation und Lernen werden durch die multimediale Gestaltung mit Texten, Bildern, Filmen, Audiosequenzen und durch hohe Interaktivität wesentlich gefördert. Darüberhinaus organisieren wir interaktive Weiterbildungsveranstaltungen mit TED-Systemen und Fallbeispielen.

Zielgruppen:
Anwender unserer Software sind Ärzte in Weiterbildung, Medizinstudenten, ärztliches Hilfspersonal und Laien; Die Software entsteht im Auftrag von Pharma- und Medizintechnikfirmen, Versicherungen, Universitäten und Verlagen.

Software:
CASUS-Authoring Tool.

Zielmedium:
CD-ROM, DVD, Internet und Intranet.

System:
Alle Browser-fähigen Computer.

Referenzen:
CD: ≥Der diabetische Fuß„ (im Auftrag von Hoffmann-La Roche) 2000
CD: ≥Borreliose„ (im Auftrag von Hoffmann-La Roche) 2001
CD: ≥Kindernothilfe„ (mit Unterstützung des Malteser-Hilfsdienstes) 2001
Online: Informationssystem ≥Formica„ (im Auftrag der Firma Merck; www.formica-online.de) 2001
Online: ≥Clipp-Projekt„ für die Pädiatrie (im Auftrag der Dartmouth Medical School, N. H., USA) 2001

INTER/AKTION

Inter/Aktion Gesellschaft für interaktive Medien mbH

Thalkirchner Str. 210
D - 81371 München
Telefon: ++49 89 74219500
Fax: ++49 89 74219555
E-Mail: info@interaktion.com
URL: http://www.interaktion.com
Gründungsjahr: 1988
Anzahl der Mitarbeiter: 20

Ansprechpartner:
Uwe von Schumann, Marketing/PR

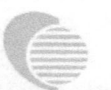

Unternehmenstätigkeit:
Die Evaluierung, Aufbereitung und Vermittlung wissenschaftlicher Informationen sowohl für das Fachpublikum als auch allgemeinverständlich mit der Zielsetzung, die Produkte und Dienstleistungen unserer Kunden zu präsentieren und am Markt zu positionieren.

Leistungsangebot:
Die Agenturleistung umfasst erstellen von Content, Beratung, Konzeption, Design und Produktion für Messen, Ausstellungen, Events, PR, Firmen- und Produkt-Präsentationen als integrativer Bestandteil im Marketin-Mix des Kunden.

Zielgruppen:
Business-to-Business, Endkunden.

Referenzen:
Allergielehrpfad im Auftrag des Medizinischen Zentrums für Gesundheit Bad Lippspringe. Outdoor-Terminals mit Fingerprintsystem. - Meilensteine der Naturwissenschaft und Technik- - populärwissenschaftliche Dokumentarfilmserie mit medizinisch-biologischen Themenschwerpunkten für das nationale und internationale Fernsehen und den Home-Video-Markt sowie gleichnamige CD-ROM-Serie im Auftrag des Springerverlages Heidelberg. Geldmuseum der Deutschen Bundesbank - Realisation aller elektronischen Medien. future_factory - Auftritt der Sparkassen Finanzgruppe auf der Partner Presentation Area der Expo 2000.
Realisation der Austellung im SiemensForum in München "Stadt der Netze".

interActive Systems Gesellschaft für interaktive Medien mbH (iAS)

Scheppe Gewissegasse 28
D-35039 Marburg
Telefon: +49 6421 9277 0
Fax: +49 0 6421 92102
E-Mail: info@brainMedia.de
URL: http//www.brainMedia.de
Gründungjahr: 1994
Anzahl der Mitarbeiter: 40

Ansprechpartner:
Dr. Martin C. Hirsch, Geschäftsführer
Dr. Katrin Gaedt, Head of Marketing & Events Services
Dr. Tim M. Jaeger, Head, Research & Development Services

Unternehmenstätigkeit:
iAS hat sich in den vergangenen sieben Jahren zu einem führenden Medien-Dienstleister im Bereich der Life Sciences entwickelt und ist dabei besonders durch einzigartige und faszinierende Visualisierungen und Medienproduktionen bekannt geworden. Der ständig wachsende Erfolg der iAS GmbH gründet sich auf drei Kernkompetenzen: hochwertige Medienlösungen auf der Basis des eigenen 3D-Computermodells des menschlichen Körpers, professionelle Aus- und Weiterbildungs-Tools sowie innovative Collaboration-Tools zur Unterstützung der Life Science Forschung.

Leistungsangebot
Research & Development - Services für die Life Science-Forschung: e-clinical-trials: Technologiebasierte (secuTrial®) Dienstleistungen zur Abwicklung webbasierter Studien und Erhebungen; e-science-info-services: Software für innovatives Wissensmanagement (Brainlike Information Management) und 3D-Wissensnavigation sowie kostenpflichtige Online-Datenbanken; e-security: Konzeption und Aufbau von sicheren Servern; e-networks-of-excellence: Aufbau von Forschungsnetzwerken; Teaching & Learning- Services für Life Science-Unternehmen, Fachverlage und Bildungsträger: e-corporate-learning: Konzeption, Aufbau und Wartung unternehmensinterner Intranet-Kurse zur Mitarbeiterschulung; e-academies: Aufbau, Redaktion und Betrieb von Online-Kursen zur beruflichen, zertifizierten Fort- und Weiterbildung (z.B. CME-Kurse); e-learning-media: Konzeption und Produktion von Medienobjekten aus dem Bildungsbereich (Bücher, Lehrfilme, Internet u.ä.); Marketing & Events Services für Marketingabteilungen sowie Marketing- und Eventagenturen: e-marketing-events: Konzeption und Realisation aufwendiger medialer Events und multimedialer Exponate; e-marketing-media: Konzeption und Realisation von Bildern, Broschüren, Büchern, Filmen, CD-ROMs und Internetseiten für Marketingzwecke; e-marketing-trainer: Websites zur Schulung des Außendienstes

Zielgruppen:
Mediziner, Forschungsgruppen, Lehrende und Lernende an Universitäten und Kliniken, Ausbildungsstätten für medizinische Lehrberufe Fachverlage, Forschungs-, Fortbildungs- und Marketingabteilungen von Life Science-Unternehmen, CROs Filmproduktionsfirmen, Werbe-, PR- und Eventagenturen, Messegesellschaften, Science Center, Museen, Verbände

Software:
Softimage 3D, Macromedia Director, Macromedia Flash

Zielmedium:
CD-ROM, DVD, Film, Video, Print, Internet

System:
PC, Mac, Unix, Linux

Referenzen:
3D-Animationen: für das LAB 0.1 (Daimler Chrysler AG, für die Expo 2000 und das Deutsches Hygiene-Museum, Modul im Brockhaus Multimedial Premium, IWF Institut für Wissenschaftlichen Film, Alcon Cusí, Focus-TV, Ernst Klett Verlag GmbH, Klinikum Mannheim GmbH; CD-ROMS: Georg-Thieme-Verlag, Schattauer Verlag, 3B Scientific, Springer Verlag Heidelberg, Honda; Print: Springer-Verlag, KVM-Verlag, KVM-Verlag; Kompetenznetze: Philipps-Universität Marburg / bmb+f, Ludwig-Maximilians-Universität München / bmb+f; e-clinical Trials: secuTrial®; Websites: www.honda-p3.com, www.kompetenznetz-parkinson.de, www.secuTrial.com, www.networks-of-excellence.com, www.brainMedia.de/security

Ansprechpartner:
Thomas Werz, Leiter Presse-/Öffentlichkeitsarbeit Geboren 27.09.58. Mitglied GF Warenhaus-Verband (1987-1996). Mitglied GF Spitzenverband Einzelhandel (HDE) und Leiter Presse- und Öffentlich- keitsarbeit (1996-1999). Seit 1/1999 bei ISIS.

Unternehmenstätigkeit:
Regionale Telefongesellschaft und Internetprovider im Regierungsbezirk Düsseldorf und Niederrhein mit eigenem Glasfaserstadtnetz (Düsseldorf, Neuss, Duisburg).

Leistungsangebot:
Telefon und Internet; Netzbetreiber u.a. für Servicebetreiber Arcor; Corporate Networking (isiWAY); Netzwerk inkl. Installation, Management, Support etc. (isiLAN); Videokonferenzen (isiMEETING); Branchen- lösung für die öffentliche Hand; Digitales Medizinnetz (isiMED); Event- und Medientechnik (isiMEDIA); Telefonzellen, Internetcafés.

Zielgruppen:
Privat- und Geschäftskunden (insbesondere öffentliche Hand) im Lizenzgebiet.

Referenzen:
Landesregierung, Landtag NRW, Staatskanzlei ("Stadttor"), Universität D'dorf, Stadtsparkasse D'dorf, Zoo Duisburg, Rheinische Post, Westdeutsche Zeitung, Express, Schauspielhaus D'dorf, WestLB, Stadtwerke Düsseldorf, Stadt Neuss und Stadtwerke, alle Krankenhäuser D'dorf, Stadt Duisburg, Agentur Rempen & Partner, "Rhein Fire" - Football, Henkel, Data Becker, Auto Becker, Autogalerie R&S, Brauerei Frankenheim, Teekanne, Alu-Norf, Alps-Elektronik.

ISIS Multimedia Net GmbH & Co. KG
Kaistraße. 6
D - 40221 Düsseldorf
Telefon: ++49 211 8527609
Fax: ++49 211 8527610
E-Mail: thomas.werz@isis.de
URL: http://www.isis.de
Gründungsjahr: 1994
Anzahl der Mitarbeiter: 340

ISKK Institut GmbH Heidelberg
www.gesundheitsspiegel.de
Hermann-Löns-Weg 52
D - 69118 Heidelberg
Telefon: ++49 6221 804420
Fax: ++49 6221 804402
E-Mail: kontakt@gesundheitsspiegel.de
URL: http://www.gesundheitsspiegel.de

Inhalte / Kurzbeschreibung:
Gesundheitsspiegel.de ist ein offenes Informationsnetz mit Homepages von Kliniken, Arztpraxen, Kurorten, Gesundheitsdienstleistern, Unternehmen und Organisationen. Die Internet-Datenbank Gesundheitsspiegel.de enthält die Adressen von über 900 Ärzten, Krankenhäusern, Akut- und Fachkliniken, Rehabilitationskliniken, Apotheken, Senioren- und Pflegeheimen, Kassen / Versicherungen, Ämtern, Ministerien und Institutionen, Verbänden und Organisationen, Kammern und Kassenärztlichen Vereinigungen, aber auch von Messen und Veranstaltungen und Fort- und Weiterbildungsinstituten u. v. m. Die Adressen können nach medizinischen Fachbereichen und Indikationen, nach Kliniken, Ärzten, Unternehmen und Organisationen, nach Kurorten und Heilbädern und nach Orten allgemein abgerufen werden.

Zielgruppen:
Gesundheitsinteressierte Menschen, Ärzte und Fachkräfte im Gesundheitswesen, die sich schnell über medizinische Möglichkeiten in der jeweils gewünschten Region informieren wollen. Ärzte, Kliniken, Heilbäder, Unternehmen und Organisationen, die über ihre Leistungen informieren wollen.

Updates:
Ständig.

Finanzierung:
Werbung.

Verbreitung:
Normale Internetadresse.

IT-One Internet-Consulting
www.mediko.de
Bergerstr. 32
D - 58452 Witten
Telefon: ++49 2302 282330
Fax: ++49 2302 2823311
E-Mail: info@mediko.de
URL: http://www.mediko.de

Inhalte / Kurzbeschreibung:
Der medizinische Info-Server: Hier finden Sie durch Datenbankabfragen Ärzte, Heilpraktiker, Apotheker, Optiker und Kliniken. Im Foren-Bereich findet sich eine ausführliche Liste von Newsgroups, zum Teil mit kurzen Beschreibungen der behandelten Themen. Auch gibt es verschiedene medizinische Informationen von Fachartikeln über Events bis hin zu medizinischer Software.

Zielgruppen:
Frei zugängiglich für jedermann.
Finanzierung:
Werbung.

Verbreitung:
Normale Internetadresse.

K+K Solutions GmbH
Steindamm 62
D - 20099 Hamburg
Telefon: ++49 40 27140890
Fax: ++49 40 28052388
E-Mail: info@kksolutions.de
URL: http://www.kksolutions.de
Gründungsjahr: 1999
Anzahl der Mitarbeiter: 10

Ansprechpartner:
Gerrit Griebel, Vertriebsleiter

Unternehmenstätigkeit:
Das Unternehmen ist neben dem Standort Hamburg auch in München (Zentrale) vertreten. Unser Unternehmen konzentriert sich auf die Beratung, Konzeption, Programmierung, Softwareentwicklung und Implementierung von individuellen E-Business Lösungen im Business-to-Business wie auch im Business-to-Consumer Bereich. Wir sehen uns in der Position eines Integrators unterschiedlichster E-Business Module.

Leistungsangebot:
E-Commerce, Shopsysteme; Workflow-Lösungen; Datenbanken; Transaktionssoftware; Zahlungssysteme; Marketingstrategie; Service-Providing und Web-Hosting; Zugangsproviding; Softwareentwicklung.

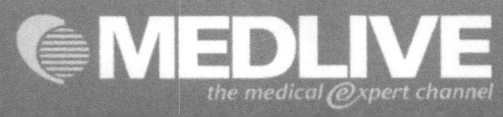

Zielgruppen:
Als Zielmärkte werden der
Finanzdienstleistungsbereich (Banken,
Versicherungen, Rückversicherungen, Asset
Manager, Makler etc.), der Gesundheitsbereich
(Krankenhäuser, Pharmaunternehmen,
Versicherungen, Rückversicherungen, staatliche
Verwaltung etc.) sowie Start Ups aller Branchen
angesehen.

Software:
Alle gängigen.

Zielmedium:
Internet.

System:
Alle gängigen.

Referenzen:
Auf Anfrage.

K+L Konzepte GmbH

Liegnitzer Straße 2
D - 58454 Witten
Telefon: ++49 2302 189892
Fax: ++49 2302 189868
E-Mail: kl@kl-konzepte.de
URL: http://www.kl-konzepte.de
Gründungsjahr: 1991

Ansprechpartner:
Thomas Keuenhoff, Geschäftsführung
Andreas Lange, Geschäftsführung

Unternehmenstätigkeit:
K&L Konzepte entwickelt Software zur elektroni-
schen, medizinischen und pflegerischen
Dokumentation und für die objektbezogene
Planungs- und Ablaufsteuerung im
Krankenhaus. Durch zahlreich durchgeführte
Projekte verfügt K&L über die Erfahrungen für
die Umsetzung von Organisationen in ein erfolg-
reiches Daten- und Qualitätsmanagement.

Leistungsangebot:
Erstellung von medizinischen und pflegerischen
Informations- und Dokumentationssystemen.

Zielgruppen:
Krankenhäuser und Laboratorien.

Referenzen:
Über 350 Krankenhäuser und Labore sind
Kunden von K&L Konzepte.

KANIMED Medizintechnik und Praxisbedarf

Lohmüllerstraße 7
D - 50737 Köln
Telefon: ++49 221 5993084
Fax: ++49 221 5993084
E-Mail: A_Kaniewski@compuserve.com
URL: http://ourworld.compuserve.com/homepa-
ges/A_Kaniewski

Ansprechpartner:
Andreas Kaniewski jr., Inhaber

Inhalte / Kurzbeschreibung:
Kanimed ist ein Online-Shop. Es handelt sich um
ein Discount-Fachhandel für den hausärztlichen
Praxisbedarf. Der Arzt kann hier Praxisbedarf
einkaufen, aber auch Restposten auf- oder verkaufen. Dazu bietet die Seite noch eine
Gebrauchtgeräte-Börse.

Zielgruppen:
Hausärzte.

Updates:
Regelmäßig.

Finanzierung:
Kostenfrei, ohne Werbung.

Verbreitung:
Normale Internetadresse.

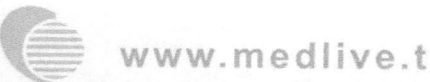

Klages & Partner GmbH

Wittekindplatz 4
D - 49134 Wallenhorst / Osnabrück
Telefon: ++49 5407 80850
Fax: ++49 5407 808585
E-Mail: info@klages-partner.de
URL: hrrp://www.klages-partner.de
Gründungsjahr: 1991
Anzahl der Mitarbeiter: 30

Ansprechpartner:
Daniela Eger, Marketingleitung
Dieter Klages, Geschäftsführender Gesellschafter
Dipl.-Kfm.
Christian Pott, Vertrieb

Unternehmenstätigkeit:
Entwicklung und Vertrieb von Software für das
Gesundheitswesen.

Leistungsangebot:
Software für die Dienstplanung
(Personaleinsatzplanung), Software für die
Pflegeprozesssteuerung, Software für den
Schülereinsatz im Ge- sundheitswesen, Software
für die Termin- u. Ressourcenplanung. Dienst-
leistungen: Projektierung, Installation, Software-
pflege, Schulungen, Supportunterstützung per
Hotline, Updating der Programme.

Zielgruppen:
Entscheider im Gesundheitswesen,
Krankenhäuser, Alten- und Pflegeheime.

Software:
FRANCIS, das CARE-INFORMATION-SYSTEM,
CLINIC PLANNER- Dienstplan, CARE PLANNER -
Pflegeprozesssteuerung, SCHOOL PLANNER
Schülereinsatzplan.

Referenzen:
Über 200 Installationen, bitte Auszug aus
Referenzliste anfordern.

Klinikum d. Johann Wolfgang Goethe-Univ. Zentrum der Medizinischen Informatik

Theodor-Stern-Kai 7
D - 60590 Frankfurt am Main
Telefon: ++49 69 63015695
Fax: ++49 69 63016777
E-Mail: bantel@stgt.de
URL: http://www.dr-antonius.de

Ansprechpartner:
Winfried Bantel, Konzeption, Entwicklung und
Programmierung
Prof. Dr. Wolfgang Giere
Dr. Wolfgang Kirsten

Inhalte / Kurzbeschreibung:
Dr. Antonius ist eine Suchmaschine für deutschsprachige WWW-Seiten mit medizinischem
Inhalt. Die Suchmaschine ist sehr einfach zu
bdienen: in der Suchmaske kann sowohl nach
einem Wort als auch nach komplexen
Suchabfragen gesucht werden. In der
Suchmaschine können jederzeit Seiten mit medizinischem Inhalt online angemeldet werden.

Zielgruppen:
Fachkreise, interessierte Laien.

Updates:
Ständig.

Finanzierung:
Kostenfrei, ohne Werbung.

Verbreitung:
Normale Internetadresse.

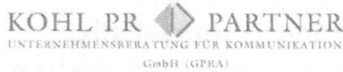

Kohl PR & Partner Unternehmensberatung für Kommunikation GmbH

Jagdweg 5a
D - 53115 Bonn
Telefon: ++49 228 911770
Fax: ++49 228 210137
E-Mail: bonn@kohl-pr.de
URL: http://www.kohl-pr.de
Gründungsjahr: 1984
Anzahl der Mitarbeiter: 8

Ansprechpartner:
Elisabeth Kohl, Geschäftsführende
Gesellschafterin

Beratungsbereiche:
Public Relations, Public Affairs und Lobby-Arbeit;
Multimedia und eCommerce-Konzepte.

Schwerpunkte:
Kohl PR entwickelt Kommunikationsstrategien,
um die Profilierung und Akzeptanz von I+K-
Technologien in spezifischen Zielgruppen (z.B.
Anwender im Bildungswesen, Gesundheits-
wesen, Mittelstand) oder auch in der breiteren
Öffentlichkeit (z. B. Betroffene im Arbeitsmarkt)
zu erhöhen. Kohl PR unterstützt mittelständische
Unternehmen, Verbände und Institutionen bei
der Konzeption und Umsetzung multimedialer
Kommunikationsangebote und innovativer
eCommerce-Lösungen.

Zielgruppen:
Mittelständische Unternehmen, Verbände,
gesellschaftliche und politische Institutionen.

Referenzen:
Auf Anfrage.Weitere Filiale in Berlin:
Reinhardtstraße 29 b, 10117 Berlin-Mitte,
Telefon: 030 / 28099966; Telefax: 030 /
28099968; E-Mail: berlin@kohl-pr.de.

KOMBI Consult GmbH

Glogauer Straße 2
D - 10999 Berlin
Telefon: ++49 30 6112085
Fax: ++49 30 6112572
E-Mail: info@snafu.de
URL: http://www.kombiconsult.de
Gründungsjahr: 1988
Anzahl der Mitarbeiter: 20

Ansprechpartner:
Dr. Doris Habermann, Geschäftsführerin
CBT, Konzeption, Organisationsentwicklung.
Prof. Dr. Peter Habermann, Senior Consultant E-
Commerce/Netze
Vera Seifert-Diouri, Senior Consultant
Multimedia / Existenzgründung

Anzahl der Berater:
6

Beratungsbereiche:
Multi-Media-Produkte.

Schwerpunkte:
CBT-Entwicklung, E-Commerce,
Organisationsentwicklung,
Existenzgründungsberatung, Konzeption und
Herstellung der o.g. Internetanwendungen,
Schulung, Kongressorganisation.

Zielgruppen:
KMU, Vereine, Verbände, Kommunen,
Einzelpersonen.

Referenzen:
Über 150 KMU; Senator für Arbeit, Berufliche
Bildung und Frauen Berlin; Senatsverwaltung für
Wirtschaft und Betriebe Berlin;
Bundesministerium für Arbeit und Sozialordnung
Bonn; Ministerium für Arbeit, Soziales,
Gesundheit und Frauen des Landes
Brandenburg; Bundes- und Landesministerien.

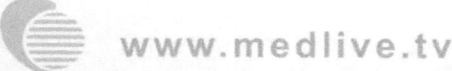

Kur-Apotheke e. K.

Wilhelmstr. 1a
D - 31707 Bad Eilsen
Telefon: ++49 5722 85110
Fax: ++49 5722 81810
E-Mail: szczensny@kur-apo.de
URL: http://www.kur-apo.de; http://www.m-boerse.de

Ansprechpartner:
Dr. Wolfgang Szczensny, Geschäftsführer

Inhalte / Kurzbeschreibung:
Diese online Medikamentenbörse bietet Apotheken die Möglichkeit, jederzeit eine Liste verfallsgefährdeter Medikamente aus ihrem Lager im Internet zu veröffentlichen und umgekehrt nach Medikamenten zu suchen, die Kollegen zum Verkaufen anbieten. Alle Apotheken im Gebiet der BRD haben Zugriff auf die Medikamentenbörse. Die Vorteile dieser Internet-basierten Medikamentenbörse liegen auf der Hand: Deutschlandweite Verbreitung der aktuellen Medikamentenlisten. Die Aktualität ermöglicht kurzfristiges Ein- und Verkaufen von verfallsgefährdeten Medikamenten. Die bequeme Verwaltung verfallsgefährdeter Medikamente ist mit einem kostenlosen Verwaltungsprogramm möglich.

Zielgruppen:
Diese Seiten sind ausschließlich für Apotheken bestimmt. Zugänglich nur mit Paßwort.

Finanzierung:
Kostenfrei, ohne Werbung.
Verbreitung:
Closed user groups, DocCheck Passwort.

Kurt Wiedenhoff Health Consulting GmbH

Salzwedeler Str.4
D - 29578 Eimke
Telefon: ++49 5873 9606
Fax: ++49 5873 9607
E-Mail: kwiedenhoff@kwhc.de
URL: http://www.kwhc.de
Gründungsjahr: 1999
Anzahl der Mitarbeiter: 5

Anzahl der Berater:
1

Beratungsbereiche:
Integration neue Medien in das Pharmamarketing.

Schwerpunkte:
Arzt/Pat.Workshops zu neuen Medien, Arzt-Schulungen neue Medien, Aussendienst-Schulungen, Produktmanagement-Beratung.

Zielgruppen:
Marketingleiter, Produktmanager.

Referenzen:
Beiersdorf, Novartis, Boehringer Ingelheim, Glaxo-Wellcome, Wyeth, Schwarz Pharma, Serono, Essex.

Lehmanns Fachbuchhandlung GmbH

Hardenbergstr. 11
D - 10623 Berlin
Telefon: ++49 30 61791130
Fax: ++49 30 61791160
E-Mail: bjb@lehmanns.de
URL: http://www.LOB.de
Gründungsjahr: 1993
Anzahl der Mitarbeiter: 5
Ansprechpartner:
Bernhard J. Bönisch, Kooperationen, Online-Marketing
Volker Thurner, Mitglied der Geschäftsführung

Anzahl der Redakteure:
Fest: 1

Inhalte / Kurzbeschreibung:
www.LOB.de ist ein Online Bookshop zum Recherchieren und Bestellen von Büchern, CD-

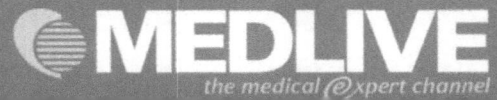

ROM's und Videos aus über 3,1 Mio. in- und ausländischen Titeln, über 500.000 Titel davon mit Kurzbeschreibungen oder Inhaltsangaben. Die Lieferung ist innerhalb Deutschlands versandkostenfrei. Außer der Volltextrecherche über alle Stichworte, kann auch nach Autor, Titel, Untertitel, Verlag, Erscheinungsjahr, Fachgebiet und ISBN gesucht werden. Unser Schaufenster stellt eine redaktionelle Auswahl aus vielen Fachgebieten vor. Eine "etwas andere" Art, Reiseliteratur zu suchen und die kostenlose Medline-Datenbank-Suche mit direkter Bestellmöglichkeit der Zeitschriften-Artikel sind weitere Highlights. Wir bieten eine sichere Übertragung der Bestelldaten (SSL-Verschlüsselung, Zertifikat), und die Bezahlung auf Rechnung, mit Kreditkarte oder Lehmanns Kundenkarte.

Zielgruppen:
WissenschaftlerInnen (und interessierte "Laien") aus den Gebieten: Informatik, Medizin, Naturwissenschaften, Technik, Wirtschaft.

Updates:
Täglich.

Verbreitung:
Normale Internetadresse.

LiKas GmbH Medical Journal Finder

Ronsdorferstr. 74 / Halle 15/22
D - 40233 Düsseldorf
Telefon: ++49 211 5451706
Fax: ++49 211 3850868
E-Mail: kania@mjf.de
URL: http://www.mjf.de

Ansprechpartner:
Christoph Kania
Dr. M. Linzbach

Inhalte / Kurzbeschreibung:
Unter http://www.mjf.de findet man den Medical Journal Finder. Hier kann man nach verschiedenen Publikationen im Bereich Medizin suchen. Der Medical Journal Finder durchforstet externe Suchmaschienen, wie zum Beispiel Yahoo und AltaVista. http://www.mjf.de bietet

zusätzlich aktuelle Meldungen zu dem Thema Medizin und einen Newsletter.

Zielgruppen:
Medizininteressierte, Ärzte.

Finanzierung:
Werbung.

Verbreitung:
Normale Internetadresse.

---

linguatec Sprachtechnologien GmbH

Gottfried-Keller-Str. 12
D - 81245 München
Telefon: ++49 89 8966640
Fax: ++49 89 88919933
E-Mail: k.lowatzki@linguatec.de
URL: http://www.linguatec.de
Gründungsjahr: 1992

Ansprechpartner:
Kristina Lowatzki

Unternehmenstätigkeit:
Linguatec is a private company specialized in the development and marketing of state-of-the-art solutions in the area of machine trans- lation, speech recognition and text-to-speech systems such as the translation programs Personal Translator and Talk & Translate.

Leistungsangebot:
Automatische Übersetzung, Spracherkennung.

Zielgruppen:
Firmenkunden, Privatkunden, spezielle Branchen (Banken, Automobiltechnik, Medizin).

Referenzen:
DaimlerChrysler, Robert Bosch, Deutsche Bank, WestLB, Institut der deutschen Wirtschaft, usw.

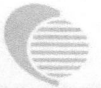

LOGismOS Klinik und Technik
www.medi-netz.com

Berliner Straße 380a
D - 51061 Köln
Telefon: ++49 221 9624957
Fax:
E-Mail: logismos@medi-netz.com
URL: http://www.medi-netz.com

Ansprechpartner:
Paul Scheuring, Redaktion
Wolfgang Schmid, Gesamtkoordination

Inhalte / Kurzbeschreibung:
Das MEDI-NETZ bietet seinen Lesern die
Möglichkeit, noch schneller und effizienter wich-
tige Informationen rund um die Themen
Studium, Arbeit und Management im
Gesundheitswesen zu bekommen. Die MEDI-
NETZ-Partner stellen eine breite Palette an
Merkblättern, Informationsschriften und
Buchveröffentlichungen bereit, die Sie hier
bequem online bestellen können.

Zielgruppen:
Fachleute im Gesundheitswesen.

Updates:
Regelmäßig.

Erweitertes Medienangebot:
Print.

Finanzierung:
Werbung.

Verbreitung:
Normale Internetadresse.

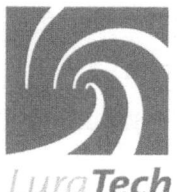

Creator of LuraWave®

LuraTech GmbH

Rotherstrasse 20
D - 10245 Berlin
Telefon: ++49 30 293670
Fax: ++49 30 29367100
E-Mail: info@luratech.de
URL: http://www.luratech.de
Gründungsjahr: 1993
Anzahl der Mitarbeiter: 35

Ansprechpartner:
Michael Thierschmann, Geschäftsführer

Unternehmenstätigkeit:
Erstellung multimedialer Informations- und
Kommunikationssysteme. Produkte: LuraWave:
Hochleistungs-Bildkompression, LuraDocument:
Hochleistungs-Dokumentenkompression,
Hochleistungs-Kompressionssoftware für Bilder
und Dokumente.

Leistungsangebot:
Interaktive Unternehmens- und
Produktpräsentationen, Redaktionssysteme,
Medienarchive, Kompressionstechnologien.

Zielgruppen:
B-to-B und B-to-C, Institutionen und öffentliche
Einrichtungen.

Referenzen:
PixelNet, ERICSSON, Daimler Chrysler Aerospace,
Deutsches Krebsforschungszentrum, Staatliche
Museen zu Berlin, STIEBEL ELTRON,
Auergesellschaft, Deutsche Raumfahrtagentur,
American Telecare Inc., DEGEWO,
Bundesdruckerei, T-Mobil, Heinrich Bauer
Vertriebs KG, EASY Software AG, Integra
Australia, Medison Co. Ltd. (Korea).

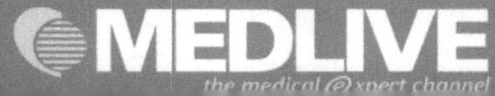

Madaus AG

Ostmerheimer Straße 198
D - 51109 Köln
Telefon: ++49 221 89980
Fax: ++49 221 8998701
E-Mail: webmaster@madaus.de
URL: http://www.madaus.de

Inhalte / Kurzbeschreibung:
Die Madaus AG bietet auf ihrer Internetseite
dem Patienten Informationen zur Gesundheit: z.
B. Tips und Infos über Heilpflanzen. Für Ärzte
und Apotheker finden sich darüberhinaus
Beschreibungen der Produkte
(Gebrauchsinformationen, Inhalt,
Lichtschutzfaktor und Zusammensetzung) und
weitere Informationen zu den
Forschungsgebieten und Entwicklungen des
Unternehmens.

Zielgruppen:
Ärzte und Apotheker (mit Paßwort).

Finanzierung:
Kostenfrei, ohne Werbung.

Verbreitung:
Normale Internetadresse (ausgewählte Bereiche),
Closed user groups.

magenta - Kommunikation, Design und Neue Medien GmbH

Wildbader Straße 11
D - 68239 Mannheim
Telefon: ++49 621 483840
Fax: ++49 621 4838423
E-Mail: email@magenta.de
URL: http://www.magenta.de
Gründungsjahr: 1987
Anzahl der Mitarbeiter: 20

Ansprechpartner:
Simon Kambert, Abteilungsleiter Multimedia
Gero Ulmrich, Geschäftsleitung

Unternehmenstätigkeit:
Alle Leistungen einer Full-Service-Agentur mit
dem Anspruch, ganzheitliche, kundenspezifische
Lösungen zu konzipieren und zu realisieren.

Leistungsangebot:
Beratung, Konzeption, Entwicklung, Gestaltung
und Produktion im Bereich der Unternehmens-
kommunikation, Corporate Design, Corporate
Images, Interaktive Systeme, Internet, Intranet,
Unternehmenskommunikation, Finanz-
publikation, Going Public, Verkaufsförderung,
Werbung, Video, Produktdesign.

Zielgruppen:
Firmen, Unternehmen, öffentliche Stellen,
Organisationen.

Software:
Dreamweaver, Fireworks, Drumbeat, Director,
Adobe Photoshop, Acrobat, Premiere, Freehand.

Zielmedium:
CD-ROM, CD-I, Internet, Intranet, Extranet,
Interaktive Unternehmensdarstellungen, POI-
/POS-Systeme, Interaktive Kataloge, Interaktive
Mailings, Image Systeme, Interaktive Schulungs-
und Verkaufssysteme.

System:
WINDOWS 95/98, WINDOWS NT, MAC-OS, MS-
DOS, Unix.

Referenzen:
ABB Gebäudetechnik AG, ABB Kraftwerke AG,
Bahlsen KG, BASF Aktiengesellschaft, Benckiser
Ges. m.b.H Sparte Propack EM,
Bibliographisches Institut & F.A. Brockhaus AG,
Bio Medics Institut für Biologische Medizin, Carl
Schenck AG, Comparex Informationssysteme
GmbH, CD Software GmbH, Deecke, Schlink &
Kollegen Finanz- und Anlageberatungs GmbH,
Electronic Media Communications, Forsa
Gesellschaft für Sozialforschung und strategische
Analysen GmbH, GDC Mannheim mbH
Gesellschaft für Datensysteme und Computer,
GroupWare Informationstechnologie AG,
Grosskraftwerk Mannheim Aktiengesellschaft,
Hanning Elektrowerke GmbH & Co. KG,
Heidelberger Druckmaschinen AG, Inter
Versicherung, Knoll AG, Kuffler Holding GmbH,
Landidyll Hotels, Landkreis Ludwigshafen,
Lattoflex Bettsysteme, Lundia Regalsysteme,
Mannheimer Morgen Großdruckerei und Verlag
GmbH, Pfalzwerke Aktiengesllschaft, Pragma
Informationssysteme GmbH, Pre Prototyping

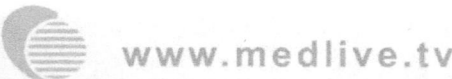

GmbH, Propack GmbH, Rechtsanwaltskanzlei Rittershaus, Wissmann & von Rosenstiel, Sax und Klee GmbH, Schreinerinnung Mannheim, ShE Softwarehaus GmbH, Siemens Business Services - User Centered Services, Stadt Ludwigshafen am Rhein, Süddeutsche Metall-Berufsgenossenschaft, Thomas GmbH + Co. Sitz- und Liegemöbel KG, Tisoware Zeitwirtschaft GmbH, Universitätskliniken Mainz und Heidelberg, Verlag Dr. Max Gehlen GmbH & Co. KG, VIAG Interkom GmbH & Co. KG, Wayss & Freytag AG, Züricher Versicherungsgesellschaft.

MCS AG

Im Kappelhof 1
D - 65343 Eltville
Telefon: ++49 6123 6900
Fax: ++49 6123 690200
E-Mail: mcs@mcs-ag.com
URL: http://www.mcs-ag.com

Ansprechpartner:
Peter Neitzel, Vorstand
Gerhard Schmelzer, Stellvertretender Vorstand

Unternehmenstätigkeit:
Die MCS AG in Eltville bietet für die unterschiedlichsten Strukturen in Laboren oder im Praxiscomputerbereich individuelle und ganzheitliche Lösungen an. Die MCS AG ist Mitglied im VDAP, Verband Deutscher Arztpraxis-Softwarehersteller e.V.

Leistungsangebot:
Die MCS AG entwickelt Software-Lösungen mit integrierter Befunddokumentation, Praxisorganisation, Arztbriefschreibung, Formularwesen, Abrechnung und Statistikfunktionen für Ärzte; Laborinformationssysteme zur Unterstützung von Organisationsabläufen in Laboren; Praxisnetze für die Kommunikation zwischen Ärzten, für die externe Patienteninformation und für den Austausch von Informationen zwischen den internen Netzteilnehmern.

Zielgruppen:
Ärzte, Labors, Krankenhäuser.

Zielmedium:
Internet, Intranet.

Referenzen:
Auf Anfrage.

med iq ag

Gutenbergerstraße 42
D - 41562 Kaarst
Telefon: ++49 2131 36690
Fax: ++49 2131 3669599
E-Mail: info@med-iq.de
URL: http://www.med-iq.de

Ansprechpartner:
Dr. med. Klaus Richter, Vorstand
Dipl. - Ing. Hanswerner Voss, Vorstand

Unternehmenstätigkeit:
Die Aufgabenfelder der med.iq AG sind die Verbesserung der Qualität der medizinischen Versorgung und die Förderung einer patientenorientierten Ausrichtung des Gesundheitswesens. Um dies zu erreichen, entwickelt die med.iq AG Produkte, Konzepte und Systeme zur vernetzten Kommunikation und verknüpft diese mit Ihrem Beratungs-Knowhow.

Leistungsangebot:
Softwareentwicklung und Auftragsprogrammierung für das Gesundheitswesen; Aufbau neuer Strategien im Bereich klinischer Studien für die Pharma-Industrie; Entwicklung neuer Marketing-Konzepte für die Pharma-Industrie unter Einbeziehung neuer Technologien; Case- und Disease-Management für die private und gesetzliche Krankenversicherungen; Planung, Aufbau und Betrieb neuer Versorgungsstrukturen im Gesundheitswesen; Beratung zum Thema Intranet, Extranet, VPN; Planung und Aufbau von e-commerce Lösungen; Beratung und Analysen von Betriebsabläufen und EDV-Strukturen im Gesundheitswesen wie z.B. Labor-EDV, Krankenhausinformations- und Praxisverwaltungssystemen. Außerdem bietet das Unternehmen full service providing und housing (analog, ISDN, Standleitungen in allen verfügbaren Bandbreiten, Richtfunk und demnächst

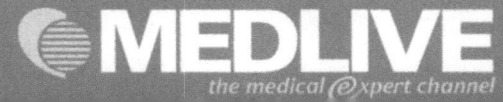

Satellitenanbindung); Web-Design, Datenbank-Anbindung und ist WebPiazza und Intershop Solution Provider. Weitere Leistungen: Hochsicherheits-Intranets und Extranets auf Lotus Notes Basis, Chipkarten-, Verschlüsselung-, Firewall- und Tunneling-Technologien.

Zielgruppen:
Entscheider aus den medizinischen Fachkreise, Ärzte und Krankenhäuser.

Software:
Delphi, Java, VBScript, HTML, Lotus Notes, Macromedia Flash, ASP, XML, Perl, Datenbanken, Intershop.

Zielmedium:
CD-ROM, Internet, Intranet, Extranet.

Referenzen:
Telekom Global Healthcare, DGN Deutsches Gesundheitsnetz, Brokat Twister.

Med medicine online AG
www.praxisshop.de
Friedrich-Ebert-Strasse H 51
D - 51429 Bergisch Gladbach
Telefon: ++49 180 5047110
Fax: ++49 180 5047111
E-Mail: info@praxisshop.de
URL: http://www.praxisshop.de

Ansprechpartner:
Dr. Guido Noelle
Dr. Frank Warda
Michael Wilhelm

Inhalte / Kurzbeschreibung:
Im Bereich e-commerce sind wir ein kompetentes Unternehmen, das Praxis-, Sprechstunden- und Bürobedarf online für alle im medizinischen Bereich tätigen Gruppen anbietet. Wir kooperieren mit namhaften Herstellern und legen besonderen Wert auf Service am Kunden. Wir setzen alles daran, für Sie aktuelle Produktinformationen, interessante Angebote und ein ständig wachsendes Produktsortiment bereitzustellen.

Zielgruppen:
Medizinische Fachkreise (mit Paßwort).

Updates:
Regelmäßig.

Finanzierung:
Kostenfrei, ohne Werbung.

Verbreitung:
Normale Internetadresse, Closed user groups.

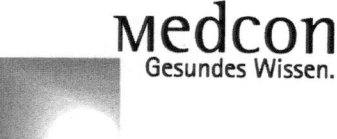

Medcon Health Contents AG
Otto-Hahn-Straße 7
D - 50997 Köln
Telefon: ++49 2236 376116
Fax: ++49 2236 376117
E-Mail: cla@medcon.ag
URL: http://www.medcon.ag
Gründungsjahr: 2000
Anzahl der Mitarbeiter: 50

Ansprechpartner:
Carsten Lackert, Projektmanager

Unternehmenstätigkeit:
Die MedCon AG ist spezialisiert auf die Erstellung von Nachrichten und Informationen aus den Bereichen Gesundheitswesen und Medizin. Sie ist marktführend in der Content-Syndication dieser Nachrichten. Unser Geschäftsmodell stützt sich auf drei Säulen: Eigene Medien, 12 medizinische Online-Dienste; Content-Syndication; Technische Services. Das Unternehmen ist in 22 Geschäftsfelder aufgeteilt, die das Gesundheitswesen sowie die gesamte Human-, Zahn- und Tiermedizin abbilden: Allgemeinmedizin, Anästhesie, Chirurgie, Dermatologie, Endokrinologie, Gastroenterologie, Gynäkologie, Kardiologie,

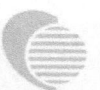

Kosmetische Chirurgie, Labormedizin, Neurologie-Psychiatrie, Onkologie, Orthopädie, Pädiatrie, Pneumologie, Public Health, Radiologie / Nuklearmedizin, Reise- und Tropenmedizin, Tiermedizin, Urologie, Zahnmedizin.

Leistungsangebot:
Unsere Kunden sind Medien, insbesondere Gesundheitswebsites und Intranets der Pharmaunternehmen, medizintechnische Hersteller, Versicherungen, Ärzte, Kliniken und Apotheken. Unsere Nutzer, Adressaten unseres Informationsangebotes, sind Professionals wie Ärzte, Mitarbeiter von Pharmaunternehmen und Krankenversicherungen sowie Konsumenten = Patienten. Ärzte und Apotheker zunehmend selber Anbieter von Gesundheitsinformationen für ihre Patienten bzw. Kunden. Hierzu benötigen sie Medical Content auf höchstem Niveau, verbinden diesen mit eigenen Informationen wie Sprechstunden, spezielle Angebote, lokale und regionale Serviceangebote wie Vorträge, Gesundheitsinformationen.

Zielgruppen:
Pharmazeutische Industrie, Medizintechnische Unternehmen, Niedergelassene Ärzte, Kliniken und Kureinrichtungen, Gesundheitsportale, Medien und Nachrichtenagenturen, Patienten.

Medcon Health Contents AG

Anzahl der Redakteure:
Fest: 15 , Frei: 5

Inhalte / Kurzbeschreibung:
Die MedCon AG ist spezialisiert auf die Erstellung von Nachrichten und Informationen aus den Bereichen Gesundheitswesen und Medizin. Sie ist marktführend in der Content-Syndication dieser Nachrichten. Unser Geschäftsmodell stützt sich auf drei Säulen: Eigene Medien, 12 medizinische Online-Dienste; Content-Syndication; Technische Services. Das Unternehmen ist in 22 Geschäftsfelder aufgeteilt, die das Gesundheitswesen sowie die gesamte Human-, Zahn- und Tiermedizin abbilden: Allgemeinmedizin, Anästhesie, Chirurgie, Dermatologie, Endokrinologie,

Gastroenterologie, Gynäkologie, Kardiologie, Kosmetische Chirurgie, Labormedizin, Neurologie-Psychiatrie, Onkologie, Orthopädie, Pädiatrie, Pneumologie, Public Health, Radiologie / Nuklearmedizin, Reise- und Tropenmedizin, Tiermedizin, Urologie, Zahnmedizin.

Zielgruppen:
Unsere Kunden sind Medien, insbesondere Gesundheitswebsites und Intranets der Pharmaunternehmen, medizintechnische Hersteller, Versicherungen, Ärzte, Kliniken und Apotheken. Unsere Nutzer, Adressaten unseres Informationsangebotes, sind Professionals wie Ärzte, Mitarbeiter von Pharmaunternehmen und Krankenversicherungen sowie Konsumenten = Patienten. Ärzte und Apotheker zunehmend selber Anbieter von Gesundheitsinformationen für ihre Patienten bzw. Kunden. Hierzu benötigen sie Medical Content auf höchstem Niveau, verbinden diesen mit eigenen Informationen wie Sprechstunden, spezielle Angebote, lokale und regionale Serviceangebote wie Vorträge, Gesundheitsinformationen. Pharmazeutische Industrie, Medizintechnische Unternehmen, Niedergelassene Ärzte, Kliniken und Kureinrichtungen, Gesundheitsportale, Medien und Nachrichtenagenturen, Patienten.

Erweitertes Medienangebot:
Print.

Finanzierung:
kostenpflichtiges Angebot, Werbung.

Verbreitung:
Closed user Groups, normale Internetadresse.

MEDI-LEARN Repetitorien
Bahnhofstr. 26 b
D - 35037 Marburg
Telefon: ++49 6421 681668
Fax: ++49 6421 961910
E-Mail: info@medi-learn.de
URL: http://www.medi-learn.de

Inhalte / Kurzbeschreibung:
Medi-Learn.de ist eine Webseite, die professionelles Prüfungstraining für Mediziner bietet. Hier

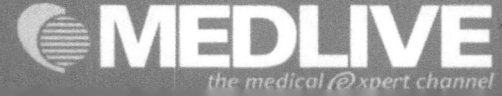

finden Fachleute eine medizinische Datenbank, die Möglichkeit zum Chatten, ein Kommunikationsforum für Themen rund um die Medizin und Infos über Workshops und Seminare. Die Webseite bietet auch einen Examensservice und Bildmaterial von Präparationen.

Zielgruppen:
Fachkreise (mit Paßwort).

Finanzierung:
Kostenfrei, ohne Werbung.

Verbreitung:
Normale Internetadresse mit Paßwort.

Media Perform
www.deam.de

Amselweg 16
D - 27628 Hagen im Bremischen
Telefon: ++49 1908 808808510
Fax: ++49 4746 931063
E-Mail: info@deam.de
URL: http://www.deam.de

Ansprechpartner:
Peter Grunert, Verantwortlicher Redakteur

Inhalte / Kurzbeschreibung:
DEAM ist eine umfangreiche Internet-Datenbank für alternative Medizin. In der DEAM-Datenbank können Sie sich über fast alle Bereiche der Naturheilkunde und Volksmedizin ausführlich informieren. Es finden sich Beschreibungen von Krankheitsbildern und Therapien. Unter dem Button "Heilpraktiker" finden Sie ein Großteil der Liste der deutschen Heilpraktiker und können mit einem selbständigen Heilpraktiker sofort über die Heilpraktiker-Hotline Kontakt aufnehmen.

Zielgruppen:
Ärzte und interessierte Laien.

Finanzierung:
Werbung.

Verbreitung:
Normale Internetadresse.

Medical Equipment Direct
www.med-shopping.de

Miltitzer Str. 1
D - 01594 Hirschstein
Telefon: ++49 35266 80052
Fax: ++49 35266 80054
E-Mail: med-net@t-online.de
URL: http://www.med-shopping.de

Inhalte / Kurzbeschreibung:
www.med-shopping.de ist ein Shoppingportal für Mediziner, Physiotherapeuten, Pflegeberufe und Gesundheitsbewußte. Auf der Eingangsseite finden Sie die verschiedenen "Abteilungen" des Shops:
den Ärzte-Shop mit Artikeln des Labor- und Praxisbedarfs; den Physio-Shop mit Artikeln für Therapiebedarf; den Gesundheits-Shop und den Pflege-Shop mit Gebrauchsartikeln und den Diabetes-Shop mit Produkten speziell für den Diabetiker.

Zielgruppen:
Shoppingportal für Mediziner, Physiotherapeuten, Pflegeberufe und Gesundheitsbewußte.

Finanzierung:
Kostenfrei, ohne Werbung.

Verbreitung:
Normale Internetadresse.

MediLive

Höhenstr. 5
D - 69488 Birkenau
Telefon: ++49 6201 39950
Fax: ++49 6201 399522
E-Mail: karlheinz.gelhardt@t-online.de

Ansprechpartner:
Karlheinz Gelhardt
Alina Gelhardt

Unternehmenstätigkeit:
MediLive produziert Medizinfilme und veranstalten Live-Übertragungen im allen Medizinbereichen.

MediMedia GmbH

Am Forsthaus Gravenbruch 5-7
D - 63263 Neu-Isenburg
Telefon: ++49 6102 5020
Fax: ++49 6102 53779
E-Mail: info@medimedia.de
URL: http://www.medimedia.de

Ansprechpartner:
Marianne Kämmer-Reusch, Redaktion
Bernd Vischer, Geschäftsleitung

Unternehmenstätigkeit:
Als weltweiter Anbieter von Kommunikationsmedien im Gesundheitsbereich hat sich MediMedia die Aufgabe gestellt, die Kommunikation zwischen pharmazeutischen Unternehmen, Ärzten und Patienten zu unterstützen. Die MediMedia International Group ist weltweit einer der größten Anbieter von Kommunikationsmedien im Gesundheitsmarkt. Für die MediMedia International Group sind über 700 Mitarbeiter in 35 Niederlassungen tätig. In Deutschland gibt es Niederlassungen in Neu-Isenburg und München.

Leistungsangebot:
Die MediaMedia GmbH erstellt und betreibt verschiedene Internet-Plattformen medizinischen Inhalts, entwickelt Arzneimittelinformationssysteme und spezielle Informationssysteme, audiovisuelle Medien und Praxishilfen.

Zielgruppen:
Ärzte und Apotheker, Pharmaindustrie, Patienten.

Zielmedium:
Internet.

Referenzen:
U. a. www.meine-gesundheit.de, www.gelbe-liste.de, www.identa.de, http://www.cardio-web.de, www.praxisservice.de.

MediMedia GmbH
www.meine-gesundheit.de

Am Forsthaus Gravenbruch 5-7
D - 63263 Neu-Isenburg
Telefon: ++49 6102 5020
Fax: ++49 6102 502220
E-Mail: meine-gesundheit@medimedia.de
URL: http://www.meine-gesundheit.de
Gründungsjahr: 1995

Ansprechpartner:
Angelika Leinweber
Ellen Reifferscheid, Redaktion
Dr. Gösta Trunzler, Fachliche Beratung
Christiane von der Eltz

Inhalte / Kurzbeschreibung:
Gesundheitsinformationen für jedermann: Informationen über rezeptfreie Medikamente, ein medizinischer Ratgeber, Tipps zur Haus- und Reiseapotheke, zu Ernährung, Verhalten in Notfällen, Informationen über Allergien und einen Pollenwarnkalender, ein medizinisches Lexikon, viele nützliche Adressen, Foren, Hilfe bei der Suche nach einem Arzt, Apotheker oder einer anderen medizinischen Einrichtung.

Zielgruppen:
Jedermann.

Updates:
Häufig.

Finanzierung:
Werbung.

Verbreitung:
Normale Internetadresse.

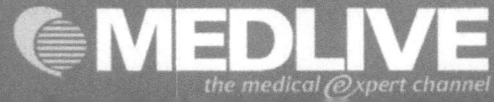

MediMedia GmbH
www.gelbe-liste.de

Am Forsthaus Gravenbruch 5-7
D - 63263 Neu-Isenburg
Telefon: ++49 6102 5020
Fax: ++49 6102 502220
E-Mail: gelbe-liste.info@medimedia.de
URL: http://www.gelbe-liste.de

Ansprechpartner:
Petra Christ-Marold, Wiss. Mitarbeiterin
Dr. Christa Gilbert, Stellv. Redaktionsleitung
Marianne Kämmer-Reusch, Redaktionsleitung

Inhalte / Kurzbeschreibung:
Die Online-Version des Standardnachschlage-
werks für Mediziner und Pharmazeuten. Auf den
Seiten der Gelben Liste finden sich redaktionell
aufbereitete Arzneimittel-News und Pharma-
News aus aller Welt. Suchmaschinen erlauben
dem Nutzer die Suche nach Präparaten, Wirkstoffen bzw. Herstellern und nach Arzneimitteln,
die innerhalb der letzten 12 Monaten auf den
Markt gekommen sind. Weitere Services schließen u. a. die Recherche in allen Inhalten der Ärz-
tezeitung Online und die kostenlose Nutzung
der Global Drug Database ein, einer globalen
Datenbank mit zur Zeit über 125000 Präparaten
aus 23 Ländern. Die Global Drug Database erlaubt die Suche nach Produktnamen, Hersteller,
Land, Wirkstoff, galenischer Form, Anwendungs-
weg und ATC-Klassifizierung. Zusätzlich ist eine
Äquivalenzsuche von Produkten möglich.

Zielgruppen:
Ärzte, Pharmazeuten. Laut Arzneimittelgesetz
dürfen nur Fachkreise Informationen über verschreibungspflichtige Medikamente bekommen,
so daß sämtlich Informationen dieses Angebots
im Passwort-geschützten Bereich liegen.

Updates:
Ständig.

Finanzierung:
Kostenfrei, ohne Werbung.

Verbreitung:
Closed user groups, DocCheck Passwort.

medishop.de

Bahnhofstr. 44
D - 71696 Möglingen
Telefon: ++49 7141 490016
Fax: ++49 7141 490017
E-Mail: info@medishop.de
URL: http://www.medishop.de
Gründungsjahr: 1994

Ansprechpartner:
Jürgen Single, Inhaber

Inhalte / Kurzbeschreibung:
Medishop.de ist ein Online-Shop im Bereich
Ärzte- und Pflegebedarf: Praxisbedarf, medizi-
nisch-technische Geräte, Diabetiker- und
Pflegebedarf, aber auch medizinische Lehrmittel
und Bücher können direkt bestellt werden.

Zielgruppen:
Der medishop ist nicht ausschließlich für Ärzte
konzipiert, bis auf wenige Ausnahmen werden
alle Artikel auch an Privatpersonen geliefert.

Updates:
Regelmäßig.

Finanzierung:
Kostenfrei, ohne Werbung.

Verbreitung:
Normale Internetadresse, Closed user groups.

Medizin aktuell
c/o Glaxo SmithKline
Beecham Pharma GmbH

Leopoldstraße 175
D - 80804 München
Telefon: ++49 89 36044415
Fax: ++49 89 36044411
E-Mail: redaktion@medizin-aktuell.de
URL: http://www.medizin-aktuell.de

Inhalte / Kurzbeschreibung:
medizin-aktuell.de ist ein Informationsdienst forschender Pharmaunternehmen für Ärzte und
Apotheker. Ziel ist es, täglich zuverlässige
Informationen und praxisrelevante Services aus

den verschiedensten medizinischen Fachgebieten für den Therapieerfolg zu bieten. medizin-aktuell ist ein Angebot folgender Firmen: Boehringer Ingelheim Pharma KG, Janssen-Cilag GmbH, Merck KGaA, Novartis Pharma GmbH, Schering Deutschland GmbH, SmithKline Beecham Pharma GmbH, ASTA Medica AWD GmbH und Bayer Vital GmbH & Co. KG.

Zielgruppen:
Fachkreise.

Updates:
Täglich.

Finanzierung:
Kostenfrei, ohne Werbung.

Verbreitung:
Closed user groups.

Medizin Forum AG
www.telemedizin-journal.de
Boschstr. 3
D - 61239 Ober Mörlen
Telefon: ++49 6002 91980
Fax: ++49 6002 919891
E-Mail: info@medizin-forum.de
URL: http://www.telemedizin-journal.de

Ansprechpartner:
Dr. Achim Jäckel, Herausgeber
Dr. G. Noelle, Herausgeber
Dr. F. Warda, Herausgeber

Inhalte / Kurzbeschreibung:
www.telemedizin-journal.de bietet viele Artikel zu den Grundlagen der Telemedizin, zu rechtlichen Fragen, stellt Initiativen vor, erläutert neue Anwendungen und technische Grundlagen. Listen mit Foren zu den Themen Telemedizin, der Praxis- und Krankenhaus-EDV ergänzen das Angebot. Es besteht die Möglichkeit, den e-mail Newsletter "Telemedizin" zu abonnieren.

Zielgruppen:
Ärzte und Interessierte Laien.

Finanzierung:
Werbung.

Verbreitung:
Normale Internetadresse.

Medizin Forum AG
www.telemedizinfuehrer.de
Boschstr. 3
D - 61239 Ober Mörlen
Telefon: ++49 6002 91980
Fax: ++49 6002 919891
E-Mail: info@medizin-forum.de
URL: http://www.telemedizinfuehrer.de/

Ansprechpartner:
Dr. Achim Jäckel

Inhalte / Kurzbeschreibung:
Technische Neuerungen gestalten zunehmend jeden Alltags- und Arbeitsbereich mit. "Vernetzung", "Internet" und "Multimedia" sind allgegenwärtige Schlagworte, die den Aufbruch in das Informationszeitalter begleiten. Auch das immer mehr mit ökonomischen Herausforderungen konfrontierte Gesundheitswesen wird an dieser rasanten Entwicklung teilnehmen. Ärzte, Apotheker, Pflegekräfte und Angehörige der medizinischen Fachberufe können schon heute großen Nutzen aus elektronischen Medien und Informationsnetzen ziehen. Der Telemedizinführer Deutschland vermittelt durch ausgewählte Fachbeiträge die notwendigen Inhalte und Transparenz in diesem zunehmend wichtigeren Bereich. Viele der Beiträge lassen sich downloaden. Eine Liste mit Foren für Telemedizin und eine Firmendatenbank ergänzen das Angebot.

Zielgruppen:
Ärzte, Apotheker, Pflegekräfte und Angehörige der medizinischen Fachberufe.

Updates:
Ständig.

Erweitertes Medienangebot:
Print, CD-ROM.

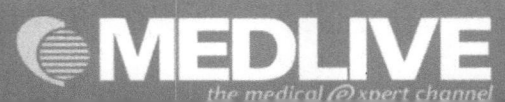

Finanzierung:
Werbung.

Verbreitung:
Normale Internetadresse.

Medizin Forum AG
www.medizin-forum.de

Inhalte / Kurzbeschreibung:
Das Deutsche Medizin Forum gibt mit seinen
Suchmaschinen, Linklisten und Fachgebietsforen
die generelle Antwort auf die Frage "Wo finde
ich welche medizinischen Informationen im
Internet?". Das Deutsche Medizin Forum ist
kostenlos und nicht zugangsbeschränkt. In seinen Funktionalitäten ist es der umfangreichste
deutsche Dienst und macht als Portalseite alle
anderen relevanten deutschen und internationalen Datenbanken und Quellen nutzbar. In diesem Bereich wurde seit 1995 Pionierarbeit durch
Kategorisierung der relevanten Wissensquellen
geleistet.

Zielgruppen:
Fachkreise und interessierte Laien.

Updates:
Ständig.

Finanzierung:
Werbung.

Verbreitung:
Normale Internetadresse.

Medizin Forum AG
www.medivista.de

Inhalte / Kurzbeschreibung:
Die Medivista-Redaktion sammelt medizinische
Internet-Adressen und stellt dem User diese für
eine übergreifende Stichwortsuche zur Verfügung. Damit lassen sich Informationen aus
den Bereichen Medizin und Gesundheit erfolgreich suchen und finden. Medivista ist ein
Service des Deutschen Medizin Forums.

Zielgruppen:
Medizinische Fachleute, aber auch interessierte
Laien.

Updates:
Ständig.

Finanzierung:
Werbung.

Verbreitung:
Normale Internetadresse.

Medizin-Mediengesellschaft
www.pharmaflash.de
Frankfurter Ring 193 a
D - 80807 München
Telefon: ++49 89 32489600
Fax: ++49 89 32489605
E-Mail: manfred.straubmeier@pharmaflash.de
URL: http://www.pharmaflash.de;
http://www.medizinmedien.de

Ansprechpartner:
Dr. Berthold Gehrke, Herausgeber
Manfred Straubmeier, Geschäftsführender
Gesellschafter
Herausgeber Pharmaflash.

Inhalte / Kurzbeschreibung:
PharmaFlash ist der Internet-Newsletter, der
ausschließlich für den Gesundheitsmarkt konzipiert ist. Als neutraler Online-Informationsdienst
liefert PharmaFlash topaktuelle Meldungen aus
dem nationalen und internationalen Spektrum
des Gesundheitsbereiches mit E-Commerce,

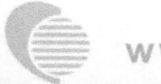

Medicine-Portalen, Online-Recht und Karriereinformationen sowie aktuellen Interviews. Ältere Meldungen können auch aus dem Archiv entnommen werden.

Zielgruppen:
Entscheider im Gesundheitsmarkt.

Updates:
Häufig.

Erweitertes Medienangebot:
Print.

Finanzierung:
Werbung.

Verbreitung:
Normale Internetadresse.

MedizInfo

Süderfischerstr. 10
D - 24937 Flensburg
Telefon: ++49 461 1825096
Fax: ++49 461 1825097
E-Mail: info@medizinfo.de
URL: http://www.medizinfo.de
Gründungsjahr: 1995
Anzahl der Mitarbeiter: 3

Ansprechpartner:
Jürgen Wehner, Gründer/Geschäftsführer

Anzahl der Redakteure:
Fest: 2 , Frei: 8

Inhalte / Kurzbeschreibung:
Information und Services zu Medizin und Gesundheit für Verbraucher und Gesundheitsprofis.

Zielgruppen:
Verbraucher, Ärzte, Kotherapeuten. Vgl. http://www.medizinfo.de/mediadaten/.

Updates:
Täglich.

Finanzierung:
kostenpflichtiges Angebot, Werbung.

Verbreitung:
normale Internetadresse.

Medizinischer CFS/ME-Arbeitskreis Krankenhaus Rissen Abt. f. Psychiatrie

Suurheid 20
D - 22559 Hamburg
Telefon: ++49
Fax: ++49
E-Mail: m_sobetzko@compuserve.com
URL: http://ourworld.compuserve.com/homepages/M_Sobetzko/proj.htm

Ansprechpartner:
Dr. Hans-Michael Sobetzko, Owner & Betreuer

Inhalte / Kurzbeschreibung:
Das Projekt CFS soll eine Plattform für den Informationsaustausch und die Zusammenarbeit zwischen Forschern, Therapeuten und CFS-Betroffenen bieten. Die Site soll über das Krankheitsbild "Chronisches Erschöpfungssyndrom (CFS)" und den gesicherten medizinischen Wissenstand informieren. Die Daten und Fakten stammen aus verifizierbaren und seriösen wissenschaftlichen Quellen. Neben den Informationen zu der CFS-Krankheit kann man hier auch Infos zu den Arbeitskreisen, Projekten und speziellen Aktivitäten finden.

Zielgruppen:
Ärzte, Forscher und Betroffene.

Finanzierung:
Kostenfrei, ohne Werbung.

Verbreitung:
Normale Internetadresse.

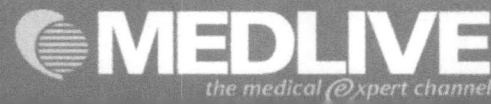

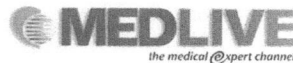

MEDLIVE GmbH

Fabeckstraße 60-62
D - 14195 Berlin
Telefon: ++49 30 832000
Fax: ++49 30 83200555
E-Mail: info@medlive.tv
URL: http://www.medlive.tv
Gründungsjahr: 2000
Anzahl der Mitarbeiter: 40

Ansprechpartner:
Dr. Gerd Basting, Chief Program Officer, CPO
CPO Dr. med. dent. Gerd Basting, Jg. 1947; Studium
der Humanmedizin und Zahnmedizin in Mainz, Dozent
Uni Hamburg und Autor des Buches Praktische
Zahnheilkunde, eigene Praxis; Film & TV Ausbildung
u.a. bei ZDF, Provobis und NDF, Leiter Deutsche TV,
Producer, Drehbuchautor und Regisseur von mehr als
300 Filmen und Multimediaproduktionen sowie einer
Vielzahl von Live-Übertragungen, mehr als 80
Filmpreise im Bereich Medizin und Bildung.
Dr. Thomas Berger, Chief Marketing Officer,
CMO
CMO Dr. med. Thomas Berger, Jg. 1962; Studium der
Humanmedizin in Düsseldorf, Wien, Haifa und Dundee,
Medizinische Informatik und Betriebs- wirtschaft,
Ausbildung Allgemeine und Unfallchirurgie,
Neurochirurgie und Orthopädie, Mitarbeiter des G8
Projektes Telematik im Gesundheitswesen, Bayer/IBM
Healthcard, Leiter BD & Marketing bei Thyssen Krupp
Health Care Services, Consulting-, BPR-, TQM-, IT-, und
PACS-Projekte für Kliniken und andere Institutionen.
Dr. Christian Gravert, Chief Relations Officer,
CRO
CRO Dr. med. Christian Gravert, Jg. 1958; Studium der
Humanmedizin in Kiel und Lübeck, Ausbildung Innere
Medizin, Chirurgie und Notfallmedizin, Facharzt für
Allgemeinmedizin, Sanitätsoffizier und Schiffsarzt der
Bun- deswehr, Admiralsstabsausbildung, Einsatz im
Bundesverteidigungsminis- terium, Deutscher Vertreter
des Sanitätsdienstes an der Botschaft in Washington
USA, Schwerpunkt Telemedizin, Telelearning und inter-
nationale Beziehungen.

Unternehmenstätigkeit:
Digitales Satelliten-TV und Internet für die ärztliche Fortbildung: Die MEDLIVE GmbH mit Sitz im
Universitätsklinikum ≥Benjamin Franklin„ der FU
Berlin betreibt ab 2002 den ersten zahnmedizinischen TV-Expertenkanal via Satellit ^ europaweit
in Deutsch und Englisch. Weiterhin TV-, Film-
und Multimedia-Produktionen für TV-Sender,

Filmproduktionen, Werbung und Industrie. Von
der Idee über die Konzeption bis zum fertigen
Dreh und Produkt.

E-learning: Computer Based Training- & Web
Based Training-Produkte.

Leistungsangebot:
Eigenes 400 m2, großes digitales Studio mit 6
Kamerazügen. Digitale post-production, virtuelle
Studioproduktionen, Live-Übertragungen, broad-
cast video, visual effects, cross media marketing,
B-TV/Zap-TV, TV-commercials, DVD /CD-ROM

Zielgruppen:
Zahnärzte, Zahntechniker, Ärzte und medizini-
sches Fachpersonal.
Hochschulen, Studenten und Institutionen des
Gesundheitswesens.
Kunden aus Industrie und Werbung mit
Schwerpunkt Gesundheit und Pharma.

Software:
Alle gängigen..

Zielmedium:
Fernsehen, Live-Übertragungen, DVD, CD-ROM,
CBT, WBT, Internet..

Referenzen:
Deutscher Multimedia Award 2000, ETMA
Graphic Award 2000, Goldene Pyramide ITVA
2000, Golden Camera N.Y. 2000, Time Warner
Freddy Award 2000, Medikinale International
München 2000,   Master of Corporate Media
Award 2001.Deutsche Gesellschaft für Zahn-,
Mund- und Kieferheilkunde (DGZMK),
Internationale Quintessenz Verlagsgruppe, GABA
International AG, SIRONA Dental Systems
GmbH, EVOTEC BioSystems AG etc.

MEFID Rheum - Rheumazentrum München

Pettenkoferstraße 8a
D - 80336 München
Telefon: ++49 89 51603579
Fax: ++49 89 51604199
E-Mail: schewe@pk-i.med.uni-muenchen.de
URL: http://www.med.uni-muenchen.de/rheuma

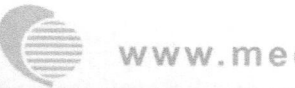

Ansprechpartner:
Prof. Dr. med. K. Krüger, Koordinator des Rheumazentrums
Professor Dr. Manfred Schattenkirchner, Geschäftsführender Leiter der Rheuma-Einheit
Dr. S. Schewe, verantw. Internetsite

Inhalte / Kurzbeschreibung:
Die Internetsite der Mefid bietet Informationen rund um das Thema Rheuma. Hier findet der zugangsberechtigte Arzt einen rheumatologischen Auskunftsdienst, sowie Informationen zur Basistherapie zum Download. Außerdem bietet diese Internetseite auch eine Fallgalerie, die in erster Linie für rheumatologisch interessierte Ärzte und Studenten ohne rheumatologische Spezialausbildung, also nicht nur den Spezialisten, gedacht ist.

Zielgruppen:
Ärzte und Studenten, Patienten.

Finanzierung:
Kostenfrei, ohne Werbung.

Verbreitung:
Normale Internetadresse, Closed user groups.

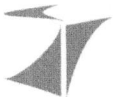

MEIERHOFER AG

MEIERHOFER AG

Wamslerstraße 2
D - 81829 München
Telefon: ++49 89 4271913
Fax: ++49 89 6881667
E-Mail: info@meierhofer.de
URL: http://www.meierhofer.de
Gründungsjahr: 1987
Anzahl der Mitarbeiter: 40

Ansprechpartner:
Michael Achterberg, Vertriebsleiter

Unternehmenstätigkeit:
Die MEIERHOFER AG bietet Ihren Kunden mit dem Medical Control Center - kurz MCC - Softwarelösungen für die gesamte Dokumentation und Vernetzung der medizinischen und pflegerischen Bereiche im Krankenhaus an. MCC ist ein hochintegriertes System, das die getrennten Funktionsbereiche und Arbeitsplätze eines Krankenhauses zusammenführt und dadurch den gesamten Workflow verbessert.

Leistungsangebot:
Spezialisierung auf die Integration von Datenkommunikation in Kliniken.

Zielgruppen:
Entscheider im Krankenhausumfeld.

Referenzen:
Auf Anfrage!

MERZLJAK Werbe und Verlags GmbH
www.arztpraxis-shop.de

Koblenzerstr. 85
D - 53177 Bonn
Telefon: ++49 228 9354950
Fax: ++49 228 93549515
E-Mail: arztpraxis-shop@merzljak.de
URL: http://www.arztpraxis-shop.de

Inhalte / Kurzbeschreibung:
Großer Online-Shop für Praxisbedarf. Unter http://www.arztpraxis-shop.de finden sich folgende Services: Online-Bestellung rund um die Uhr: über 4.000 Artikel; umfangreiche Produktinfos stets für Sie abrufbereit; technische Hotline für Ihre Notfälle; aktuelle Angebote. Hier finden Sie Produkte zu den Bereichen: Injektion/Infusion; Untersuchung/OP; Desinfektion/Hygiene; Instrumente; Verbandstoffe; Diagnosegeräte; Diagnose-Zubehör; Therapie/Chirurgie; Naturheilkunde; Laborartikel; Urologie; Entsorgung; Praxis-/OP-Mobiliar; Praxisorganisation; Notfall/Arzttaschen.

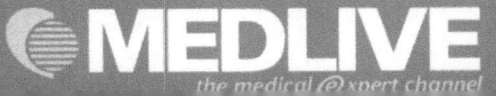

Zielgruppen:
Nur mit Passwort zugänglich. Dieser Shop wurde speziell für niedergelassene Ärzte entwickelt, deshalb ist der Zugang nur mit Registrierung möglich. nach der Registrierung wird der Arzt dem medizintechnischen Fachhändler seiner Region zugeordnet und erhält die Möglichkeit, aus dem kompletten Produktsortiment zu wählen.

Erweitertes Medienangebot:
Print.

Finanzierung:
Gebühren.

Verbreitung:
Normale Internetadresse.

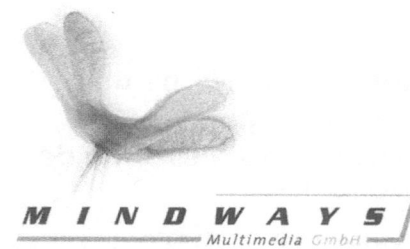

Mindways Multimedia GmbH
Gasstraße 10
D - 22761 Hamburg
Telefon: ++49 40 89711300
Fax: ++49 40 89711399
E-Mail: service@mindways.de
URL: http://www.mindways.de
Gründungsjahr: 1996
Anzahl der Mitarbeiter: 40

Ansprechpartner:
Carsten Dierks, Geschäftsführer
Geboren 17.09.1965. 1990: Dipl.-Kfm. WHU Koblenz/Vallendar, Auslandsstudium ESC Lyon, Frankreich und Texas A&M University, USA. 1990/1991: Berater Ostdeutscher Unternehmen im Privatisierungs- und Sanierungsprozess; Anschließend Bertelsmann AG, Aufbau der Osteuropa Aktivitäten der Bertelsmann

Fachinformation in Ungarn, Polen, Tschechien; Geschäftsführer von Bertelsmann Media in Prag; daran anschließend Aufbau der Multimedia-Aktivitäten von Bertelsmann in Deutschland;
seit 1996 selbständig: Mindways Multimedia GmbH, Hamburg, Inhaber und Geschäftsführer; Mitglied im Board (erweiterter Vorstand) des dmmv (Deutscher Multimedia Verband, Düsseldorf) für E-Commerce Vorstand für Neue Medien der DWG (Deutsche Werbewissenschaftliche Gesellschaft, Frankfurt); Kuratoriumsmitglied für E-Commerce bei newmedia@work, Hamburg. Sprachen: Deutsch, Englisch, Französisch, Italienisch, Tschechisch, Spanisch. Angelika Köhn, Sekretariat/Assistenz

Unternehmenstätigkeit:
Mindways führt strategische E-Business Beratung und Online-Umsetzung durch. Wir beraten Sie bei der Strategie- und Konzept-Entwicklung, realisieren Ihre Produkte, bieten umfangreiche Serviceleistungen und helfen Ihnen bei der unternehmensinternen Implementierung. Durch den Einsatz modularer Standardsoftware sparen wir Kosten und bringen Sie schneller an den Markt; im E-Business, Intranet und ExtraNet. Mit unseren Redaktionssystem RESY können Sie leicht alle Anwendungen selbst pflegen.

Leistungsangebot:
Als E-Business Dienstleister übernehmen wir Ihre Aufträge von der Unternehmensberatung bis zur Umsetzung und Pflege. Intranet, Extranet, Web-EDI, Redaktionssysteme, Internet, Shopsystem Cyberstore.

Zielgruppen:
Große Konzerne, mittelständische Unternehmen und E-Business Start-ups.

Software:
Redaktionssystem RESY.

Referenzen:
Axel Springer Verlag, Bayer, Colgate-Palmolive, Eckes, Lever Fabergé, Nestlé, Preussen-Elektra, Sharp Europe, Bayer, SmithKline Beecham und Johnson & Johnson.

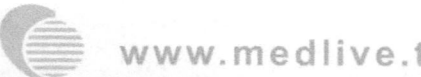

Borselstraße 9
D - 22765 Hamburg
Telefon: ++49 40 41912873
Fax: ++49 40 41912877
E-Mail: Marion.Kaden@2mv.de
URL: http://www.multimedvision.de
Gründungsjahr: 2000
Anzahl der Mitarbeiter: 6

Ansprechpartner:
Rainer H. Bubenzer, Geschäftsführer
Medizin-Fachjournalist, Internet- und Multimedia-
Experte
Marion I. Kaden, Geschäftsführerin
Fotografin, Journalistin, Sinologin.

Unternehmenstätigkeit:
Nachrichtenagentur (Medizin), Konzeption
Realisierung von Spezial-Internet-Auftritten
(Medizin/Gesundheit).

Leistungsangebot:
Maßgeschneiderte - inhaltsorientierte -
Lösungen für Firmen und Institutionen im
Gesundheitswesen. Schwerpunkte: Hohe
Verständlichkeit (Massenpublikum), qualifizierte,
kompetente Umsetzung medizinischer
Konzepte und Inhalte.

Zielgruppen:
Unternehmen aus dem Gesundheitsbereich,
Forschungseinrichtungen, Universitäten.

Zielmedium:
Internet, Print.

Referenzen:
www.maaloxan-welt.de; www.nattermann-
welt.de; www.fressi-fressi.de; www.ipr-
systems.com.

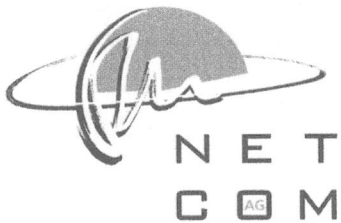

Net-Com AG

Hettlicher Masch 1
D - 49084 Osnabrück
Telefon: ++49 541 505700
Fax: ++49 541 5057099
E-Mail: info@net-com.de
URL: http://www.net-com.de
Gründungsjahr: 1997
Anzahl der Mitarbeiter: 18

Ansprechpartner:
Dipl. Volkswirt O. Sander, Vorstand
- Abitur mit Schwerpunkt Elektrotechnik
- Wirtschaftswissenschaftliches Studium an der
Wilhelms-Universität Münster
- Langjährige Mitarbeit in der Markt- und
Sozialforschung
- Seit dem 1.6.2000 Vorstandsmitglied der Net-Com
AG
Dipl. Ing. Detlef Sander, Vorstandsvorsitzender
- Studium der Nachrichtentechnik an der
Fachhochschule Osnabrück
- Softwareentwicklung Vermittlungstechnik, SEL/Alcatel
- Softwareentwicklung Automatisierungstechnik, GWE
- Stellvertretender EDV-Leiter, Meyer & Meyer Int.
Spediteure
- Geschäftsführer Net-Com Informationssysteme &
Dienstleistungen GmbH
- Seit dem 18. Februar 1999 Vorstand der Net-Com AG
- Seit dem 1. Juni 2000 Vorstandsvorsitzender der Net-
Com AG

Unternehmenstätigkeit:
Entwicklung und Programmierung interaktiver,
datenbankbasierter Internet-Applikationen für
die Bereiche Kommunen, Logostik, Medizin und
Touristik. Entwicklung von Internetauftritten,
Webdesign und Consulting.

Leistungsangebot:
Internet Server, Firewall, Sicherheitslösungen,
Programmierung von Internet / Intranet
Anwendungen, Web-Design, E-Commerce-
Anwendungen, Hosting-Systeme. Betrieb von
Servern jeder Art (Webserver, Mailserver auch

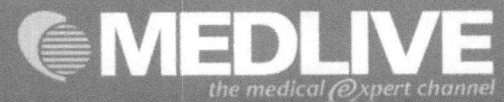

mit Fax-Gateway, Listserver, News-Server), Erstellung / Programmierung von Online-Datenbanken, Programmierung von Internet-Applikationen.

Zielgruppen:
Kommunen, Unternehmen, Kliniken, Hotels, Logistikunternehmen, Reisebüros.

Software:
Cold-Fusion, SQL.

Zielmedium:
LAN, WAN, Internet, Intranet, CD-Rom.

System:
Intranet, Internet, Online-Browser, CD-Rom.

Referenzen:
Ruf Lebensmittelwerke, Hapag Lloyd, Kynast, Technologie Transferzentrum Schleswig Holstein, Gemeinde Quakenbrück, Fürstenau, Samtgemeinde Artland, Wallenhorst, Hasbergen, Georgsmarienhütte, Stadt Helmbrechts, Landkreis Osnabrück, Preussag Energie.

ren und aktualisieren die Inhalte der Internetsite. NetDoktor Pro ist der zugangsbeschränkter Bereich der Site. In dem Bereich finden Mediziner, Ärzte und Medizinstudenten eine Reihe von fachlichen Standardwerken, einen täglichen Pressespiegel der führenden internationalen Fachzeitschriften, Infos über Kurse und Weiterbildung für medizinische Fachleute und über Ärztevereinigungen und wissenschaftliche Gesellschaften .

Zielgruppen:
Der paßwortgeschützte Bereich NetDoktor Pro enthält eine Reihe von wertvollen Ressourcen, die Ärzten, medizinischem Personal und Medizinstudenten sowie Personen aus der Medizinbranche vorbehalten sind.

Updates: Häufig.
Finanzierung:
Werbung.
Verbreitung:
Normale Internetadresse, Closed user groups.

Netdoktor.de GmbH
Frauenplatz 11 (am Dom)
D - 80331 München
Telefon: ++49 89 74646690
Fax: ++49 89 74646691
E-Mail: info@netdoktor.de
URL: http://www.netdoktor.de

Ansprechpartner:
Prof. Dr. med. Stefan Endres, Medical Director
Silke Haffner, Director of Communications
Dr. med. Markus Kirchgeorg, Geschäftsführer
Frank Miltner, Chefredakteur, Content Manager

Inhalte / Kurzbeschreibung:
www.NetDoktor.de ist ein unabhängiges Gesundheitsportal. Er bietet dem Patienten oder dem interessierten Laien eine Vergleichsmöglichkeit der Leistungen im Gesundheitswesen. Um wirklich seriöse Informationen bereitstellen zu können, arbeitet NetDoktor.de mit der medizinische Fachwelt zusammen: Mehr als 60 Fachleute aus dem Gesundheitswesen schreiben, redigie-

NETFOX

NETFOX AG Büro Berlin Satellite Office
Charlottenstrasse 79/80 / Checkpoint Charlie
D - 10117 Berlin
Telefon: ++49 30 20188358
Fax: ++49 30 20188359
E-Mail: netfox@netfox.de
URL: http://www.netfox.de
Gründungsjahr: 1989
Anzahl der Mitarbeiter: 60

Ansprechpartner:
Otto Ulrich, Vorstandsvorsitzender

Unternehmenstätigkeit:
Als Netzwerk-Systemintegrator und als eines der führenden Systemhäuser für die Sicherheit in Datennetzen entwickelt NETFOX kundenspezifi-

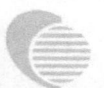

sche Lösungen für Netzwerkbetriebssysteme. Darüber hinaus ist NETFOX als Ingenieurbüro für Datenkommunikation und als Berater bei der Analyse und Optimierung von Geschäftsabläufen tätig.

Leistungsangebot:
Fachkräfte für Technik, Service und Vertrieb integrieren Systeme in übergreifende und standardisierte Netzwerke innerhalb von Gebäuden (LAN) und über größere Entfernungen (WAN) und schaffen so moderne Infrastrukturen für die Unternehmenskommunikation. Neben herkömmlichen Standard-Netzwerken wie Ethernet und Token Ring gehören drahtlose LANs sowie Hochgeschwindigkeits-, integrierte Sprach-/Datenkommunikations-Lösungen, ATM und Gigabit-Ethernet zum Leistungsangebot. Das Leistungsspektrum reicht von Consulting und Analyse bis zur Konzeption, Planung und Installation kompletter Netzwerk-Systeme. Netzwerk-Betreuung und -Wartung, Schulung und ein Hotline-Service runden das Angebot ab. Unsere Lösungen sind nicht an einen bestimmten Hersteller gebunden. Für die Netzwerk-Sicherheit erarbeiten wir individuelle Analysen und Konzepte und setzen diese mit Firewall-Komponenten führender Hersteller um.

Zielgruppen:
Netzwerkplanung und -realisation insbesondere für Kunden aus den Bereichen Energieversorgung, Gesundheitswesen und öffentliche Verwaltung.

Referenzen:
Robert-Koch-Institut (Berlin), Klinikum Ernst-von-Bergmann (Potsdam), Bundesinstitut für Arzneimittel und Medizinprodukte BfArM, Kassenärztliche Vereinigung Berlin, Unternehmen des Konzerns e.on Energie AG, Bundesministerium für Finanzen, Bundesministerium für Wirtschaft.

Nourypharma GmbH
Mittenheimer Str. 62
D - 85764 Oberschleißheim
Telefon: ++49 89 31562178
Fax: ++49 89 31562165
E-Mail: info@nourypharma.de
URL: http://www.nourypharma.de

Ansprechpartner:
Manfred Falkenberg, Leiter Presse- und Öffentlichkeitsarbeit
Werner Sassenrath, Geschäftsführer

Inhalte / Kurzbeschreibung:
Die Nourypharma GmbH, die auf den Bereich Gynäkologie und Geburtshilfe spezialisiert ist, bietet auf Ihren Seiten folgenden Service an: Search the Web of Gynecology: Literatur Screening im WWW, Nourypharma Informationsdienst, das gesamte Service-Angebot auf einen Blick, Fachinformationen zu den Produkten und die Datenbank "Orale Kontrazeptiva und Wechselwirkungen mit anderen Arzneimitteln".

Zielgruppen:
Passwortgeschützter Bereich nur zugänglich für Fachkräfte.

Finanzierung:
Kostenfrei, ohne Werbung.

Verbreitung:
Closed user groups.

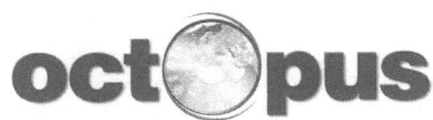

octOpus New Media Factory
Rudower Chaussee 29 (IGZ)
D - 12489 Berlin
Telefon: ++49 30 63926385
Fax: ++49 30 63926010
E-Mail: oct@octopus.de
URL: http://www.octopus.de

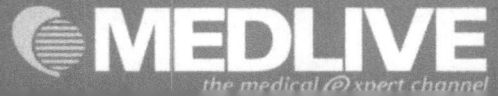

Gründungsjahr: 1990
Anzahl der Mitarbeiter: 3

Ansprechpartner:
Olaf Trunschke, Geschäftsführer
Studium der Naturwissenschaft und Literatur; 1989 / 90
Gründung des octOpus Literaturverlages; 1993 Auf-
und Ausbau der Forschung und Software-Entwicklung
für Neue Medien im octOpus Verlag; Buch- und Online-
Autor.

Unternehmenstätigkeit:
Full-Service-Agentur (Redaktion, Design,
Software-Entwicklung und Produktion) für
Internet und CD-ROM sowie Forschung,
Entwicklung und Verlag für interaktive Medien.

Leistungsangebot:
Konzeption, Entwicklung, Gestaltung und
Produktion interaktiver Medien; Werbung und
Marketing im World Wide Web; Entwicklung
von Autorensystemen und Hypermedia-
Publishing Tools.

Zielgruppen:
Städte, Verlage, Pharmaindustrie, Museen,
Reiseveranstalter, Standortmanagement,
Bauunternehmen, Bildungseinrichtungen, alle
publizistisch tätigen Unternehmen.

Software:
FrontPage, DreamWeaver, Asymetrix Toolbook,
Delphi, ECKERMANN, BookMaker IV, Diverse
Tools.

Zielmedium:
Online, CD-ROM, Diskette.

System:
WWW, Internet, MS-WIN.

Referenzen:
Bachhaus Eisenach (www.bachhaus.de);
Wohnungsbau Prenzl. Berg (www.wip.de);
Wartburgstadt Eisenach (www.eisenach.de);
Thüringer Tourismus GmbH; Eurozentrum Köln;
Gründerzentrum Stedtfeld; WISTA Management
GmbH.

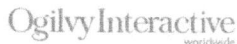

OgilvyInteractive worldwide
Aschaffenburger Str. 19
D - 60599 Frankfurt am Main
Telefon: ++49 69 605050
Fax: ++49 69 60505555
E-Mail: info@ogilvy-interactive.de
URL: http://www.ogilvy-interactive.de
Gründungsjahr: 1998
Anzahl der Mitarbeiter: 50

Ansprechpartner:
Hannelore Grams, Geschäftsführerin

Unternehmenstätigkeit:
Die OgilvyInteractive GmbH in Frankfurt ist ein
Full-Service-Dienstleister in allen Bereichen der
Neuen Medien: Die Schwerpunkte des
Angebotes liegen in der New-Media-Beratung,
der Planung, Realisierung und Pflege von
Internet-Auftritten und Electronic Commerce-
Lösungen sowie dem Online-Marketing.
OgilvyInteractive ist Teil der Concept! AG und
zugleich in das weltweite Ogilvy Netzwerk ein-
gebunden.

Leistungsangebot:
Das Tätigkeitsspektrum reicht von der
Konzeption über das Design, die
Programmierung und die Entwicklung von flan-
kierenden Maßnahmen bis hin zur laufenden
Betreuung und Weiterentwicklung von Internet-
Auftritten.

Zielgruppen:
Mittlere und große Unternehmen aller Branchen
sowie öffentliche Institutionen.

Referenzen:
Zu den Kunden von OgilvyInteractive zählen
American Express, Deutsche Bundesbank, fnet,
IBM, Mannheimer, Siemens, SmithKline
Beecham.

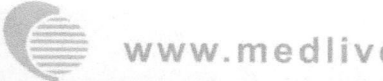

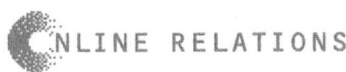

Online Relations Consulting GmbH

Schanzenstrasse 56
D - 40549 Düsseldorf
Telefon: ++49 211 9541503
Fax: ++49 211 9541555
E-Mail: hoewner.joerg@online-relations.de
URL: http://www.online-relations.de
Gründungsjahr: 2000
Anzahl der Mitarbeiter: 30

Ansprechpartner:
Jörg Hoewner, Managing Partner
1995-1999 Leiter Online unit von Kohtes Klewes; seit 2000 Geschäftsführer / Partner Online Relations Consulting.

Unternehmenstätigkeit:
ORC ist eine auf Online-Kommunikation speziali-sierte Kommunikationsagentur.

Leistungsangebot:
e-relations: Webauftritte, interne Onlinekommunikation, Online-Research; e-publishing: Online-Periodika, Aufbau von Online-Redaktionen, Content Management System; e-marketing: Online-Promotions, Kooperationen, Advertising. Schwerpunkte: IT/Telekom-munikation, Industrie, Finanzen, Life Science, Gesundheit und Umwelt.

Zielgruppen:
B2B, Journalisten, Financial Community, Partner, (potentielle) Mitarbeiter, Consumer.
Referenzen:
Agenturcafe.de, Alcatel SEL, BOL, nrw-forum, Duales System Deutschland.

Opfermann Arzneimittel GmbH

Robert-Koch-Str. 2
D - 51674 Wiehl
Telefon: ++49 2261 70040
Fax: ++49 2261 700499
URL: http://www.opfermann.de

Inhalte / Kurzbeschreibung:
P.R.O. Online ist ein Serviceangebot der Opfermann Arzneimittel GmbH. Es richtet sich ausschließlich an Ärzte. Neben Leitfäden zu Diagnostik und Tips zu wirtschaftlicher Praxisführung und Praxisrecht findet der Arzt hier ein Expertenforum mit anerkannten Experten aus den Bereichen Orthopädie, Rheumatologie, Sportmedizin und Endokrinologie, sowie Kongress- und Seminarinformationen, Präparateinformationen und einen Literatur-Service über Therapien häu-figer orthopädischer Erkrankungen.

Zielgruppen:
Medizinische Fachkreise.

Finanzierung:
Kostenfrei, ohne Werbung.

Verbreitung:
Normale Internetadresse.

P.SS.T

Radspielerstr. 6
D - 81927 München
Telefon: ++49 89 92200350
Fax: ++49 89 92200390
E-Mail: axel.wenzel@p-ss-t.de
URL: http://www.p-ss-t.de
Gründungsjahr: 1998
Anzahl der Mitarbeiter: 2 Feste, 10 Freie

Ansprechpartner:
Dr. Axel F. Wenzel, Geschäftsführer

Unternehmenstätigkeit:
P.SS.T bietet Unterstützung bei Homepages, onli-ne-Publishing, Mailing Services etc. besonders in den Bereichen Medizin und Pharma

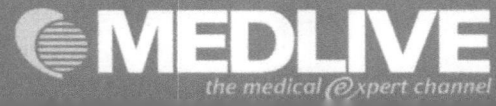

/Arzneimittel. R&D-Online-Verlag mit medizinisch-wissenschaftlichen Journals.

Leistungsangebot:
3D-Animation, Authoring, Lokalisierung/Übersetzung und Webdesign.

Zielgruppen:
Medizin, Pharma, Messen/Kongresse, Buch- und Zeitungsverlage und Verbände.

Software:
HTML, Java.

Zielmedium:
Internet/ Online.

System:
MS-WIN, MS-DOS.

Referenzen:
Megra e.V., PEFRAS, Glaukom.de.

Zielgruppen:
Mediziner in Klinik und Labor, Hersteller von medizinischer Software, Hersteller medizinischer EDV-Systeme, Hersteller von klinischen Meßgeräten.

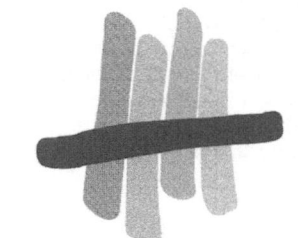

PENTA MEDIA CONCEPT

Penta Media Concept GmbH
Soldnerstr. 2
D - 68219 Mannheim
Telefon: ++49 621 8778610
Fax: ++49 621 8778670
E-Mail: info@PentaMediaConcept.de
URL: http://www.PentaMediaConcept.de
Gründungsjahr: 1989
Anzahl der Mitarbeiter: 10

Ansprechpartner:
Ursula Schumacher, Geschäftsführende Gesellschafterin
Ursula Schumacher beschäftigte sich bereits während ihres Betriebswirtschafts-Studiums mit den neuen Medien. Nach ihrer Tätigkeit als Abteilungsleiterin in einer Agentur für Bildschirmtext wechselte sie Anfang der 80er Jahre in das Rechenzentrum einer renommierten Bankengruppe, um dort das Homebanking und ein On - und Offline-Training für Bankangestellte aufzubauen. Der Weg in die Selbständigkeit führte über eine Veranstaltungsagentur zu Penta Media Concept, wo sie seit der Gründung als Geschäftsführerin für den Kundenkontakt und den Bereich Kreation zuständig ist.

pe Diagnostik GmbH
Hauptstr. 103
D - 04416 Leipzig-Markkleeberg
Telefon: ++49 341 305460
Fax: ++49 341 3054620
E-Mail: info@pe-diagnostik.de
URL: http://www.pe-diagnostik.de
Gründungsjahr: 1994
Anzahl der Mitarbeiter: 20
Ansprechpartner:
Dr. Wolfgang Mock, Produktmanager

Unternehmenstätigkeit:
Mathematik und Medizin: Medizinischen Entscheidungshilfen durch mathematische Bewertung von Multiparametersystemen. Klinische Studien: Konzeption und Planung. Labordienstleistung: Tumormarker, Bioassays, Spurenelemente. Consulting.

Leistungsangebot:
Med. Entscheidungshilfesysteme, Software zur Auswertung von Labormessungen für das Bronchialkarzinom, Datenbankauswertung, Consulting, Prozeßanayse, Datenbankerstellung, Tumormarkeranalytik, Spurenelementanalytik.

Unternehmenstätigkeit:
Full-Service-Multimedia-Agentur.

Leistungsangebot:
Umfassende Kommunikationsberatung zur Integration der neuen Medien in spezifische Marketing-Strategien, Konzeption und Produktion individueller Problemlösungen aus

den Bereichen: digitale Bildkataloge, Filmpräsentationen, Informationssysteme, Online-Dienste, Multivision, Videotrailer.

Zielgruppen:
Entscheider in Marketing, Vertrieb, Werbung, Logistik, Kundenservice, Schulung aus Industrie, Handel, Pharma, Finanzen, Touristik.

Software:
Macromedia Director, Flash, Frontpage, Java, Asymetrix Toolbook, C++, Visual Basic, Microsoft: Access, Powerpoint, Media 100, Media Cleaner u.v.a.m.

Zielmedium:
Online, Offline-Kiosk, CD-ROM, Diskette.

System:
MS-WIN '95/NT, MAC-OS, UNIX, Internet, Intranet.

Referenzen:
ABB Calor Emag Schaltanlagen AG, ABB Industrietechnik, BASF, BG Unfallklinik, Con Moto, Crystal Sound, Das Team Agentur für Marketing, Delphin Filmproduktion, Duscholux, Format Werbeagentur, Hartmann Verpackungen, Heel Pharma, Lösungswerk, Management Consult, Nintendo of Europe, Novartis Nutrition, Quelle Schickedanz, Storck GmbH, Volksbank Kreis Bergstraße, Zott Molkereiprodukte u.a.

Lösungen.

Leistungsangebot:
Entwicklung von anspruchsvollen Content Solutions und zukunftsweisenden Intranet Tools (Knowledge Applications), Integration von Medienelementen in den Bereichen Bild, Animation, Film/Video, Musik und Klang, Realisierung von interaktiven Applikationen, Weiterentwicklung von object oriented application frameworks, Aufbau der middleware-Infrastruktur.

Zielgruppen:
Kleine, mittelständische und Großunternehmen.

Software:
Macromedia Director, Lingo, Java, C++, QuickTime, QuickTime VR, ActiveX, VRML, DHTML, HTML, CGI.

Zielmedium:
CD-ROM, Internet, Intranet.

System:
Alle gängigen.

Referenzen:
Anlagestiftung Pensimo, Austrian Airlines, Belux AG, Benninger AG, Büchi Labortechnik AG, Bitplane AG, Charles Vögele Holding AG, Credit Suisse, Fehlmann & Wahler GmbH, Gepard Businessfilms GmbH, HGKZ, Musee Suisse, Opacc Software AG, Pharmaton S.A., Phonak AG, Swiss Re, Swisscom AG, Weidmann AG, Zürcher Kantonalbank, Zurich Financial Services.

Perspectix-Nose AG

Hardturmstr. 171
CH - 8005 Zürich
Telefon: ++41 1 2775720
Fax: ++41 1 2775712
E-Mail: welcome@pxn.ch
URL: http://www.pxn.ch

Ansprechpartner:
Oliver Walkhoff, Experte für Media Production

Unternehmenstätigkeit:
Perspectix-Nose sind Gestalter, Informatiker und Unternehmer und beherrschen Design, Technologie und Business auf höchstem Niveau und entwickeln von Beginn an konkrete

Pfizer Deutschland GmbH

Pfizerstr. 1
D - 76139 Karlsruhe
Telefon: ++49 721 610101
Fax: ++49 721 6101436
E-Mail: webmaster@pfizer.de
URL: http://www.pfizer.de

Ansprechpartner:
Dr. Andreas Ludäscher

Inhalte / Kurzbeschreibung:
Unter der Firmenhomepage von Pfizer in Deutschland werden alle Internetaktivitäten zusammengefasst. Die Gesundheitsinformationen sind nach Krankheitsgebieten und Zielgruppen gegliedert. Informationen für medi-

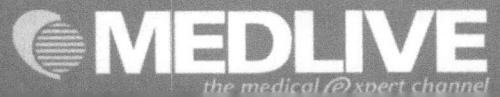

zinische Fachkreise sind Passwort geschützt (eigenes Passwortsystem, Kooperation mit Passwortdiensten wie Doccheck und Medmasterkey). Expertensysteme, Informationen rund um die Erkrankung, praktische Tips, Serviceangebote wie Online Bestellung von Informationsmaterial, Newsletter, viele interessante Links. Kurzkapitel zu den Themen Schlafstörungen und Erkältung werden angeboten. Detaillierte Informationen zu den einzelnen Gesundheitsdiensten werden separat vorgestellt.

Zielgruppen:
Ärzte, Tierärzte, Apotheker, Journalisten, Bewerber, alle an Gesundheitsthemen oder Pfizer Interessierten.

Updates:
Mehrmals pro Woche.

Finanzierung:
Kostenfrei, ohne Werbung.

Verbreitung:
Closed user groups, DocCheck Passwort, Normale Internetadresse (ausgewählte Bereiche).

Pfizer Deutschland GmbH
www.alois.de

Inhalte / Kurzbeschreibung:
Das gemeinsam mit der Firma Eisai entwickelte Alzheimer Online Informationssystem richtet sich an Angehörige von an Morbus Alzheimer erkrankten Personen und an Ärzte und Apotheker. Im offenen Bereich wird zum Krankheitsbild, Früherkennung, Diagnosemöglichkeiten und Behandlung informiert, Experten stehen für Anfragen zur Verfügung, eine Auflistung häufiger Fragen wird ebenso angeboten wie praktische und alltagstaugliche Tips für Angehörige, Betreuer, Erkrankte, Freunde von Betroffenen. Hier informieren wir Sie über die Möglichkeiten, die das tägliche Leben mit der Alzheimer-Krankheit erleichtern können. Sie bekommen praktische Ratschläge, wie z. B. finanzielle Fragen geklärt oder die Wohnung angepasst werden kann. Wir

möchten Ihnen auch Hilfen bei Entscheidungsprozessen geben, die mit Fragen der Unterbringung und Betreuung des Kranken zu tun haben. Auch sensible Fragestellungen des täglichen Umgangs mit dem Kranken finden Sie hier. Last but not least werden Ihnen Tips gegeben, wie Sie am besten mit der veränderten Lebenssituation umgehen, ohne sich von ihr beherrschen zu lassen. Aktuelle Nachrichten, Links und Hilfsadresse ergänzen das Angebot. Für Fachkreise werden Literatur, Produktinfos, ein Literatur-Screeningservice, Expertenforen und ein Online-Demenz-Diagnose-Modul präsentiert.

Zielgruppen:
Angehörige von an Morbus Alzheimer erkrankten Personen und an Ärzte und Apotheker.

Finanzierung:
Kostenfrei, ohne Werbung.

Verbreitung:
Normale Internetadresse, Closed user groups.

Pfizer Deutschland GmbH
www.rheuma-info.de

Inhalte / Kurzbeschreibung:
Der Informationsdienst rund um die Erkrankungen des Bewegungsapparates richtet sich an Betroffene, Interessierte, Ärzte und Apotheker. Im Bereich für Betroffene und Interessierte werden zunächst Aspekte der Anatomie zu Gelenken, Knochen und dem Zusammenspiel Knochen/Muskeln aufgezeigt. Einem Überblick der verschiedenen rheumatischen Erkrankungen folgen ausführliche Informationen zu Diagnose und Behandlung. Im Servicebereich findet sich ein Glossar, gymnastische Übungen, Adressen und Bestelloptionen für weiteres Informationsmaterial.
Medizinische Fachkreise erhalten weiterführende wissenschaftliche Informationen, besonders für die Bereiche Osteoarthrose, chronische Polyarthritis und Schmerz. Die unterschiedlichen Behandlungsstrategien sowie eine ausführliche Darstellung innovativer Therapieansätze und der COX-2-Technologie (eigene Website unter www.cox-2.de) werden ebenso angeboten wie Services.

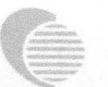

Zielgruppen:
Betroffene, Interessierte, Ärzte und Apotheker.

Finanzierung:
Kostenfrei, ohne Werbung.

Verbreitung:
Normale Internetadresse, Closed user groups.

Pfizer Deutschland GmbH
www.hiv-online.de

Inhalte / Kurzbeschreibung:
In Kooperation mit der DAGNAE hat Pfizer eine Expertenplattform zum Thema AIDS und HIV für niedergelassene Spezialisten und interessierte Mediziner realisiert. In der Rubrik Fortbildung werden ein Experteninformationssystem, ausführliche Fallberichte und eine Auswahl an Fortbildungsveranstaltungen angeboten. Aktuelle Berichte aus Forschung und von Kongressen, Linklisten, aktuelle Surftips, ein E-Mail Literatur-Screening Service gehören ebenso zum Angebot wie Online-Studien. Ein Expertenteam beantwortet Fragen, der Kontakt zu Pfizer und den wissenschaftlichen Mitarbeitern über Internet ist ebenfalls möglich.

Zielgruppen:
Fachkreise.

Finanzierung:
Kostenfrei, ohne Werbung.

Verbreitung:
Closed user groups.

Pfizer Deutschland GmbH
www.infect-online.de

Inhalte / Kurzbeschreibung:
www.infect–online.de richtet sich gleichermaßen an infektiologisch interessierte Ärzte und Mikrobiologen. Neben ausführlichen Produktinformationen zu den PFIZER-Antiinfektiva findet der interessierte Arzt viele interessante Service-Module, wie einen automatischen online-Literaturservice, Hinweise zu infektiologisch ausgerichteten Veranstaltungen sowie ein Lernprogramm mit Falldarstellungen und Hinweisen zur Diagnostik aus dem Bereich der Pneumologie. Therapie-Guidelines zu allen wichtigen Infektionen runden das Angebot ab. Der Mikrobiologe hat die Möglichkeit, sich online und kostenlos Testmaterialien zu den Pfizer-Antibiotika zu bestellen und erhält einen Überblick aus zahlreichen Resistenzstatistiken zum invitro-Spektrum der Antibiotika.

Zielgruppen:
Infektiologisch interessierte Ärzte und Mikrobiologen.

Finanzierung:
Kostenfrei, ohne Werbung.

Verbreitung:
Closed user groups.

Pfizer Deutschland GmbH
www.depress-online.de

Inhalte / Kurzbeschreibung:
Mit der Webseite "Umgang mit Depression", einem Informations- und Aufklärungsprogramm, sollen einige der "Mythen" und falschen Vorstellungen, die zum Thema Depression existieren, endgültig ausgeräumt werden. In diesem Programm können Sie mehr über Depression erfahren: Wer davon betroffen sein kann und warum, wie man die Symptome erkennt, und wie man am besten Hilfe für sich oder einen Verwandten oder engen Freund findet. Die Informationen auf dieser Webseite sind nach Themen und

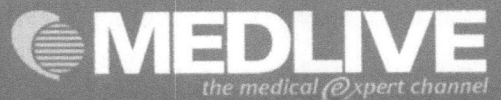

Patientengruppen geordnet, um Ihnen so die Suche nach Antworten auf spezifische Fragen zu erleichtern. Sie können auch ein Symptom-Screening machen, um festzustellen, ob Sie eventuell Symptome einer Depression aufweisen, oder auch den Depressionsquiz, um herauszufinden, wieviel Sie zu diesem Thema wirklich wissen. Für Fachkreise wird u.a. das Diagnosetool PrimeMD angeboten sowohl als Online-Applikation als auch zum Bestellen der Papier-Version.

Finanzierung:
Kostenfrei, ohne Werbung.

Verbreitung:
Normale Internetadresse, Closed user groups.

Pfizer Deutschland GmbH
www.ed-online.de

Inhalte / Kurzbeschreibung:
Kaum ein Krankheitsbild hat je soviel Aufmerksamkeit in Fachkreisen und der Öffentlichkeit hervorgerufen wie das Thema Potenzstörungen (Erektile Dysfunktion). Kaum ein Thema wird auch im Internet so breit bzw. in der Qualität so unterschiedlich verbreitet. Ein wichtiger Grund für Pfizer, seriöse und fundierte Informationen ins Netz zu stellen. Im frei zugänglichen Bereich werden Hintergrundinformationen zum Krankheitsbild, zur Häufigkeit, Anatomie und Ursachen gegeben. Zur Diagnose werden erste Schritte aufgezeigt, Untersuchungsmöglichkeiten diskutiert und Selbsttests angeboten. Die Facetten der unterschiedlichsten therapeutischen Maßnahmen werden in einem weiteren Kapitel diskutiert. Hinweise zum Lebensstil, Links, eine Online-Umfrage und der Hinweis auf eine Telefonhotline komplettieren den Dienst. Im Fachkreis-Bereich werden obige Themen wissenschaftlich noch ausführlicher behandelt. Weiter wird in einem speziellen Kapitel ausführlich zum Produkt und spezifischen Fragekomplexen Stellung genommen. Services und ein Expertenforum, das besondere Fragen per Mail beantwortet werden ebenfalls angeboten.

Zielgruppen:
Alle am Thema Erektile Dysfunktion Interessierten, Betroffene, Ärzte, Apotheker.

Finanzierung:
Kostenfrei, ohne Werbung.

Verbreitung:
Normale Internetadresse, Closed user groups.

Pfizer Deutschland GmbH
www.herz-info.de

Inhalte / Kurzbeschreibung:
Der Pfizer Dienst rund um das Thema Herz-Kreislauf. Es werden Informationen zu Hypertonie und Koronarer Herzkrankheit, Risikofaktoren mit Selbsttest, Links zu anderen wichtigen Websites sowie Services angeboten. Medizinische Fachkreise haben Zugang zu Fallbeispielen, Studien, Produktinformationen und einem interaktiven Lernprogramm aus dem Bereich "Notfallsituationen".

Zielgruppen:
Alle am Thema Herz-Kreislauf Interessierten, Ärzte, Apotheker.

Verbreitung:
Normale Internetadresse, Closed user groups.

Pfizer Deutschland GmbH
www.cholesterin.de

Inhalte / Kurzbeschreibung:
Zu einem aktuellen Thema, das viele betrifft und interessiert – was ist gutes Cholesterin, was böses? Was sind die Risikofaktoren, was können die Folgen eines erhöhten LDL Spiegels sein? Wie ernähre ich mich richtig, was kann ich sonst noch tun? Ein Risikotest, ein Fettstoffwechsellexikon und ein LDL-Newsletter

mit Kochrezepten etc. runden das Angebot ab. Für Fachkreise stehen erweitere Informationen wie Therapieempfehlungen, Cholesterin-News, Produktinformationen, eine Sammlung häufiger Fragen, eine Online-Umrechnung zwischen den wichtigsten Fettstoffwechsel-Parametern und Literatur zur Verfügung. Spezielle Fragen zur Thematik können per Mail an Experten adressiert werden. Ein Patientenbindungsprogramm rundet den Dienst ab.

Zielgruppen:
Alle am Thema Fettstoffwechsel Interessierten, Ärzte, Apotheker.

Finanzierung:
Kostenfrei, ohne Werbung.

Verbreitung:
Normale Internetadresse, Closed user groups.

Pharmacia & Upjohn GmbH

Am Wolfsmantel 46
D - 91058 Erlangen
Telefon: ++49 9131 621344
Fax: ++49 9131 621345
E-Mail: Helmut.Schaefers@eu.pnu.com
URL: http://www.pnu.de

Ansprechpartner:
Ingrid Berger
Helmut Schäfers, Unternehmenskommunikation

Inhalte / Kurzbeschreibung:
Das Online-Angebot der Pharmacia & Upjohn GmbH enthält Informationen über das Unternehmen und seine Arbeitsgebiete. Im Bereich Therapiegebiete können sich Ärzte und Apotheker über Therapien informieren. Patienten finden Wissenswertes über ihre Erkrankung, z. B. zu Ernährungsfragen, über mögliche Therapien und Medikamente. Kommentierte Links zu Patientenorganisationen und Betroffenen schaffen notwendige Kontakte. Ferner werden aktuelle Pressemitteilungen angeboten, Termine und Veranstaltungshinweise.

Zielgruppen:
Fachkreise, Betroffene.

Updates:
Ständig.

Finanzierung:
Kostenfrei, ohne Werbung.

Verbreitung:
Normale Internetadresse, Closed user groups.

Physio.de
Informationsdienste GmbH

Bleibtreustr. 15-16
D - 10623 Berlin
Telefon: ++49 30 88682580
Fax: ++49 30 88682581
E-Mail: info@physio.de
URL: http://www.physio.de

Ansprechpartner:
Frieder Bothner, Geschäftsführung

Inhalte / Kurzbeschreibung:
Bei physio.de finden Fachleute alle maßgeblichen Fachinformationen zur Physiotherapie in Deutschland: übersichtliche, umfassende und aktuelle Informationen über Berufsgesetze und Richtlinien, Veranstaltungen und Kongresse. Der Therapeut kann hier online Bücher bestellen und an verschiedenen Foren teilnehmen: Physiotherapie, Therapiemethoden, Ergotherapie und Logotherapie.

Zielgruppen:
Physio.de ist ein Informationsdienst im Internet speziell für Physiotherapeut/innen.

Updates:
Häufig.

Finanzierung:
Kostenfrei, ohne Werbung.
Verbreitung:
Normale Internetadresse.

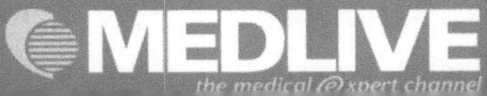

plenum New Media AG - Healthcom

Torstraße 134
D - 10119 Berlin
Telefon: ++49 30 240880
Fax: ++49 30 24088500
E-Mail: info@plenum-new-media.com
URL: http://www.plenum-new-media.com
Gründungsjahr: 1995
Anzahl der Mitarbeiter: 75

Ansprechpartner:
Helmut Landenberger, Bereichsleiter
Von 1983 bis 1988 Studium der Gesellschafts- und
Wirtschaftskommunikation an der Hochschule der
Künste, Berlin. Abschluss als Diplom-Kommunikations-
wirt. Anschließend in der Pharma-Industrie Betreuung
von Video-Produktionen und interaktiven Programmen
für Werbung, Information, Fortbildung, mit überwie-
gend medizinisch-wissenschaftlichen Inhalten. Seit
1996 zahlreiche Internet- und Intranet-Projekte. Seit
Mai 2000 Bereichsleiter Healthcom bei plenum New
Media.

Anzahl der Berater: 5

Beratungsbereiche:
Healthcare-Kommunikation, Wellness-
Kommunikation, eBusiness, eCommerce,
Internet, Intranet, Extranet.

Schwerpunkte:
Gesundheitsmarkt und Pharmaindustrie,
Versicherungen, etc.

Zielgruppen:
Pharmaindustrie, Leistungserbringer,
Kostenträger, Verbände etc.

Referenzen:
Schering AG, Schering Deutschland GmbH,
Victoria, Hamburg Mannheimer, DKV, Unilever,
etc.

Portal AG Krankenhausportal GmbH

Ehrenstraße 2
D - 50672 Köln
Telefon: ++49 221 569740
Fax: ++49 221 5697429
E-Mail: info@krankenhausportal.de
URL: http://www.krankenhausportal.de
Gründungsjahr: 1999

Ansprechpartner:
Holger Wolf, Geschäftsführer

Inhalte / Kurzbeschreibung:
Die Krankenhausportal GmbH bietet einen effizi-
enten, unabhängingen e-Marktplatz für Krankenhäuser und Anbieter von Produkten und
Dienstleistungen des Krankenhausbedarfs. Über
5.800 internationale Anbieter sind hier mit Angeboten vertreten, die von medizinischen
Geräten bis zum Facility-Management reichen.
Im öffentlichen, für jeden Interessierten zugänglichen Bereich, findet man tagesaktuelle Kurz-
meldungen aus dem Healthcarebereich und dem
e-Commerce-Markt. In dem paßwort-
geschützten-Bereich finden die Fachleute einen
branchenspezifischen Informationsdienst und
kostenfreie Kommunikationsangebote.

Zielgruppen:
Business-to-Business. Krankenhäuser, Lieferanten
und Produzenten von Krankenhausbedarf.

Updates:
Regelmäßig.
Finanzierung:
Kostenfrei, ohne Werbung.
Verbreitung:
Normale Internetadresse, Closed user groups.

project new media GmbH

Goldbekplatz 2
D - 22303 Hamburg
Telefon: ++49 40 27880278
Fax: ++49 40 27880800
E-Mail: jutta.wittmaack@projectnewmedia.de
URL: http://www.projectnewmedia.de
Anzahl der Mitarbeiter: 5

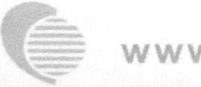

Ansprechpartner:
Jutta Wittmaack, Geschäftsführer

Unternehmenstätigkeit:
Wir erstellen Internet- und Offline-Auftritte/
Präsentationen in Macromedia Flash- und HTML-
Technologie. Full-Service inkl. Seitenpflege und
E-commerce Realisation. Datenbankanbindung
über Access, Pearl oder mySQL Datenbanken.

Leistungsangebot:
E-Commerce, Shopsysteme;
Präsentationssysteme; Animation; CD/CI Design.

Zielgruppen:
Gesundheits- und Sozialwesen.
Software:

HTML, Macromedia Flash.

Zielmedium:
Internet.

System:
WWW.

Referenzen:
STRABAG; medicware; Israelitisches
Krankenhaus in Hamburg.

Prosystem AG
Ulmenstraße 29
D - 22299 Hamburg
Telefon: ++49 40 4710360
Fax: ++49 40 47103620
E-Mail: info@prosystem-ag.de
URL: http://www.prosystem-ag.de
Gründungsjahr: 1999
Anzahl der Mitarbeiter: 15

Ansprechpartner:
Dipl.-Ing. Armin Otterbach

Unternehmenstätigkeit:
Kompetenz und Dienstleistungen in IT und
Internet. Beratung, Software und Lösungen.
Risiko-, Quality-, und Projekt-Management im
Gesundheitswesen. Programmierung,
Datenbank- und e-Business-Lösungen.

Leistungsangebot:
Programmierung, Datenbank-Programmierung,
Internet-Programmierung, Beratung. e-Business-
Lösungen, Data Warehouse, Knowledge-
Management-Systeme, Internetsicherheit:
Firewalls und Proxy Systeme.

Zielgruppen:
Unternehmen der Bereiche Dienstleistungen,
Handel, Industrie sowie Gesundheitssektor.

Zielmedium:
Windows, Linux, SQL-Datenbank-Systeme, Web-
Lösungen..

Referenzen:
auf Anfrage

Punkt Logibyte Marketing Service GmbH
Brachvogelstraße 1
D - 10961 Berlin
Telefon: ++49 30 62736240
Fax: ++49 30 62736241
E-Mail: post@punkt-marketing.de
URL: http://www.punkt-marketing.de
Gründungsjahr: 1993
Anzahl der Mitarbeiter: 9 feste

Ansprechpartner:
Bernd Preß, Geschäftsführer

Unternehmenstätigkeit:
Wir haben uns u. a. auf neue Medien speziali-
siert und bieten Dienstleistungen im B2B
Bereich. Unsere Schwerpunkte liegen neben der
grafischen Gestaltung, Beratung und Konzeption
in den Bereichen CD- und DVD-Produktion und
Vervielfältigung, in der Verwirklichung individuel-
ler Internetauftritte, im Database-Engineering
und eCommerce. Produktionstechnische
Möglichkeiten wie z. B. die Erstellung von
Druckvorlagen, Satz- und Reproarbeiten,
Vergabe von Produktionsaufträgen sowie die
Überwachung und Lieferung sind in unserem
Leistungsangebot ebenfalls enthalten.

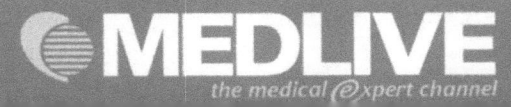

Leistungsangebot:
CD-/DVD-Produktion und Vervielfältigung:
Beratung, Konzept, Screendesign,
Programmierung, Premastering, Pressen,
Aufdrucke, Drucksachen, Kontrolle, Verpackung,
Konfektionierung, Versand. Full-Service für Ihre
Internetpräsenz: Beratung, Konzept,
Screendesign, Programmierung, eCommerce,
Datenverschlüsselung (SSL), Online-Marketing,
Content Management. Publishing: Grafikdesign,
Layout, Satzarbeiten, Direktmailings, Druck,
Versand. On- und Offline- Programmierung:
Analyse und Beratung, Individuelle
Datenbankprogrammierungen für
Verkaufsförderung und Vertriebsunterstützung,
Client-Server-Applikationen, ASP-Entwicklungen,
Web-Programmierungen, Programmierung und
Produktion interaktiver CD ROMs.

Zielgruppen:
B2B.

Referenzen:
AVM GmbH, Berliner Bank, Bundesanstalt für
Materialforschung und -prüfung,
Bundesversicherungsanstalt für Angestellte ,
Comstor Networks GmbH, Daimler Chrysler AG,
DeTe Immobilien Zentrale, Europäische
Kommission , FWU Institut für Film und Bild,
Humboldt-Universität Berlin, Konzept - G
Aktiengesellschaft, Landesvermessungsamt
Brandenburg, Logical Networks GmbH, Maily
Software GmbH & Co.KG, NBG EDV Handels- &
Verlags GmbH & Co. KG, NOWAWESER
Fachgroßhandel GmbH, Orion Pharma GmbH,
Pfannstiel 's Logibyte GmbH & Co.KG,
Schleicher Relaiswerke AG, TÜV- Akademie
Rheinland GmbH, UVA - Kommunikation und
Medien, MCC smart GmbH, Melle.Pufe Agentur
für Kommunikation AG, Wirtschaftsförderung
Brandenburg GmbH.

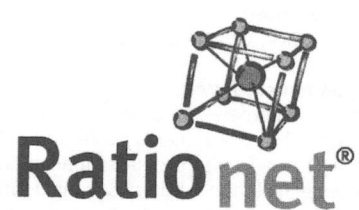

Multimedia Aktiengesellschaft

Rationet Multimedia AG
Bergische Landstr. 67
D - 51375 Leverkusen
Telefon: ++49 214 8501860
Fax: ++49 214 85018634
E-Mail: info@rationet.de
URL: http://www.rationet.de
Gründungsjahr: 1996
Anzahl der Mitarbeiter: 10

Unternehmenstätigkeit:
Cross-Media-Commerce: Integration von E-
Commerce und klassischen Vertriebswegen,
Optimierung von Marketing und Vertriebs-
prozessen durch elektronische Medien,
Erschließung neuer Zielgruppen und
Vertriebswege.

Leistungsangebot:
Konzeptentwicklung, Konzeptintegration,
Kooperationskonzepte, Analyse, Workshops,
Portale, 3-D-Community-Welten, elektronische
Kataloge, Content-Management-Systeme,
Microsites.

Zielgruppen:
Mittelständische und große Unternehmen.

Referenzen:
Bayer AG, Peacock, Barmer, Dorint, pointS,
Buchen Umweltservice, Landesinitiative
Zukunftsenergien NRW,
Rationalisierungskuratorium der deutschen
Wirtschaft, SIMONA AG, Reifen Ring u.a.

Ratiopharm GmbH

Graf-Arco-Straße 3
D - 89079 Ulm
Telefon: ++49 731 40202
Fax: ++49 731 402532
E-Mail: info@ratiopharm.de
URL: http://www.ratiopharm.de

Ansprechpartner:
Frau Krämer, Marketing

Inhalte / Kurzbeschreibung:
Auf der Seite von Ratiopharm findet der Arzt
oder der Apotheker Berichte über Themen wie:
Arzt & Recht, Arzt & Finanzen und
Pflegeversicherung. In dem Online-
Arzneimittelführer kann man sowohl alphabe-
tisch nach Präparaten, als auch nach
Anwendungsgebieten suchen.

Zielgruppen:
Fachleute.

Finanzierung:
Kostenfrei, ohne Werbung.
Verbreitung:
Normale Internetadresse, Closed user groups.

Nova; Tätigkeit bei T-Online als Entwickler; seit 07/00
bei RiCoNet Web Consulting.
Jan Richter, Geschäftsführer
Gründer und GF d. Unternehmens; Ausbildung bei
Leica Microsystems.

Unternehmenstätigkeit:
Die Erstellung komplexer, leicht zu bedienender
Web-Sites mit Mehrwerten.

Leistungsangebot:
Consulting, Konzeption und Umsetzung von
Web-Sites. Schwerpunkte sind eCommerce und
Datenbanklösungen.
Zielgruppen:
Pharmazeutische Industrie, Wellness-Anbieter,
Industrie und Handel.

Software:
Datenbanken.
Referenzen:
1&1
Euromicron AG
Electrolux Umformtechnik
RSG Electronic
Dr. Kern GmbH

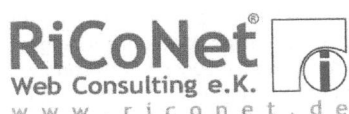

RiCoNet GmbH

Hohe Straße 200
D - 35745 Herborn
Telefon: ++49 2772 65120
Fax: ++49 2772 651229
E-Mail: info@riconet.de
URL: http://www.riconet.de
Gründungsjahr: 1996
Anzahl der Mitarbeiter: 10

Ansprechpartner:
Andreas Rein, Key Account Manager
Studium der Rechtswissenschaften; Tätigkeit bei AOL;
Ausbildung bei Deutsche Telekom; Angestellt bei T-

Rote Liste Service GmbH

Karlstr. 21
D - 60329 Frankfurt am Main
Telefon: ++49 69 25560
Fax: ++49 69 231789
E-Mail: info@rote-liste.de
URL: http://www.rote-liste.de
Gründungsjahr: 1996

Ansprechpartner:
Hildegard Dootz, Leiterin ROTE-LISTE-Sekretariat
Dr. Konrad Häßner, Geschäftsführer

Inhalte / Kurzbeschreibung:
Die Online-Version der ROTE LISTE beinhaltet
eine aktualisierte Kurzfas- sung des
deutschen/europäischen Arzneimittelangebotes
sowie be- stimmter Medizinprodukte von über
500 pharmazeutischen Unterneh- men. Auf den
Seiten der ROTE LISTE finden sich alle
Informationen über Arzneimittel, die auch die
gedruckte Version bietet: ein alphabetisches
Verzeichnis der Fertigarzneimittel, ein

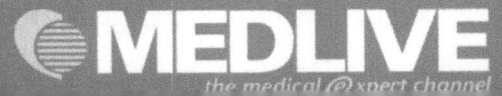

Stichwortverzeichnis, ein Wirkstoffverzeichnis, ein Verzeichnis chemischer Kurzbezeichnungen von Wirkstoffen, E-Nummern der Zusatzstoffe (numerisch/alphabe- tisch), ein Hilfsstoffverzeichnis, Basisinformationen zu Fertigarztnei- mitteln/bestimmten Medizinprodukten und eine Zusammenstellung von Gegenanzeigen, Anwendungsbeschränkungen, Neben-, Wechselwirkungen und Intoxikationen. Spezielle Rubriken: Arzneimittel in Schwangerschaft und Stillzeit, Arzneimittel und Verkehr, Arzneimittel und Alkohol und Anaphylaktischer Schock. Außerdem finden sich die Adressen von Bera- tungsstellen und ein Verzeichnis der pharmazeutischen Unternehmer, ggf. mit 24 Std. Telefondienst für Notfälle.

Zielgruppen:
Ärzte, Pharmazeuten. Laut Arzneimittelgesetz dürfen nur Fachkreise Informationen über verschreibungspflichtige Medikamente bekommen, so daß sämtliche Informationen dieses Angebots im Passwort-geschützten Bereich liegen.

Erweitertes Medienangebot:
Print.

Finanzierung:
Mischfinanzierung.

Verbreitung:
Closed user groups, DocCheck Passwort.

RP Medsystems AG

Arnulfstrasse 295
D - 80639 München
Telefon: ++49 89 178780
Fax: ++49 89 17878100
URL: http://www.rpmedsystemsag.de
Gründungsjahr: 1997
Anzahl der Mitarbeiter: 84

Ansprechpartner:
Hans-Peter Borgmann, Vorstand, Business Units
Dr. Thomas Hundesrügge, Vorstand, Marketing
Dr. Claus Wilimzig, Vorstand, Strategie/Finanzen

Unternehmenstätigkeit:
RP Medsystems AG bietet mobilitätseinge-schränkten Personen Produkte, Dienstleistungen und Informationen aus dem medizinischen sowie dem Lifestyle-Bereich. Mit seinem Leistungsangebot deckt das Unternehmen alle speziellen Bedürfnisse ab, die diese Zielgruppe an die medizinische Versorgung und an die all-täglichen Lebensbereiche Reisen, Wohnen, Auto stellt.

Leistungsangebot:
Die Stärke des Unternehmens besteht in der umfassenden Anwendungsberatung im nicht-ärztlichen Bereich und dem Verkauf medizinischer Hilfsmittel. Darüber hinaus hat sich die RP Medsystems AG zum Ziel gesetzt, den intranspa-renten und fragmentierten Gesundheitsmarkt durch Einbindung aller Marktteilnehmer und mit Hilfe moderner Internettechnologie effizienter zu gestalten. Die RP Medsystems AG fungiert dabei als Bindeglied zwischen Herstellern, Einkäufern, Krankenkassen, Ärzten und Kunden und hat sich damit als der erste eHealth Business-Integrator positioniert. Das selbstentwickelte internet-basierte Bestell- und Abrechnungssystem bietet dabei Kosten- und Zeitersparnis für sämtliche Marktteilnehmer. Das Geschäftsmodell basiert auf einer Internet-Plattform verbunden mit phy-sischen Outlets. Geführt wird die RP Medsystems AG zentral in München. Daneben verfügt die Gesellschaft mit ihren "Rolli Points" in Heidelberg, München, Berlin, Stuttgart über Niederlassungen, die das gesamte Produkt- und Dienstleistungsspektrum der RP Medsystems AG anbieten. Die E-Commerce-Plattform ist auf die speziellen Bedürfnisse der mobilitätseinge-schränkten Personen zugeschnitten und wird künftig der "Channel of Distribution" der Gesellschaft sein. Neben dem Bezug von Waren bietet die Plattform Informationen zu Produkten, Beratung, redaktionelle Beiträge und Diskussionsforen.

Zielgruppen:
Die Zielgruppe von RP Medsystems AG sind ca. 2,825 Mio. mobilitätseingeschränkte Menschen in Deutschland.

Zielmedium:
Internet.

System:
Internet.

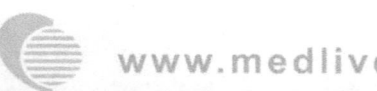

Referenzen:
http://www.rolli-point.de; http://www.handicap-life.de.

Sabri Systeme für die Medizin GmbH

Marktstraße 44
D - 83646 Bad Tölz
Telefon: ++49 8041 7850-0
Fax: ++49 8041 74623
E-Mail: sabri@sabri.de
URL: http://www.sabri.de
Gründungsjahr: 1991
Anzahl der Mitarbeiter: 30 Feste

Ansprechpartner:
Annette Sabri, Marketing
Dr. Aly Sabri

Unternehmenstätigkeit:
Sabri Systeme für die Medizin erstellt schwerpunktmäßig für die Medizin on- und offline multimediale Informationssysteme. CBT-Anwendungen, CAS-Anwendungen, Internet- und Intranetauftritte werden ergänzt durch Datenbankapplikationen.

Leistungsangebot:
Exklusives, übersichtliches Software- und Interfacedesign, optimierte Visualisierung komplexer Inhalte, Datenbank-Programmierung, Webseiten-Erstellung, CD-ROM Authoring, Audio- und Videobearbeitung, 3-D Animationen, 4D-raytracing und -rendering, virtual reality, QuicktimeVR, Bildverarbeitung, Dienstleistungen: Konzepte und Storyboarding, Schulung und Echtbetriebsbegleitung, Implementation, Updateservice und professionelle Wartung.

Zielgruppen:
Medizin, Pharma/Kosmetik, Bildung, Industrie, Behörden, Buchverlage, Computer/EDV, Messen/Kongresse, Museen.

Software:
QuickTime VR, Delphi, Visual Basic, C++, Lingo, Javascript, Macromedia Director, Toolbook, HTML, ActiveX, Perl, CGI, VRML, XML, superscape "visualiser" - virtual reality platform.

Zielmedium:
Video-/ Audioproduktionen, CD-ROM, Intranet, Internet.

System:
MAC-OS, MS-WIN.

Referenzen:
Siemens Medizin-Technik, Deutsches Museum, MSD Sharp & Dohme, Grünenthal, BzgA, Medizinische Hochschule Hannover, American College of Surgeons, Rhone Poulenc Rorer.

SCAY. Life Science

Königsallee 43
D - 71638 Ludwigsburg
Telefon: ++49 7141 125390
Fax: ++49 7141 125391
E-Mail: start@scay.de
URL: http://lifescience.scay.de
Gründungsjahr: 1997
Anzahl der Mitarbeiter: 8

Ansprechpartner:
Dr. Christina Hardt, Wiss. Projektleitung
Promotion in Mikro- und Molekularbiologie; Forschungszentrum Karlsruhe, Institut für Genetik; MorphoSys AG; Bereich Antikörper-Technologie; Zusatzqualifikationen Kommunikation und Werbung.
Frank Schaible, Geschäftsführender Gesellschafter
Studium der Germanistik und BWL; Anschlußstudium Marketing und Kommunikation; Geschäftsführer der SCAY. communication Werbeagentur GmbH.

Unternehmenstätigkeit:
Agenturtätigkeit für Biotechnologie-Unternehmen: Werbung, PR, Veranstaltungen, Internet, CD-ROM.

Leistungsangebot:
Marketing: Beratung, Begleitung und Entwicklung von Unternehmenskonzepten. New Media: Internet, CD-ROM, Visualisierung von Abläufen und Verfahren. Werbung: Konzeption, Gestaltung, Image (Print, TV, Funk, Messe). Öffentlichkeitsarbeit: Presse, Event, Seminare

Zielgruppen:
Forschende und entwickelnde Unternehmen aus

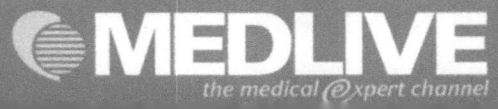

den Bereichen Biotechnologie, Pharmazie, Kosmetik und Lebensmittelindustrie.

Referenzen:
Auf Anfrage.

Schaper & Brümmer GmbH & Co. KG

Bahnhofstraße 35
D - 38259 Salzgitter
Telefon: ++49 53 41307120
Fax: ++49 53 41307125
E-Mail: info@schaper-bruemmer.de
URL: http://www.schaper-bruemmer.de

Inhalte / Kurzbeschreibung:
Das Unternehmen steht für die Entwicklung, Herstellung und Vertrieb pharmazeutischer Produkte, insbesondere von Naturstoffpräparaten. Dementsprechend bieten die Internet-Seiten ein Kräuterlexikon, in dem man exakte Beschreibungen medizinisch wirksamer Kräuter findet und Angaben zu den daraus hergestellten Präparaten.

Zielgruppen:
Fachkreise (mit Paßwort), interessierte Laien.

Finanzierung:
Kostenfrei, ohne Werbung.

Verbreitung:
Normale Internetadresse, Closed user groups.

Schebo Biotec AG

Netanyastrasse 3
D - 35394 Giessen
Telefon: ++49 641 49960
Fax: ++49 641 499677
E-Mail: schebo@schebo.com
URL: http://www.schebo.com
Gründungsjahr: 1988

Anzahl der Mitarbeiter: 29

Ansprechpartner:
Dr. Hans Scheefers, Geschäftsführender Gesellschafter und Gründer
Dr. rer. nat. Ursula Scheefers-Borchel, Geschäftsführende Gesellschafterin und Gründerin

Inhalte / Kurzbeschreibung:
Das Hauptbetätigungsfeld der Schebo Biotech AG ist die Entwicklung, Herstellung und der Vertrieb von Testsystemen für die Pankreasdiagnostik und die Tumordiagnostik. Außerdem steht das Unternehmen auch für Forschung und Entwicklung in den Bereichen Immunologie, Biochemie und Tumortherapiekontrolle. Die Schebo Biotech AG ist mit ihren Produkten sowohl in der Humandiagnostik als auch in Veterinärmedizin tätig und ist spezialisiert auf die Herstellung monoklonaler Antikörper gegen verschiedenste Antigene, die Entwicklung von routinetauglichen Testsystemen und die Identifizierung und Isolierung von Targetproteinen. Außerdem kooperiert die Firma mit verschiedenen Universitäten und Universitätskliniken. Auf der Internetseite von Schebo Biotech präsentiert das Unternehmen seine Produkte mit ausführlichen Fachinformationen über die Indikationen, Methoden oder Kurzbedienungsanleitungen.

Zielgruppen:
Frei zugängliche Fachinformationen für Ärzte, Krankenhäuser und Labors.

Finanzierung:
Kostenfrei, ohne Werbung.

Verbreitung:
Normale Internetadresse.

Schering Aktiengesellschaft

Postfach
D - 13342 Berlin
Telefon: ++49 30 4681111
Fax: ++49 30 46815305
E-Mail: info@schering.de
URL: http://www.schering.de

Inhalte / Kurzbeschreibung:
Auf den Seiten der Schering AG präsentiert sich das Unternehmen selbst und stellt Informationen über seine Produkte aus den Bereichen Fertilitätskontrolle und Hormontherapie, Therapeutika, Diagnostika und Radiopharmaka und Dermatologie ergänzt von leicht verständlichen beschreibungen der zugehörigen Krankheitsbilder zur Verfügung. Ein News und Infoservice und Links zu anderen Scheringseiten ergänzen das Angebot.

Zielgruppen:
Fachleute und interessierte Laien.

Finanzierung:
Kostenfrei, ohne Werbung.

Verbreitung:
Normale Internetadresse.

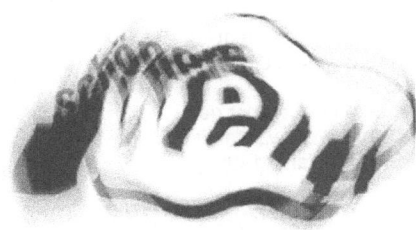

schönereWelt!
Gotzingerstr. 52-54
D - 81371 München
Telefon: ++49 89 76702900
Fax: ++49 89 76702905
E-Mail: dialog@swelt.com
URL: http://www.swelt.com
Gründungsjahr: 1993
Anzahl der Mitarbeiter: 4

Ansprechpartner:
Manuela Leu, Art Development heiligenblut.de.
Sven C. Steinmeyer, Gründer, Geschäftsführer
Medien- und Plattform übergreifende visuelle
Entwicklung. Konzeption.

Unternehmenstätigkeit:
schönereWelt! ist ein zusammenschluss freier unternehmer zur entwicklung, konzeption, gestaltung und produktion von medien, in einer neuen, ganzheitlichen, definition von arbeit und leben. wir definieren neue ziele. durch eigenschaften wie harmonie zwischen arbeit und leben, zeit, menschen und freundschaft, ästhetik, vielfältige eindrücke, unterschiedlichste interessen und aktivitäten, unter nutzung und missbrauch - gelangweilt von konventionen - der letzten technologien, für das auge, die sinne und eine schönereWelt! die schönereWelt! entwickelt eigene projekte, betreut aber auch ausgewählte kunden mit kommerziellen produktionen, stets unter dem aspekten ästhetik und funktionalität - konsequent, notfalls auch gegen den wunsch des kunden.

Leistungsangebot:
ganzheitliche konzeption durch interdispläre arbeit für form & funktion. medienübergreifende visuelle entwicklung. corporate design. schönereWelt! entwickelt harmonie zwischen online und offline medien [www.cdrom.print.video.audio.broadcast].

Software:
Cmd, Ping, NotePad, TextPad, Corel, Adobe, Discreet, etc.

Zielmedium:
[www.cdrom.print.video.audio.broadcast].

Referenzen:
Tecomac AG, Unternehmensgruppe Wander, adidas, bernhard langer.de, Linde German Masters, BMW AG, Herb-X Medien [Bully], wm2000.com, UUNET, IHS, sporthouse.de AG, golf.de, Disko B, SubUp Records, Chicks On Speed, ultraschall, Nissei Sangyo Europe, Legato Systems Europe, Sat.1, Olympiapark München. u.a.

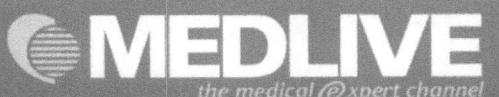

schwa-medico GmbH
www.akupunkturwelt.de

Wetzlarer Str. 41-43
D - 35630 Ehringshausen
Telefon: ++49 6443 8333110
Fax: ++49 6443 8333 119
E-Mail: info@akupunktur.de
URL: http://www.akupunkturwelt.de
Gründungsjahr: 1997
Inhalte / Kurzbeschreibung:
Dieses Forum ist eine Diskussionsplattform für
Fragen und Antworten rund um die Akupunktur.
Es richtet sich an alle, die sich über diese
Heilmethode informieren, Rat suchen oder ihre
Erfahrungen einem breiten Publikum, vom inter-
essierten Laien, bis zum Experten, mitteilen
möchten. Dieses Forum der Akupunktur soll als
Kommunikationsplattform zum Thema
Akupunktur dienen. Hier sollen
Behandlungsmethoden diskutiert, Vorurteile auf-
geklärt und Tips und Tricks zwischen Experten
ausgetauscht werden.

Zielgruppen:
Forum für Laien und Berufsmediziner.

Finanzierung:
Kostenfrei, ohne Werbung.

Verbreitung:
Normale Internetadresse.

Schwarz Pharma GmbH

Alfred-Nobel-Straße 10
D - 40789 Monheim
Telefon: ++49 2173 480
Fax: ++49 2173 481032
E-Mail: Georg.Noweski@schwarzpharma.com
URL: http://www.schwarzpharma.de

Ansprechpartner:
Georg Noweski, Geschäftsführer / Marketing &
Vertrieb
Jürgen Willas, Geschäftsführer / Finanzen

Inhalte / Kurzbeschreibung:
Diese Seite bietet News und Nachrichten für
Fachkreise und Infos über die Präparate des

Unternehmens. Kongresse werden angekündigt
und man kann in dem Archiv nach
Kongressberichten suchen. Schwarz Pharma bie-
tet Fachleuten einen Service für
Literaturrecherchen. Außerdem werden den
Patienten viele Informationen angeboten.

Zielgruppen:
Fachleute und Patienten.

Updates:
Regelmäßig.

Finanzierung:
Kostenfrei, ohne Werbung.

Verbreitung:
Normale Internetadresse.

SECANET AG

Aspelohe 27b
D - 22848 Norderstedt
Telefon: ++49 700 77088090
Fax:
E-Mail: info@secanet.de
URL: http://www.secanet.de
Gründungsjahr: 1999

Ansprechpartner:
Bodo Lindemann, Vorstand
Dr. Kai Locher, Geschäftsführung

Unternehmenstätigkeit:
Gemeinsam mit verschiedenen Business- und
Projektpartnern entwickelt die SECANET AG eine
universelle Kommunikationsplattform für das
Gesundheitswesen, den SECANET
Medizinverbund.

Leistungsangebot:
Die Plattform bietet kommerzielle und nicht-
kommerzielle Nutzungsmöglichkeiten im
Gesundheitswesen. Das geschlossene Netz bietet
die Möglichkeit eines sicheren Datenaustausches
zwischen allen Teilnehmern durch Nutzung
modernster kryptologischer Technologien und
Standards.

Zielgruppen:
Anwender bzw. Dienstleistungsanbieter sowohl im medizinischem als auch im Gesundheitswesen.

Zielmedium:
Internet.

Referenzen:
Siehe Homepage.

sector5 GmbH & Co KG

Mengenicher Str. 33
D - 50825 Köln
Telefon: ++49 2236 394840
Fax: ++49 2236 394811
E-Mail: info@sector5.de
URL: http://www.sector5.de
Gründungsjahr: 2000
Anzahl der Mitarbeiter: 9

Unternehmenstätigkeit:
Entwicklung und Konzeption der multimedialen Unternehmenskommunika- tion im Gesundheitsmarkt.

Leistungsangebot:
Erstellung und Konzeption von Fortbildungsmedien für Mediziner (CD- Rom, Internet, DVD, Lehr-Filme). Durchführung von Fortbildungsver- anstaltungen.

Zielgruppen:
Pharmaindustrie, Med. Fachverbände.

Referenzen:
Bristol Myers Squipp;
Schwarz Pharma Deutschland GmbH;
Schwarz Pharma AG;
Takeda Pharma;
Anged (Arbeitsgemeinschaft Niedergelassener Gastroenterologen);
BNG (Bund niedergelassener Gastroenterologen).

Seirin Deutschland GmbH

Postfach 1763
D - 63237 Neu-Isenburg
Telefon: ++49 6103 964990
Fax: ++49 6103 964998
E-Mail: seirin@seirin.com
URL: http://www.seirin.de
Gründungsjahr: 1981

Ansprechpartner:
Peter Einheuser, Präsident
Petra Grünes, Managing Director
Petra Lausmann, Managing Director

Inhalte / Kurzbeschreibung:
Auf unseren Internetseiten erläutern wir, was Akupunktur und Lasertherapie sind. Bei uns finden Sie Informationen über Akupunkturkurse und Seminare für Lasertherapie, über neue Produkte und kostenlose Artikel, die hier zu Verfügung stehen. Der Online-Shop gibt Ihnen die Möglichkeit, alle Seirin-Produkte zu kaufen.

Zielgruppen:
Online-Shop für das medizinische Fachpersonal (mit Paßwort).

Finanzierung:
Kostenfrei, ohne Werbung.
Verbreitung:
Normale Internetadresse, Closed user groups.

SilverPlatter Information GmbH

Güntzelstr. 63
D - 10717 Berlin
Telefon: ++49 30 8577990
Fax: ++49 30 85779999
E-Mail: berlin@silverlplatter.com
URL: http://www.silverplatter.com
Gründungsjahr: 1985
Anzahl der Mitarbeiter: 150

Ansprechpartner:
Marino Demarchi
Wencke Loesener, Marketing
Ulf Schwarz, Regional Manager

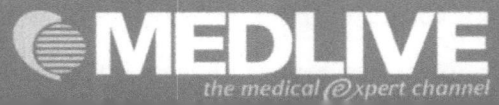

Unternehmenstätigkeit:
Das weltweit tätige Unternehmen ist Pionier in der Entwicklung und Bereitstellung von elektronischen Informationen. SilverPlatter bietet Zugang zu einer der umfangreichsten bibliographischen und Volltextdatenbanken aller Wissenschaftsbereiche.

Leistungsangebot:
Mehr als 230 bibliographische und Volltext-Datenbanken aller Wissenschaftsbereiche, Linktechnologie für den direkten Wechsel vom bibliographischen Eintrag zum Volltext einer Online-Fachzeitschrift und anderen Webresources (z. B. WebOPAC und Dokumentenlieferdienste), Verschiedene Zugriffsoptionen: Internet, Intranet und CD-ROM, Entwicklung und Bereitstellung der Such- und Netzwerksoftware.

Zielgruppen:
Akademische und Firmenbibliotheken, Informationsvermittler und Wissenschaftler.

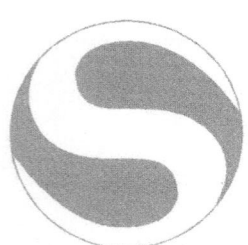

SOKOMA Software-Konzepte + Marketing GmbH
Meisengasse 13-15
D - 60313 Frankfurt
Telefon: ++49 69 9200800
Fax: ++49 69 92008050
E-Mail: bkalender@sokoma.de
URL: http://www.sokoma.de
Gründungsjahr: 1994
Anzahl der Mitarbeiter: 26

Ansprechpartner:
Beate Kalender

Unternehmenstätigkeit:
Die SOKOMA GmbH liefert IT-Dienstleistungen, Beratung und Projektmanagement, sowie schlüsselfertige, integrierte Lösungen für verschiedene Bereiche des Dienstleistungsgewerbes und der Industrie.

Leistungsangebot:
Systemintegration, Technologieberatung.

Zielgruppen:
Handel, Fertigung, Finanzwesen, Versorgung, Versicherung, Behörden, Öffentliche Verwaltung, Gesundheitswesen, Forschung & Lehre.

Referenzen:
Siehe Homepage.

Strathmannn Ag & Co.
Sellhopsweg 1
D - 22459 Hamburg
Telefon: ++49 40 559050
Fax: ++49 40 55905100
E-Mail: info@strathmann.de
URL: http://www.strathmannag.de
Gründungsjahr: 1996
Anzahl der Mitarbeiter: 400

Ansprechpartner:
Ralf Leinemann, Internet
Stefan Titzrath, PR

Unternehmenstätigkeit:
Die Strathmann AG gehört zu den führenden deutschen Pharma-Her- stellern. Sie ist eines der wenigen privaten Pharma-Unternehmen unter ärztlicher Leitung.

Leistungsangebot:
Pharmazeutische Produkte (ethisch und OTC), rekombinante Proteine, Plasmid-DNA und bakterielle Vakzine.

Zielgruppen:
Pharmazeutische und biotechnologische Unternehmen, Endkungen.

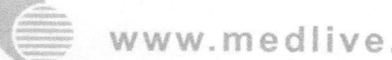

STS Systemtechnik Schwerin GmbH

Hagenower Str. 73
D - 19061 Schwerin
Telefon: ++49 385 3993212/211
Fax: ++49 385 3993210
E-Mail: hbehrens@sts-system.de
URL: http://www.fuchs-gruppe.com/sts
Gründungsjahr: 1993
Anzahl der Mitarbeiter: 7
Ansprechpartner:
Dr. Harald Behrens, GF
Christa Fuchs
Jens Kraitl
Dipl.-Ing.

Zielgruppen:
Investitionsgüterindustrie, speziell Maschinen-
und Anlagenbau.

Referenzen:
Böllhoff GmbH, Boge Kompressoren GmbH,
Dürkopp Adler AG, E. Gundlach Display GmbH,
Kannegiesser Garment & Textile Technologies
GmbH + Co., Krause-Biagosch GmbH.

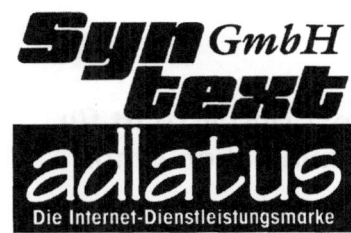

symmedia GmbH

Ravensberger Straße 10 F
D - 33602 Bielefeld
Telefon: ++49 521 9665550
Fax: ++49 521 9665555
E-Mail: projekte@symmedia.de
URL: http://projekte.symmedia.de
Gründungsjahr: 1997
Anzahl der Mitarbeiter: 15

Ansprechpartner:
Dipl.-Ing. Peter Barkowsky, Geschäftsleitung
Jan Gleitsmann, Projektleitung
Dipl.-Math. Bernd Volkmer, Produkt Manager

Unternehmenstätigkeit:
Wir sind ein eBusiness Software- und
Beratungshaus und haben uns auf die
Entwicklung und Implementierung von neuen,
zukunftsorientierten Lösungen im technischen
Service für den Maschinen- und Anlagenbau
spezialisiert.

Leistungsangebot:
Multimediale Softwarelösungen für den techni-
schen Service, Vertrieb und Marketing.
Qualifizierung der Mitarbeiter.

Syntext Gesellschaft für Kommunikation mbH

Bonameser Strasse 44
D - 60311 Frankfurt am Main
Telefon: ++49 69 532972
Fax: ++49 69 95297506
E-Mail: syntext@adlatus.de
URL: http://www.adlatus.de
Gründungsjahr: 1987
Anzahl der Mitarbeiter: 5

Ansprechpartner:
Willy Krieg, Geschäftsführer
Verlagskaufmann, Dipl.-Betriebswirt, EDV-
/Betriebsorganisation, Werbeberater
Investitionsgüterindustrie, technische Verbrauchsgüter,
Dienstleistungen.

Unternehmenstätigkeit:
Entwicklung, Programmierung von
Datenbanklösungen.

Leistungsangebot:
Auftrags-, Angebots-, Archiv- und Abrechnungs-
Software mit individuellen Inhalten und
Bedieneroberflächen.

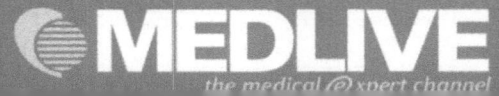

Zielgruppen:
Kleine und mittlere Unternehmen der Investitionsgüterindustrie, Dienstleistungsunternehmen, Krankenhäuser, Therapie- und Pflegeeinrichtungen.

Software:
u. a. FileMaker 5 Pro.

Zielmedium:
online und offline.

System:
MAC und PC.

Syntext Gesellschaft für Kommunikation GmbH

Anzahl der Redakteure:
Fest: 2 , Frei: 3

Inhalte / Kurzbeschreibung:
Europäischer Internet-Stellenmarkt für Ärzte, Pflege- und Verwaltungspersonal in Kliniken, Krankenhäusern, Pflege- und Therapieeinrichtungen mit kostenloser Veröffentlichung von Stellengesuchen.

Zielgruppen:
Stellensuchende Ärzte sowie Pflege- und Verwaltungspersonal.

Updates:
Mindestens 1 x täglich.

Finanzierung:
kostenfrei

Verbreitung:
normale Internetadresse.

SYSMEX DEUTSCHLAND GMBH

Bornbarch 1
D - 22848 Norderstedt
Telefon: ++49 40 5341020
Fax: ++49 40 5232302
E-Mail: webmaster@sysmex.de
URL: http://www.sysmex.de

Inhalte / Kurzbeschreibung:
SYSMEX ist auf die Entwicklung und Herstellung medizinischer Laborgeräte spezialisiert. Die SYSMEX-Systeme bestehen aus Analysenautomaten, Software, Reagenzien und Zubehör für die Analytik in den Bereichen Hämatologie, Hämostase und Urinsediment. Auf der Internetseite finden medizinische oder wissenschaftliche Fachleute Informationen über die Symex-Gruppe und deren Produkte.

Zielgruppen:
Medizinische und wissenschaftliche Fachkreise.

Finanzierung:
Kostenfrei, ohne Werbung.

Verbreitung:
Normale Internetadresse.

TAD Pharma GmbH

Heinz-Lohmann-Straße 5
D - 27472 Cuxhaven
Telefon: ++49 47 216060
Fax: ++49 47 21606333
E-Mail: info@tad.de
URL: http://www.tad.de

Ansprechpartner:
Dr. Hans-Peter Eck
Dr. Ilona Kraft-Geiler

Inhalte / Kurzbeschreibung:
Auf unseren Internetseiten möchten wir Ihnen gezielte Informationen, Service, Beratung und Aufklärung rund um Ihre Gesundheit bieten. Registrierte Ärzte und Apotheker erhalten bei uns umfangreiche Fachinformationen und Möglichkeiten zur Expertenkommunikation.

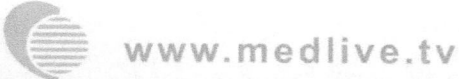
www.medlive.tv

Unser kompetenter E-Service bietet einen News-Bereich, in dem Sie aktuelle Informationen zum Thema Gesundheit und über neueste Entwicklungen in unserem Unternehmen finden. Wir stellen Ihnen hier alle Meldungen zur Verfügung, die in unserem Patientenbereich abrufbar sind, darüber hinaus halten wir auch Fachnachrichten für Sie bereit, die ausschließlich in unserem geschlossenen Benutzerbereich eingesehen werden können.

Zielgruppen:
Für registrierte Ärzte und Apotheker.

Finanzierung:
Kostenfrei, ohne Werbung.

Verbreitung:
Normale Internetadresse, Closed user groups.

Taurus Pharma GmbH
Berner Str. 40-42
D - 60437 Frankfurt
Telefon: ++49 69 95000714
Fax: ++49 69 95000632
E-Mail: info@tauruspharma.de
URL: http://www.tauruspharma.de

Ansprechpartner:
G. Chiari, Geschäftsführer
Dr. L. Mentrup, Geschäftsführer
R. Schunk, Geschäftsführer
Dr. G. Usuelli, Geschäftsführer

Inhalte / Kurzbeschreibung:
Taurus Pharma GmbH ist die deutsche Tochtergesellschaft der Poli-Gruppe, Mailand. Poli ist ein mittelständisches Pharmaunternehmen, das weltweit Produkte aus der eigenen Forschung vertreibt, in den Ländern Deutschland, Schweiz und Frankreich auch über eigene Tochtergesellschaften. Schwerpunkte von Poli sind die Bereiche Gynäkologie, Dermatologie, Neurologie (Parkinson, Depressionen) und Lebertherapie. Auf der Webseite Tauruspharma.de befinden sich Fachinformationen über Therapien, Anwendungen und Dosierungen für Fachkreise. Für den Apotheker gibt es dazu noch einen online-Service für

Bestellungen. Für Patienten gibt es offen zugängliche Informationen über Hautkrankheiten, Leber- und vaginale Erkrankungen.

Zielgruppen:
Ärzte, Heilpraktiker, Apotheker und Patienten.

Finanzierung:
Kostenfrei, ohne Werbung.

Verbreitung:
Normale Internetadresse, Closed user groups.

: TC Biomed GmbH
: telemedicine
: videoconferencing
: remote monitoring

TC Biomed GmbH
Am Müggelpark 19
D - 15537 Gosen bei Berlin
Telefon: ++49 3362 8240
Fax: ++49 3362 824222
E-Mail: tcbiomed@tcbiomed.de
URL: http://www.tcbiomed.de
Gründungsjahr: 1993
Anzahl der Mitarbeiter: 10

Ansprechpartner:
Frank Liemant, Leiter der Entwicklung
Dr. Hartwig Parson, Geschäftsführer
Gerald Splettstößer, Marketing/Vertrieb

Unternehmenstätigkeit:
Entwicklung, Herstellung und Vertrieb von Telekonferenzsystemen für die Medizin.

Leistungsangebot:
Telekonferenz, Bildübertragung, Bilderfassung, Datenübertragung, DICOM, Mikroskopkamera, Mikroskopfernsteuerung, Telepathologie, Bildarchivierung.

Zielgruppen:
Ärzte, Mediziner, Laboratorien, Hämatologen, Pathologen, Neurologen, Gynäkologen, Radiologen, Notfallmedizin, Onkologen, Nuklearmediziner, Zahnärzte, Dentallabors.

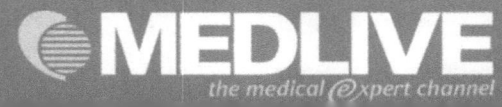

Software:
AViTmed® II local, AViTmed® II conference, AViTmed® II remote.

Referenzen:
Referenzliste Auswahl: "Kuratorium für Unfallopfer mit Schäden des ZNS" (Neurologen, Radiologen, Notfallmediziner), MEDNET-Projekt "Akute und chronische Leukämien" (Hämatologen aus D, A, CH), "EXPO 2000-Projekt TELECITY FORST", Untervorhaben Telemedizin, Telepathologiesystem zwischen Krankenhaus Forst und Carl-Thiem-Klinikum, Cottbus.

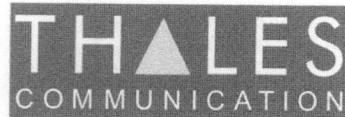

Thales Communication GmbH
Papenstrasse 27
D - 22089 Hamburg
Telefon: ++49 40 2515220
Fax: ++49 40 25152299
E-Mail: info@thales.de
URL: http://www.thales.de
Gründungsjahr: 1997
Anzahl der Mitarbeiter: 11

Ansprechpartner:
Astrid Kemme-Wollert, Gesellschafterin
Olaf Otahal, Gesellschafter
Ole Twiesselmann, Geschäftsführender Gesellschafter

Anzahl der Berater:
10

Beratungsbereiche:
Die 1997 gegründete Thales Communication GmbH mit Sitz in Hamburg ist eine IT-Unternehmensberatung mit vier Kernbereichen: Kommunikationslösungen, Internet/Intranet, Software-Entwicklung und Sicherheits-technologien.

Schwerpunkte:
Als Beratungsgesellschaft übernimmt Thales die Komplettbetreuung bei der Realisierung von Software-, Internet- und Sicherheitsprojekten. Für eine effiziente und kostengünstige Unternehmenskommunikation entwickelt die Thales Communication vollständige Intranet-Lösungen. Darüber hinaus realisiert die Beratungsgesellschaft spezifisch Internet-Auftritte, gestaltet Interfaces und integriert Datenbankanbindungen. Durch Standardsoftwarelösungen wie Lotus Notes oder Microsoft Exchange werden Informationsflüsse intern und extern verbessert. Um ihre Kunden vor unbefugten Zugriffen auf sensitive Unternehmensdaten zu schützen, hat sich das Unternehmen vor allem auf Hochsicherheitslösungen spezialisiert und ent-wickelt Sicherheitskonzepte sowohl für kleine als auch für große Netzwerke.

Zielgruppen:
Unternehmen.

Referenzen:
Branchenschwerpunkte liegen im Gesundheitswesen und in der Schifffahrtsbranche. Aber auch namhafte Unternehmen aus den Branchen Tourismus, Energieversorgung, Finanzdienstleistungen sowie der Industrie zählen zum Kundenstamm der Thales Communictation GmbH.

Thieme Verlag
Rüdigerstraße 14
D - 70469 Stuttgart
Telefon: ++49 711 89310
Fax: ++49 711 8931133
URL: http://www.thieme.de/dmw/
Gründungsjahr: 1993

Inhalte / Kurzbeschreibung:
Hier findet sich die „Deutsche Medizinische Wochenzeitschrift„, das Organ der Deutschen Gesellschaft für Medizin und der Gesellschaft Deutscher Naturforscher und Ärzte. Die Artikel der aktuellen Ausgabe stehen zum Lesen bereit. Der aktuelle Kongreß-Kalender listet die Termine einschlägiger Veranstaltungen.

Zielgruppen:
Mediziner, Naturforscher.

Updates:
Ständig.

Erweitertes Medienangebot:
Print.

Verbreitung:
Normale Internetadresse.

Tomed Dr. Toussaint GmbH

Finkenweg 17
D - 64625 Bensheim
Telefon: ++49 6251 983344
Fax: ++49 6251 983345
E-Mail: info@tomed.com
URL: http://www.tomed.com
Gründungsjahr: 1997

Inhalte / Kurzbeschreibung:
Die Tomed Dr. Toussaint GmbH ist ein Mitte
1997 gegründetes medizinisches Unternehmen
mit Produktschwerpunkten in den Bereichen
Schlafmedizin sowie Frauenheilkunde &
Geburtshilfe. Auf der Seite des Unternehmen
findet der Arzt Infos über die Produkte sowie
das Produktprofil, die Anwendung und klinische
Studien. Die Produkte können direkt online
bestellt werden.

Zielgruppen:
Ärzte und Hebammen.

Finanzierung:
Kostenfrei, ohne Werbung.

Verbreitung:
Normale Internetadresse.

UltraCad multimedia services

Kronacher Strasse 34 (im Technologiezentrum)
D - 95119 Naila
Telefon: ++49 9282 930391
Fax: ++49 9282 930393
E-Mail: contact@ultracad.de
URL: http://www.ultracad.de
Gründungsjahr: 1995
Anzahl der Mitarbeiter: 6

Ansprechpartner:
Andreas Fuchs, Geschäftsleitung

Unternehmenstätigkeit:
UltraCad multimedia services realisiert digitale
HighTech-Lösungen in den Bereichen Virtual
Reality, 2D-/3D-Visualisierung, Animation-
/Simulation, special effects, digital postproduction. Virtual Offices in Frankfurt und Berlin
garantieren dem bundesweiten Kundenkreis
schnelle Reaktionszeiten und eine zeitgemässe
Bildästhetik. Das interdisziplinäre Team besteht
aus Architekten, Software-Ingenieuren,
Grafikdesignern und Animatoren. Durch das seit
1990 agierende angegliederte Software-
unternehmen Sanford Datensysteme werden
Datenbank-Applikationen für den Bau-/
Immobiliensektor und die allgemeine Industrie
entwickelt. 3D-Grafik-Workstations sichern
einen reibungslosen, schnellen Produktions-
ablauf bei komplexen virtuellen Szenarien und
Computermodellen. Die beiden neuen Betäti-
gungsfelder der 2D-/3D-Charakteranimation für
TV- und Filmproduktionen und der medical ani-
mations sind durch Pilotprojekte an den Start
gegangen.

Leistungsangebot:
Virtual Reality, 2D-/3D-Visualisierung,
Charakteranimation/Motion; Capturing virtueller
Darsteller, virtuelle Studiosets; medizinisch-phy-
siologische Animationen, special effects für TV-
und Filmproduktionen, digital postproduction.

Zielgruppen:
Immobilieninvestoren, Projektentwickler,
Fondsgesellschaften, Banken, Versicherungen,
Architekten, Städteplaner, Werbe- und
Marketingagenturen, TV- und Filmproduktionen,
Pharmaunternehmen, Industriekunden.

Software:
3D Studio MAX, Lightscape, Adobe Photoshop.

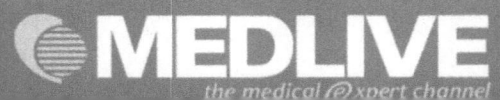

Zielmedium:
TV, CD-ROM, Video, Internet/VRML.

System:
Win 9x/NT, MacOS, Betacam SP.

Referenzen:
Click Online, Ischler Institut, UFA AG, Kempinski, Rentaco AG, Deutsche SparkassenFonds AG, Stinnes, Die Internet Fabrik, Concept Werbeagentur, Siedlungssystem für umweltadäquates Wohnen, EKG Music, HdK / Prinz TV, kognita, Galerie Malakoff, Neumann Bauelemente, Häussler Gruppe, Wirtschaftsförderung Brandenburg, Thierron Fassadensysteme, Manolo Nunez/Paris Architekten, POLInvest, Kapuscik & Lekawa Architekten.

Ultramarin Film- und Fernsehproduktion GmbH

Schwere-Reiter-Str.35 / Haus 15
D – 80797 München
Telefon: ++49 89 300 00 621
Fax: ++49 89 300 00 624
E-Mail: giebler@ultramarin-film.de
URL: http://www.ultramarin-film.de
Gründungsjahr: 1997
Anzahl der Mitarbeiter:: 9 feste, 17 freie

Ansprechpartner:
Dr.Oliver Giebler, Geschäftsführer
Medizinstudium, Zusatzausbildung: Kamera und Journalismus, Spezialisierung auf Medien in Medizin und Gesundheit.

Unternehmenstätigkeit:
Ultramarin Film ist auf die Konzeption und Produktion von medizinischen und gesundheit-

sorientierten Sendungen und Beiträgen spezialisiert. Dabei erstreckt sich unsere Bandbreite von "einfachen" TV-Beiträgen über pharmazeutische Imagefilme bis hin zu aufwendigen Produktionen und multimedialen Events zur ärztlichen Fortbildung. Exklusiv das Produkt medixx, - medical information at ist best.

Leistungsangebot:
Medizinische Fachredaktion, Konzeptentwicklung, TV-Produktion, 3D-Animation, Imagefilm, Werbefilm, Eventmanegement, Satellitenübertragung.

Zielgruppen:
Ärzte, Pharmaindutrie, medizinische Fachverbände, Kostenträger, Apotheker, normale Fernsehzuschauer.

Zielmedium:
TV, Video, DVD, Events, Internet.

System:
DigiBeta, Beta SP, Film, VHS, DVD, CD-Rom, WWW.

Referenzen:
Pharmaindustrie (z.B. GlaxoSmithKline, Aventis), TV-Sender(z.B. ARD, ZDF, SAT1, RTL ect.).

Urban & Fischer Verlag

Karlsstrasse 45
D - 80333 München
Telefon: ++49 89 53830
Fax: ++49 89 5383939
E-Mail: info@urbanfischer.de
URL: http://www.urbanfischer.de
Anzahl der Mitarbeiter: 130

Ansprechpartner:
Peter Eichhorn, Marketingleitung
Dr. Thomas Scherb, Verlegerischer Geschäftsführer

Verlagsleistungen:
Kauf von Lizenzen, Entwicklung eigener Titel (Redaktion).

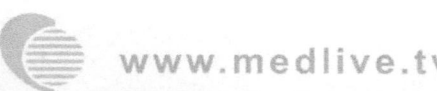

Verlagsschwerpunkte:
Fachverlag für alle medizinischen Berufe,
Anbieter von medical content
(Salerno) für Mediziner, Krankenhäuser,
Krankenkassen, Internetportale etc.

Angebot CD-ROM:
Medizin.

Zahl der lieferbaren Titel:
CD-ROMs: ca. 40

Bestseller:
Salerno (medizinisches Informationssystem),
MSD Manual, Roche Lexikon Medizin, Roche
Rechtschreibprüfung, Sobotta: Atlas der
Anatomie und Sobotta interaktiv, Mediscript für
Medizinstudenten.

Vertriebskanäle:
Buchhandel, Versandhandel.

URBAN & VOGEL

MEDIEN UND MEDIZIN VERLAGSGESELLSCHAFT

Urban & Vogel Medien und Medizin Verlagssgesellschaft mbH & Co. KG

Neumarkter Str. 43
D - 81673 München
Telefon: ++49 89 43721300
Fax: ++49 89 43721399
E-Mail: verlag@urban-vogel.de
URL: http://www.urban-vogel.de;
http://www.mmw.de
Gründungsjahr: 1985
Anzahl der Mitarbeiter: ca. 80

Ansprechpartner:
Theodor Klenke, Online Redakteur
Frank Niemann, Leitung Vertrieb und Marketing
Sevices

Verlagsleistungen:
Entwicklung eigener Titel (Redaktion).

Verlagsschwerpunkte:
Medizinische Zeitschriften, Medizinische Bücher;
medinische Online Zeitschriften.

Angebot Bücher:
Sachbücher / Fachbücher, Wissenschaft.

Angebot Zeitschriften / Magazine:
Wissenschaft.

Zahl der lieferbaren Titel:
Ca. 150 Bücher; 35 Zeitschriften.

Vertriebskanäle:
Buchhandel, Versandhandel, Direktvertrieb.

VDAP e. V.c/o MCS AG

Im Kappelhof
D - 65343 Eltville/Rhein
Telefon: ++49 6123 6900
Fax:
E-Mail: mcs@mcs-ag.com
URL: http://www.mcs-ag.de/pranetze/s_vdap.htm

Beratungsbereiche:
Im Verband Deutscher Arztpraxis-
Softwarehersteller e.V. haben sich die
Unternehmen CompuMed Praxiscomputer
GmbH & Co., DOCexpert Gruppe, MCS
Modulare Computer und Software Systeme AG,
MEDISTAR Praxiscomputer GmbH und TurboMed
EDV-GmbH zusammengeschlossen, um im
Interesse aller Software-Anwender gemeinsame
Produkte und Standards zu definieren.

Schwerpunkte:
Ziel des VDAP ist die Realisierung einer
Schnittstelle zur Unterstützung des elektroni-
schen Austausches von Arztbriefen und
Befunden im Rahmen der Arzt-Arzt-
Kommunikation. Darüber hinaus versteht sich
der VDAP auch als Interessenvertreter der
Anbieter von Arztinformationssystemen.
Zukünftig will man bei Gesprächen mit der KBV,
der PVS und anderen Entscheidungsträgern im
Gesundheitswesen mit einer Stimme sprechen
und auf diese Weise noch besser die Interessen
der Anwender vertreten. Immerhin ist mittler-

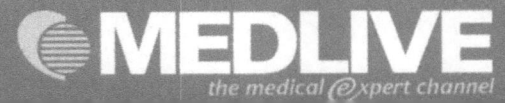

weile die Umsetzung neuer gesetzlicher Richtlinien im ambulanten Bereich ohne entsprechende Modifikationen der Arztsoftwaresysteme nicht mehr denkbar.

Verband Forschender Arzneimittelhersteller (VFA)

Hausvogteiplatz 13
D - 10117 Berlin
Telefon: ++49 30 206040
Fax: ++49 30 20604222
E-Mail: info@vfa.de
URL: http://www.vfa.de
Gründungsjahr: 1994

Ansprechpartner:
Michael Raulf, Geschäftsführer Kommunikation
Cornelia Yzer, Hauptgeschäftsführerin

Beratungsbereiche:
Der Verband Forschender Arzneimittelhersteller e. V. (VFA) ist der Wirtschaftsverband der forschenden Arzneimittelhersteller in Deutschland. 39 führende forschende Arzneimittelhersteller sind im VFA zusammengeschlossen.

Schwerpunkte:
Interessenvertretung der forschenden Arzneimittelhersteller in der Gesundheits-, Forschungs- und Wirtschaftspolitik; insbesondere Gesundheitswesen/GKV, F & E, Biotechnologie, Patentschutz, Arzneimittelsicherheit, Vertriebswege etc. Der Verband gibt verschiedene Publikationen über die Arzneimittelindustrie in Deutschland heraus, die auf den Internetseiten online angefordert werden können.

Zielgruppen:
Politik, Medien, Oeffentlichkeit und Pharmaunternehmen.

VERLA-PHARM Arzneimittel

Hauptstraße 98
D - 82327 Tutzing
Telefon: ++49 8158 2570
Fax: ++49 8158 257251
E-Mail: info@verla.de
URL: http://www.verla.de

Inhalte / Kurzbeschreibung:
Die Webseite von Verla-Pharm bietet einen Einblick in das Unternehmen und Infos über die Produkte und Präparate der Firma. Besucher finden detaillierte Informationen zu den Anwendungsgebieten der Verla-Präparate. Die Möglichkeit zur Online-Bestellung der Vitamin- & Mineralstoffpräparate ist in Vorbereitung.

Zielgruppen:
Apotheker, Human- und Veterinärmediziner, interessierte Laien.

Finanzierung:
Kostenfrei, ohne Werbung.

Verbreitung:
Normale Internetadresse.

viaone! multimedia GmbH (Mediengruppe Essen)

Wilhelm-Beckmann-Str. 7
D - 45307 Essen
Telefon: ++49 201 273030
Fax: ++49 201 2730333
E-Mail: info@viaone.de
URL: http://www.viaone.de
Gründungsjahr: 1995
Anzahl der Mitarbeiter: 16 Feste, 6 Freie

Ansprechpartner:
Michael Volland, Geschäftsführer

Unternehmenstätigkeit:
Full-Service-Multimedia-Dienstleister, gesamte Bandbreite an multimedialen Dienstleistungen.

Leistungsangebot:
Internet-Lösungen, elektronische Kataloge, digitale Unternehmenspräsentation, digitale

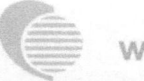

Produktpräsentationen und -informationen, elektronische, technische Dokumentation und digitale Handbücher, interaktive Kundenleit- und Informationssysteme, 3D-Visualisierungen, multimediale Vortragsunterstützung, multimediale Bildschirmschoner, multimediale Messe-Events, Digital-Fotografie, Videoproduktionen, digitale Bilddatenerfassung/-archivierung.

Zielgruppen:
Branchenübergreifend, speziell Einzelhandel.

Referenzen:
AGFA, AERA, ARAG-Sportversicherung, Atlas Copco, BKK-Bundesverband, Comforto (Havorth-Gruppe), D&W Autozubehör, Herborner Bärenbräu, Identity Werbeagentur, L'Oréal, Möbel Biller, Möbel Neubert, Möbel Ostermann, Schwarz-Pharma AG, Siemens Nixdorf u. a.

VIDEO TEAM Franz Götsch

Lerchenweg 34
D - 88437 Maselheim
Telefon: ++49 7351 827700
Fax: ++49 7351 827788
E-Mail: video.goetsch@t-online.de

Ansprechpartner:
Franz Götsch

Unternehmenstätigkeit:
Computeranimation 2D/3D.

Leistungsangebot:
DVC Pro, MII, Beta SP, Video Machine, Alladin Pinacle, FAST 601, DVD Produktion/DVD Mastering.

Software:
Alle gängigen.

Zielmedium:
Video, Film und Multimedia, CD-ROM, Internet, DVD.

System:
PC und MAC, WWW, Betacam / SVHS.

Referenzen:
Max Weishaupt GmbH, Albert Handmann GmbH, KaVo Dental GmbH, Boehringer Ingelheim Pharma KG, Liebherr Mischtechnik.

Virtual Reality Technologies GmbH Deutschland

Am Bauhof 18
D - 64807 Dieburg
Telefon: ++49 6071 98580
Fax: ++49 6071 985848
E-Mail: info@vrt.de
URL: http://www.vrt.de
Gründungsjahr: 1993
Anzahl der Mitarbeiter: 17

Ansprechpartner:
Michele Pes, Leiter Marketing

Unternehmenstätigkeit:
Zum Thema Virtual Reality: Der Begriff Virtual Reality hat sich in den letzten Jahren als Synonym für innovative Technologien etabliert. Zielsetzung unseres Unternehmens ist die Darstellung praktischer, auch für den technischen Laien nachvollziehbarer Anwendungen. Angefangen bei der Visualisierung von Arbeitsabläufen in der Industrie, über Virtual Reality als Marketing-Instrument bis hin zur Entwicklung neuer Internet-Technologien.Virtual Reality erschießt völlig neue Wege der Kommunikation. Ob in der Medizin, im Entertainment, den Neuen Medien oder Rapid Prototyping, Virtual Reality wird aufgrund seiner Komplexität die zentrale Multimedia-Technik der Zukunft sein.

Leistungsangebot:
Entwicklung interaktiver 3D-Umgebungen für die Bereiche Marketing, Schulung / Training, Architektur. Entwicklung sowohl klassischer als auch interaktiver und 3D-Internet-Auftritte.

Zielgruppen:
Lehr- und Forschungsstätten, Aus- und Fortbildungseinrichtungen (CBT), Werbeagenturen, innovative Unternehmen.

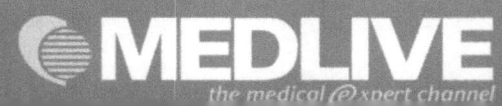

Software:
Superscape VRT, Realanimation.

Referenzen:
http://www.DieStadt.net; http://www.digital.de;
http://www.carat-visions.de/ucg;
http://www.cyberlin.de;
http://www.expo2000.de; http://www.carat-visions.de; http://www.feldt.de.

VITAIR
Burgfeldstrasse 14
D - 83026 Rosenheim
Telefon: ++49 8031 268242
Fax: ++49 8031 268278
E-Mail: kontakt@vitair.com
URL: http://www.vitair.com

Inhalte / Kurzbeschreibung:
BEMER 3000 Magnetfeld-Therapie: Info, Test,
Verkauf, Seminare für Mediziner,
Vertriebsseminare; Oxywell-Sauerstoff-Wasser-Bereiter
IONOVIT-Sauerstoff-Produkte: Natürliche
Gesundheit für Körper und Geist; mobile
Hochleistungs-Luftreiniger für
Atemwegsallergiker, Kindergärten, labor, etc.

Zielgruppen:
Mediziner, Therapeuten, Kliniken, Reha, privat.

Updates:
Quartalsmäßig.

Finanzierung:
Kostenfrei, ohne Werbung.
Verbreitung:
Normale Internetadresse.

Viviance GmbH
new education
Mangerstr. 19
D-14467 Potsdam
Telefon: ++49 331 284920
Fax: ++49 331 2849222
E-Mail: germany@viviance.com
URL: http://www.viviance.com
Gründungsjahr: 1996
Anzahl der Mitarbeiter: 250

Ansprechpartner:
Eugenio Francioni, Business Development
Manager Deutschland
Rolf Hartmann, Head of Business Development
Deutschland

Berateranzahl: 21
Beratungsbereiche:
Für Inhaltseigner, die ihre existierenden Inhalte in
interaktive, netzbasierte Bildungs- und Informationssysteme übertragen wollen (distance learning), bieten wir die erforderlichen Konzepte
und die didaktische Kompetenz im Bereich neue
Medien und helfen so, den Wert bestehender
Inhalte zu erhöhen. Bildungsinstitute aller Art
benötigen außerdem externe Infrastruktur und
Ressourcen, die in der Lage sind, ihre Projekte
vom Konzept bis zur Endnutzung zu entwickeln
und zu betreuen. In Partnerschaft mit unseren
Kunden können wir Inhalte entwickeln und individuelle Bildungssysteme und in-house training
Programme durchführen.
Schwerpunkte:
Mit Hilfe sorgfältiger methodisch-didaktischer
Konzeption werden bereits vorhandene oder
neu zu erstellende Bildungsinhalte entwickelt.
Der Einsatz einer sinnvollen Methodik im Bereich
der neuen Medien sorgt dafür, daß Bildungsinhalte einem spezifischen Zielpublikum auf effiziente Weise näher gebracht werden.
Zielgruppe:
Unternehmen, Verlage, Schulen, Universitäten,
Weiterbildungsinstitute, Verbände, Behörden,
Medienproduzenten.
Referenzen:
ABB (CH), deAgostini Publishers (I), Government
of Flemish Commuinity (B), Ernst Klett Verlag
(D), Alcatel Space Industries (F), Linuxcare (US)

WEBCOM Consulting GmbH

Elisabeth-Selbert-Strasse 14
D - 40764 Langenfeld
Telefon: ++49 2173 8900568
Fax: ++49 2173 8900110
E-Mail: ozi@WEBCOM.de
URL: http://www.webcom.de
Gründungsjahr: 1996
Anzahl der Mitarbeiter: 10 Freie
Ansprechpartner:
Oliver Zimmermann, Multimedia-Berater

Unternehmenstätigkeit:
WEBCOM ist eine Full-Service-Multimedia-
Agentur für Internet, Intranet, CD-ROM,
Multimedia-Präsentationen und Cross-Media.

Leistungsangebot:
Consulting, Konzeption, Design,
Programmierung, Redaktion, Video + Ton,
Server-Einrichtung, Operating-Statistik, System-
Pflege, Datenbanken, E-Commerce, Online-
Marketing.

Zielgruppen:
Industrie, Verbände, öffentliche Einrichtungen.

Referenzen:
Boll + Kirch Filterbau GmbH, Danfoss
Wärmeautomatik GmbH, IPS Pressevertrieb/IPS
Datenservice, Nürburgring GmbH, HISKA
Steuerungs- und Metalltechnik GmbH, Labtec
Gesellschaft für technologische Forschung mbH,
Goldbeck Bau GmbH/Gewerbepark Langenfeld,
Karl Höll GmbH, Moosbach & Kanne GmbH,
Gastronomie im Stadtpark Bochum, Findus AG,
www.bauen.com, Theis Druck GmbH, pro krea-
tiv - gesellschaft für moderne Kommunikation
mbH, PMO Verlag GmbH, Info.med
International, Verlag Medizin im Bild Langenfeld,
PROmotion interactive AG, Medizin und Medien
AG, PRO/motion Medien & Management AG.

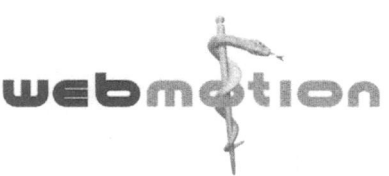

Webmotion AG

Talangerstrasse 7
D - 82152 Krailling
Telefon: ++49 89 7491640
Fax: ++49 89 74916455
E-Mail: mr@webmotion-ag.com
URL: http://www.webmotion-ag.com
Gründungsjahr: 1999
Anzahl der Mitarbeiter: 30

Ansprechpartner:
Pia Nothing, Projektmanagement

Unternehmenstätigkeit:
Medizinische Online-Redaktion; Multi Medical
Content Syndicator.

Leistungsangebot:
Medizinische Redaktion, Text, Recherche,
Erstellung von Web-Sites und Video im Internet.

Zielgruppen:
Pharmaindustrie, Ärzte, Apotheker, Verlage,
Werbeagenturen und Patienten.

Referenzen:
Pharmaindustrie (AstraZeneca, Schering),
Medizintechnik, medizinische Plattformen und
Portale (z.B. GesundheitScout 24, Pfizer,
Ribosepharm, PlasmaSelect, Schwangerschaft-
Point.de, Onkoweb etc.).

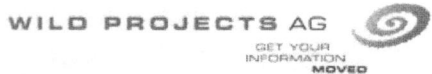

Wild Projects AG

Harrlachweg 2
D - 68163 Mannheim
Telefon: ++49 621 460080
Fax: ++49 621 46008800
E-Mail: info@wild.de
URL: http://www.wild.de
Gründungsjahr: 1992
Anzahl der Mitarbeiter: 40

Unternehmenstätigkeit:
Full-Service-Dienstleister für die Kommunikation
mit modernen Medien. Beratung, Konzeption,
Design, Realisation von: Film/Video, 2D/3D-
Computeranimation, Offline-Medien (CD-ROM,
DVD), Online-Medien (Inter/Intra/Extranet,
Datenbanken, Software-Lösungen, E-
Commerce), Business Communication.

Leistungsangebot:
Beratung, Konzeption, Design, Realisation und
Distribution.

Zielgruppen:
Freie Wirtschaft und öffentliche Unternehmen.

Software:
diverse, Explore, Maya, Director, C++.

Zielmedium:
Beta SP, DigiBeta, D5, DVD, CD-ROM, VHS.

System:
Film/Video, CD-ROM, DVD, Internet, Intranet.

Referenzen:
ABB, Allianz, BASF, Bosch, bfw, DaimlerChrysler,
DGCH, John Deere, Knoll, Mercedes-Benz, Sali
Versicherung, Schäffer-Poeschel Verlag,
Spektrum Akademischer Verlag, SWR,
Weldebräu u.v.m.

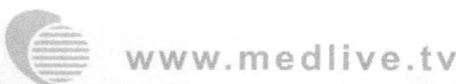

Berater

ADI private Informatik-Akademie gGmbH	Magdeburg	391	6119511
Akademie Medizinische Informatik c/o	Heidelberg	6221	567398
Ärztliche Zentralstelle	Köln	221	4004500
Berufsverband Medizinischer Informatiker	Heidelberg	6224	950855
BIA Bremer Innovations-Agentur GmbH	Bremen	421	1737021
Deutsche Gesellschaft f. Med. Informatik	Bonn	228	2422224
Deutscher Verband Medizinischer ...	Mannheim		
Diebold Deutschland GmbH Management -	Eschborn	89	14326426
EUROSPEC Institut für Risiko- und	Darmstadt	6151	500330
Gesellschaft für Recht und Politik	München	89	21096960
GWT - Global Web Trade GmbH	Frankfurt	69	590811
Health-Comm GmbH	Essen	89	18979997
Houben & Houben Neue Medien GbR	Essen	201	7268215
Kohl PR & Partner Unternehmensberatung	Bonn	228	911770
KOMBI Consult GmbH	Berlin	30	6112085
Kurt Wiedenhoff Health Consulting GmbH	Eimke	5873	9606
plenum New Media AG - Healthcom	Berlin	30	240880
Thales Communication GmbH	Hamburg	40	2515220
VDAP e. V.	Eltville/Rhein	6123	6900
Verband Forschender	Berlin	30	206040
Viviance Gmb	Potsdam	331	284920

Dienstleistungsagenturen / Produzenten

01 Digitales Design GmbH	Köln	221	5106417
100 world	Nürnberg	911	42440
3B Scientific GmbH	Hamburg	40	739660
AC-Service AG Info-Service	Stuttgart	711	7880726
AESCUDATA GmbH	Winsen / Luhe	4171	696100
AESCULAP AG & CO. KG	Tuttlingen	7461	950
Agentur anderer Art	Ebersberg	8092	865277
Agilent Technologies GmbH	Böblingen	180	5326277
Albis Ärzteservice Product	Koblenz	261	80700600
Angela Liedler GmbH	Freiburg	761	386060
Antwerpes & Partner AG Berlin	Berlin	30	44015510
Antwerpes AG	Köln	221	920530
Aplos Werbung GmbH	Hamburg	40	88913830
artemedia ag	Chemnitz	371	3372400
Assmann-Borges Image Concept GmbH	Hamburg	40	35719696
aviCom GmbH	Berlin	30	99299840
BBDO Interactive GmbH Berlin	Berlin	30	34355110
binworx infosystems GmbH	Stuttgart	711	9546380
BLUME . Ingenieure+Mediziner	Magdeburg	391	597270
c.a.r.u.s. Information Technology AG	Norderstedt	40	514350

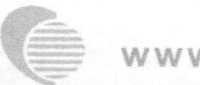

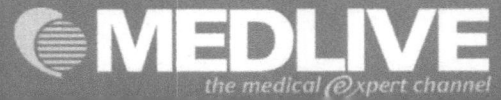

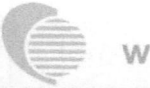

http://www.ccdm.net	Prof. Dr.	Arno	Fischer	157
http://www.cct-heidelberg.com		Jürgen	Schubert	158
http://www.ce-datronic.com		Ralf	Kröpke	158
http://www.cinetic.de		Michael	Baumeister	159
http://www.circulab.de				160
http://www.comitatus.de		Heike	Gleisberg	160
http://www.comtrade-systems.de		Markus	Frahm	161
http://www.macrobit.de				162
http://www.pharmazie.com		Ursula	Tschorn	162
http://www.adakta.de		Johannes	Roesler	163
		Daniel	Barth	163
http://www.datan.de	Dr.	Ralf	Vandenhouten	164
http://www.dcp.de		Thomas	Eschenburg	164
http://www.dsl.de		Thomas	Lange	170
http://www.dimotion.de		Petra	Fercher	171
http://www.docexpert.de				172
http://www.dorner.de				172
http://members.aol.com/dwinklerhd	Dr.	Ulrich	Winkler	173
http://www.dreifeld.de		Silke	Tuch	174
http://www.digital-security.com		Thomas	Reiners	175
http://www.chromasphere.com		Ingmar	Bonath	176
http://www.entec.de	Dr.	Rainer	Wieching	176
http://www.falk-meddv.de				179
http://www.feedback-neue-medien.de		Peter	Becker	179
http://www.fischerAppelt.de		Florian	Patron	180
http://www.flad.de		Johannes	Flad	180
http://www.fliegel-data.de				181
http://www.frey.de		Frau	Feldmann	182
http://www.swisslab.de		Arnd	Kreutzträger	182
http://www.gcshh.de		Berit	Ness	183
http://www.gemedicalgruppe.de				184
http://www.gfr-aachen.de	Dr.	Bernd	Schnabel	185
http://www.globuscom.de		Ulrike	Schlimmer	187
http://www.gmd-net.com		Katja	Schmidt	188
http://www.gsw.net				188
http://www.gwi-ag.com				188
http://www.hewlett-packard.de		Brigitte	Schmidtmeyer	190
http://www.hinz.de		Heiner	Laux	190
http://www.B-Dim.de		Holger	Hoffmann	191
http://www.ibd-aut.com		Frau	Daffner	192
http://www.id-berlin-online.de		B.	Heidergott	192
http://www.impartner.de		Hendrik	Dohmeyer	193
http://www.imquadrat.de		Susanne	Adler	194
http://www.inbase.com		Wolfgang	Timm	194
http://www.innomed.de		Jürgen	Reyinger	196
http://www.inside-online.de		Patrick	Blum	197
http://www.instruct.de	Dr. med	Martin	Fischer	198
http://www.interaktion.com		Uwe	von Schumann	198
http://www.brainmedia.de	Dr.	Herr	Hirsch	199
http://www.isis.de		Thomas	Werz	200
http://www.kksolutions.de		Gerrit	Griebel	201
http://www.kl-konzepte.de		Andreas	Lange	202
hrrp://www.klages-partner.de		Dieter	Klages	203
http://www.linguatec.de		Kristina	Lowatzki	206
http://www.luratech.de		Michael	Thierschmann	207

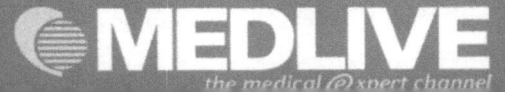

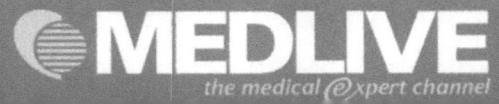

Online-Dienste

03	Berlin	30	40370710
A Med-World AG	Berlin	30	28095716
ABDA Bundesvereinigung Deutscher	Eschborn	6196	928182
AbZ-Pharma GmbH	Blaubeuren	7344	921496
addiCare Arzneimittel GmbH	Holzkirchen	8024	9080
ALSITAN W. E. Ronneburg GmbH	Greifenberg	8192	93010
AMGEN GmbH	München	89	1490960
Arbeitsgemeinschaft Influenza AGI	Marburg	6421	29320
Ärzte Zeitung Verlagsgesellschaft mbH	Neu-Isenburg	6102	5060
Ärztliche Zentralstelle	Köln	221	4004500
ASTA Medica AG	Frankfurt/M.	69	400101
AstraZeneca GmbH	Wedel	4103	7083663
Aventis-Behring Pharma GmbH	Liederbach	69	30584437
Azupharma GmbH & Co.	Gerlingen	7156	9430
BASF AG	Ludwigshafen	621	600
Bauerfeind Orthopädie GmbH & Co. KG	Kempen	2152	2080
Bayer Vital GmbH & Co. KG	Leverkusen	214	301
Bencard Allergie GmbH	München	89	368110
Beratungsstelle der Deutschen ...	Frankfurt	69	6300960
BERNER INTERNATIONAL GMBH	Elmshorn	4121	43560
BertelsmannSpringer Medizin Online GmbH	Berlin	30	8842930
Berufsverband der Deutschen Urologen	Dorfen	8081	41313
BEST Ärzte-Service GmbH	Bochum	234	502210
Betapharm Arzneimittel GmbH	Augsburg	821	748810
BIOCUR Arzneimittel GmbH	Holzkirchen	8024	908130
BioImmun Pharma Loh GmbH	Bad Homburg	6172	72700
Biosyn Arzneimittel GmbH	Fellbach	711	5753200
Boehringer Ingelheim Pharma KG	Ingelheim am Rhein	6132	772015
BRAHMS Arzneimittel GmbH	Wiesbaden	611	977820
Bundesverband der Pharmazeutischen Industrie	Frankfurt/Main	69	25561266
CES Multimedia	Iserlohn	2374	937363
Coloplast Deutschland GmbH	Hamburg	40	6698070
ct-Arzneimittel GmbH	Berlin	30	4090080
Dermapharm AG Arzneimittel	Grünwald	89	641860
Deutsche Ärzte-Versicherung	Köln	221	14822700
Deutsche Paracelsus Schulen	Koblenz	180	3218219
Deutsche Telekom AG, T-Mart Redaktion	Bonn	130	177122
Deutscher Ärzte-Verlag GmbH	Köln	2234	70110
Deutsches Ärzteblatt	Köln	2234	7011320
Diabetes-Diskussionsforum			
Dieckmann Arzneimittel GmbH	Haar	89	456110
Dietze & Hanefeld Medizintechnik	Hirschstein	35266	82506
DocCheck Medical Services GmbH	Köln	221	92053550
DocCheck Medical Services GmbH	Köln	221	92053550
Dr. Bruno Lange GmbH & Co. KG	Düsseldorf	211	5288136
Dr. Loges + Co. GmbH	Winsen	4171	7070
Dres. Schlegel + Schmidt	Göttingen	551	495050
ECV - Editio Cantor Verlag	Aulendorf	7525	9400

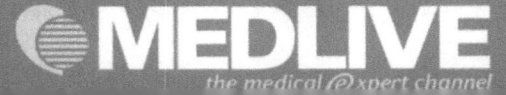

ePrax AG - www.doctoronline.de	München	89	9290910
ePrax AG - www.papaonline.com	München	89	9290910
Eurospec - Institut für Risiko- und	Darmstadt	6151	500330
Fresenius Medical Care Deutschland GmbH	Bad Homburg v. d. H.	6172	6090
Fumedica GmbH	Herne	2323	14960
G. Pohl-Boskamp GmbH & Co.	Hohenlockstedt	4826	590
Galileo GmbH	München	89	52310099
GlaxoSmithKline GmbH & Co. KG	München	89	36044659
GlaxoSmithKline GmbH & Co. KG	München	89	36044415
GlaxoSmithKline GmbH & Co. KG	München	89	36044447
Hermal Kurt Herrmann GmbH & Co.	Reinbek	40	727040
IfAp Service-Institut	Bad Saarow	172	3291843
IMS HEALTH GmbH & CO. OHG	Frankfurt am Main	69	660401
Infektiologiezentrum Gynäkologie	Hamburg	40	30628691 und -321
INKA - Informationsnetz für...	Hamburg	40	44809286
INNOVACARE GmbH	Oberhaching	89	9500840
Institut für Qualität-Systeme	Hamburg	40	4806310
ISKK Institut GmbH Heidelberg	Heidelberg	6221	804420
IT-One Internet-Consulting	Witten	2302	282330
KANIMED Medizintechnik und Praxisbedarf	Köln	221	5993084
Klinikum d. Johann Wolfgang Goethe-Univ.	Frankfurt am Main	69	63015695
Kur-Apotheke e. K.	Bad Eilsen	5722	85110
Lehmanns Fachbuchhandlung GmbH	Berlin	30	61791130
LiKas GmbH	Düsseldorf	211	5451706
LOGismOS Klinik und Technik	Köln	221	9624957
Madaus AG	Köln	221	89980
Med medicine online AG	Bergisch Gladbach	180	5047110
Medcon Health Contents AG	Köln	2236	376116
Media Perform	Hagen im Bremischen	1908	808808510
Medical Equipment Direct	Hirschstein	35266	80052
MEDI-LEARN Repetitorien	Marburg	6421	681668
MediMedia GmbH	Neu-Isenburg	6102	5020
MediMedia GmbH	Neu-Isenburg	6102	5020
medishop.de	Möglingen	7141	490016
Medizin aktuell	München	89	36044415
Medizin Forum AG	Ober Mörlen	6002	91980
Medizin Forum AG	Ober Mörlen	6002	91980
Medizin Forum AG	Ober Mörlen	6002	91980
Medizin Forum AG	Ober Mörlen	6002	91980
MedizInfo	Flensburg	461	1825096
Medizinischer CFS/ME-Arbeitskreis	Hamburg		
Medizin-Mediengesellschaft	München	89	32489600
MEFID Rheum - Rheumazentrum München	München	89	51603579
MERZLJAK Werbe und Verlags GmbH	Bonn	228	9354950
Net-Com AG	Osnabrück	541	505700
Netdoktor.de GmbH	München	89	74646690
Nourypharma GmbH	Oberschleißheim	89	31562178
Opfermann Arzneimittel GmbH	Wiehl	2261	70040
Pfizer Deutschland GmbH	Karlsruhe	721	610101
Pfizer Deutschland GmbH	Karlsruhe	721	610101
Pfizer Deutschland GmbH	Karlsruhe	721	610101
Pfizer Deutschland GmbH	Karlsruhe	721	610101
Pfizer Deutschland GmbH	Karlsruhe	721	610101
Pfizer Deutschland GmbH	Karlsruhe	721	610101
Pfizer Deutschland GmbH	Karlsruhe	721	610101

http://www.doctoronline.de		Robert	Hopperdietzel	177
http://www.papaonline.com		Beate	Niebel	177
http://www.eurospec.de	Dipl.-Ing.	Jörg	Stockhardt	178
http://www.fresenius.de	Dr.	Gerd	Krick	181
http://www.fumedica.de	Dr.	Ulrich W.	Matthes	182
http://www.pohl-boskamp.de				183
http://www.medizin.de	Dr.	Florian	Korff	183
http://www.rein-ins-leben.de		Jochen	Drechsel	185
http://www.fit-for-travel.de		Harald	Spangenberg	186
http://www.ir-i.de		Kristin	Hakansson	186
http://www.hermal.de				189
http://www.ifap-index.de		Dieter	Siebenbrodt	192
http://www.imshealth.de/de				194
http://www.infektiologiezentrum.de		Gerd	Neumann	195
http://www.inkanet.de		Anja	Forbriger	195
http://www.innovacare.de		Roman	Schenk	196
http://www.iq-institut.de	Dr. med.	Ulrich	Paschen	197
http://www.gesundheitsspiegel.de				200
http://www.mediko.de				201
		Andreas	Kaniewski jr.	202
http://www.dr-antonius.de	Prof. Dr.	Wolfgang	Giere	203
http://www.kur-apo.de	Dr.	Wolfgang	Szczensny	205
http://www.LOB.de		Volker	Thurner	205
http://www.mjf.de		Christoph	Kania	206
http://www.medi-netz.com		Wolfgang	Schmid	207
http://www.madaus.de				208
http://www.praxisshop.de	Dr.	Frank	Warda	210
http://www.medcon.ag		Carsten	Lackert	211
http://www.deam.de		Peter	Grunert	212
http://www.med-shopping.de				212
http://www.medi-learn.de				211
http://www.gelbe-liste.de		Marianne	Kämmer-Reusch	213
http://www.meine-gesundheit.de		Angelika	Leinweber	214
http://www.medishop.de		Jürgen	Single	214
http://www.medizin-aktuell.de		.		214
http://www.medivista.de	Dr. med.	Achim	Jäckel	215
http://www.medizin-forum.de	Dr. med.	Achim	Jäckel	215
http://www.telemedizinfuehrer.de/Dr.		Achim	Jäckel	216
http://www.telemedizin-journal.deDr.		Achim	Jäckel	216
http://www.medizinfo.de		Jürgen	Wehner	217
	Dr.	Hans-Michael	Sobetzko	217
http://www.pharmaflash.de		Manfred	Straubmeier	216
Prof. Dr. med.		K.	Krüger	218
http://www.arztpraxis-shop.de				219
http://www.active-med.de		Detlef	Sander	221
http://www.netdoktor.de	Dr. med.	Markus	Kirchgeorg	222
http://www.nourypharma.de		Werner	Sassenrath	223
http://www.opfermann.de				225
http://www.pfizer.de	Dr.	Andreas	Ludäscher	227
http://www.cholesterin.de	Dr.	Andreas	Ludäscher	230
http://www.herz-info.de	Dr.	Andreas	Ludäscher	230
http://www.ed-online.de	Dr.	Andreas	Ludäscher	230
http://www.depress-online.de	Dr.	Andreas	Ludäscher	229
http://www.infect–online.de	Dr.	Andreas	Ludäscher	229
http://www.hiv-online.de	Dr.	Andreas	Ludäscher	229

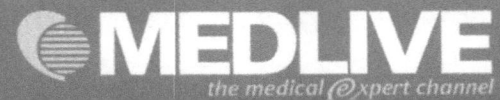

Pfizer Deutschland GmbH	Karlsruhe	721	610101
Pfizer Deutschland GmbH	Karlsruhe	721	610101
Pharmacia & Upjohn GmbH	Erlangen	9131	621344
Physio.de Informationsdienste GmbH	Berlin	30	88682580
Portal AG	Köln	221	569740
Ratiopharm GmbH	Ulm	731	40202
Rote Liste Service GmbH	Frankfurt am Main	69	25560
Schaper & Brümmer GmbH & Co. KG	Salzgitter	53	41307120
Schebo Biotec AG	Giessen	641	49960
Schering Aktiengesellschaft	Berlin	30	4681111
schwa-medico GmbH	Ehringshausen	6443	8333110
Schwarz Pharma GmbH	Monheim	2173	480
Seirin Deutschland GmbH	Neu-Isenburg	6103	964990
Syntext GmbH	Frankfurt am Main	69	532972
SYSMEX DEUTSCHLAND GMBH	Norderstedt	40	5341020
TAD Pharma GmbH	Cuxhaven	47	216060
Taurus Pharma GmbH	Frankfurt	69	95000714
Thieme Verlag	Stuttgart	711	89310
Tomed Dr. Toussaint GmbH	Bensheim	6251	983344
VERLA-PHARM Arzneimittel	Tutzing	8158	2570
VITAIR	Rosenheim	8031	268242

Verlage

Ärzte Zeitung Verlagsgesellschaft mbH		Neu-Isenburg	
Kosaris		142	
BertelsmannSpringer Science	Heidelberg	6221	487396
Blackwell Wissenschafts-Verlag GmbH	Berlin	30	3279060
Börm Bruckmeier Verlag GmbH	Grünwald	89	64910640
Urban & Fischer Verlag	München	89	53830
Urban & Vogel Medien und Medizin	München	89	43721300

http://www.rheuma-info.de	Dr.	Andreas	Ludäscher	228
http://www.alois.de	Dr.	Andreas	Ludäscher	228
http://www.pnu.de		Helmut	Schäfers	231
http://www.physio.de		Frieder	Bothner	231
http://www.krankenhausportal.de		Holger	Wolf	232
http://www.ratiopharm.de		Frau	Krämer	235
http://www.rote-liste.de	Dr.	Konrad	Häßner	235
http://www.schaper-bruemmer.de				238
http://www.schebo.com	Dr. rer. nat.	Ursula	Scheefers-Borchel	238
http://www.schering.de				238
http://www.akupunkturwelt.de				240
http://www.schwarzpharma.de		Georg	Noweski	240
http://www.seirin.de		Peter	Einheuser	241
http://www.klinikstellen.de		Willy	Krieg	244
http://www.sysmex.de				244
http://www.tad.de	Dr.	Ilona	Kraft-Geiler	244
http://www.tauruspharma.de		G.	Chiari	245
http://www.thieme.de/dmw/		Frau	Kürschner	246
http://www.tomed.com				247
http://www.verla.de				250
http://www.vitair.com		Regina	Mühl	252

6102	5060	http://www.aerztezeitung.de	Gerald

http://www.springer.de; http://www.link.de		Arnoud	de Kemp	150
http://www.blackwell.de		Michael	Brielmaier	154
http://www.media4u.com	Dr.	Philipp	Börm	156
http://www.urbanfischer.de	Dr.	Thomas	Scherb	248
http://www.urban-vogel.de		Frank	Niemann	249

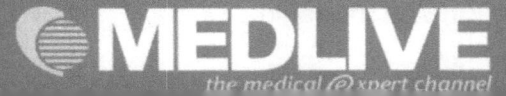

[Lösungen mit viel Erfahrung]

[Virtuelle Filialnetze]
[E-Commerce-Anwendungen]
[Online-Dienste/Portale]

Bereit für den Start in eine neue Online-Dimension? Dann ist Cinetic der ideale Partner. Denn wir produzieren maßgeschneiderte Web-Dienste, die auch den komplexen Ansprüchen Ihres Unternehmens vollauf gerecht werden. Das Geheimnis: COPS, unser Corporate Online Publishing Service. COPS ist kein Produkt. COPS ist einzigartige Full-Service-Dienstleistung, in die wir konsequent unsere ganze Erfahrung und außergewöhnliche Technologiekompetenz einbringen. Darüber hinaus bietet Ihnen das Cinetic-Rechenzentrum stets maximale Verfügbarkeit und Sicherheit. Kurzum: Wir sorgen für eine brillante Online-Performance in jeder Größenordnung.

BASF   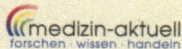 **MERCK**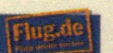

[Cinetic Internet Systemhaus]

Kontakt:

Cinetic Medientechnik GmbH
Amalienbadstraße 41
D-76227 Karlsruhe

++ 49(0)721/49 02-0
E-Mail: kontakt@cinetic.de
Internet: http://cinetic.de

WILLKOMMEN IM KOMMUNIKATIONSZEITALTER

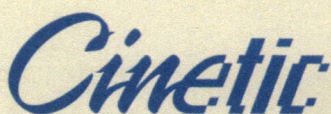